全国中医药专业技术资格考试
全科医学（中医类）专业（中级）
考前冲刺3000题

全国中医药专业技术资格考试命题研究组　编

中国中医药出版社
·北　京·

图书在版编目（CIP）数据

全科医学（中医类）专业（中级）考前冲刺3000题/全国中医药专业技术资格考试命题研究组编．—北京：中国中医药出版社，2021.1

全国中医药专业技术资格考试通关系列

ISBN 978－7－5132－6346－7

Ⅰ．①全…　Ⅱ．①全…　Ⅲ．①中国医药学－资格考试－习题集　Ⅳ．①R2－44

中国版本图书馆 CIP 数据核字（2020）第 151487 号

中国中医药出版社出版

北京经济技术开发区科创十三街 31 号院二区 8 号楼

邮政编码　100176

传真　010－64405750

山东百润本色印刷有限公司印刷

各地新华书店经销

开本 787×1092　1/16　印张 16.75　字数 412 千字

2021 年 1 月第 1 版　2021 年 1 月第 1 次印刷

书号　ISBN 978－7－5132－6346－7

定价　78.00 元

网址　www.cptcm.com

答疑热线　010－86464504

购书热线　010－89535836

维权打假　010－64405753

微信服务号　zgzyycbs

微商城网址　https://kdt.im/LIdUGr

官方微博　http://e.weibo.com/cptcm

天猫旗舰店网址　https://zgzyycbs.tmall.com

如有印装质量问题请与本社出版部联系（010－64405510）

使 用 说 明

为进一步贯彻人力资源和社会保障部、国家卫生健康委员会及国家中医药管理局关于全国卫生专业技术资格考试的有关精神，进一步落实中医药专业技术资格考试的目标要求，国家中医药管理局人事教育司委托国家中医药管理局中医师资格认证中心颁布了最新版《全国中医药专业技术资格考试大纲》。

为了配合新大纲的实施，帮助考生顺利通过考试，我们组织高等中医药院校相关学科的优秀教师团队，依据新大纲编写了相应的《全国中医药专业技术资格考试通关系列丛书》。

本书习题按照新大纲，根据历年真卷考点出现频率进行排布，与真实试题相似度极高。力求让考生感受最真实的专业技术资格考试命题环境，使考生在备考时能够对考试的整体情况有更全面的认识和把握，在阶段性复习和临考前能够全面了解自身对知识的掌握情况，做到查缺补漏、有的放矢。

目　　录

第一部分　基础知识

第二部分　相关专业知识

第三、四部分　专业知识与专业实践能力

第一部分 基础知识

中医基础理论

一、A1 型题

以下每一道考题下面有 A、B、C、D、E 五个备选答案，请从中选择一个最佳答案。

1. 根据阴阳学说，下列属阳的是

A. 酸、苦、咸
B. 辛、甘、淡
C. 辛、甘、酸
D. 辛、苦、甘
E. 辛、淡、咸

2. 下列属“相侮”传变的是

A. 肾病及心
B. 心病及肾
C. 心病及肺
D. 心病及脾
E. 心病及肝

3. 具有腐熟功能的脏腑是

A. 肝
B. 心
C. 脾
D. 胃
E. 大肠

4. 属于“母病及子”的脏病传变是

A. 心病及肺
B. 心病及肾
C. 心病及脾
D. 心病及肝
E. 肾病及心

5. 主血脉的脏腑是

A. 心
B. 胆
C. 脾
D. 肾
E. 肝

6. 肺主一身之气，与下列哪项的生成关系最密切

A. 元气
B. 清气
C. 精气
D. 阳气
E. 宗气

7. 对全身水液代谢起主宰作用的是

A. 肾之蒸腾气化
B. 小肠之泌别清浊
C. 脾之运化水液
D. 肝之疏泄功能
E. 肺之通调水道

8. 肝能调畅情志的依据是

A. 调节血量
B. 贮藏血液
C. 肝藏魂
D. 肝用阳
E. 肝主疏泄

9. 下列关于五脏外合五体的叙述，错误的是

A. 心合脉

B. 肝合爪
C. 脾合肉
D. 肺合皮
E. 肾合骨

10. 五行相侮的基本概念是
A. 某行之气亢盛传及母脏
B. 某行之气亢盛传及子脏
C. 某行之气虚衰传及“所胜”
D. 某行之气亢盛侵及“所不胜”
E. 某行之气虚衰传及子脏

11. 阴阳不能相互维系的表现是
A. 阳胜生热,阴胜生寒
B. 阳虚生寒,阴虚生热
C. 阴盛格阳,阳盛格阴
D. 阴损及阳,阳损及阴
E. 阴虚阳亢,阳虚阴盛

12. 生成胆汁的物质基础是
A. 心之营气
B. 肺之宗气
C. 脾之谷气
D. 肝之精气
E. 肾之精气

13. 与神志活动关系最密切的脏是
A. 肝
B. 肺
C. 肾
D. 脾
E. 心

14. 肺“通调水道”功能正常的生理基础是
A. 肺主一身之气
B. 肺司呼吸
C. 肺输精于皮毛
D. 肺朝百脉
E. 肺主宣发和肃降

15. 下列不是胆腑名称的是
A. 中精之府
B. 中清之府
C. 精明之府
D. 清净之府
E. 中正之官

16. 保证肺能吸入自然之清气,所依赖的主要功能是
A. 宣发
B. 肃降
C. 疏通
D. 调节
E. 朝百脉

17. 被称为“后天之本”的脏是
A. 心
B. 肺
C. 脾
D. 肝
E. 肾

18. 人体是一个有机的整体,其生理病理的中心是
A. 精
B. 气血
C. 经络
D. 五脏
E. 六腑

19. 五脏的生理特点是
A. 虚实交替,泻而不藏
B. 藏精气而不泻,实而不能满
C. 传化物而不藏,满而不能实
D. 藏精气而不泻,满而不能实
E. 传化物而不藏,实而不能满

20. 血液流行不畅,最主要的是
A. 脾不健运
B. 心阳不振
C. 肺气不宣
D. 脾不统血
E. 三焦气化失司

21. “元气”所根于的脏是
A. 肺
B. 心
C. 脾
D. 肾
E. 肝

22. 治疗血虚病证时,常在补血药中配用益气药,如黄芪之类,其理论依据是
A. 气能行血
B. 气能生血
C. 气能摄血
D. 血能载气

E. 血为气母

23. 在津液的代谢过程中,"散精"功能依靠的脏是

A. 脾

B. 胃

C. 肺

D. 肾

E. 心

24. 散于体表和孔窍,并能渗注于血脉之中的物质是

A. 津

B. 血

C. 液

D. 营气

E. 卫气

25. 气机失调,下降不及时,可形成的是

A. 气闭

B. 气陷

C. 气逆

D. 气脱

E. 气滞

26. "走息道以行呼吸,贯心脉以行气血"的气是

A. 胃气

B. 宗气

C. 营气

D. 卫气

E. 元气

27. 气机指的是

A. 气的变化

B. 气的升降

C. 气的运动

D. 气、血、津液等物质的互化

E. 气的运动形式

28. 体内物质的转化和能量转化有赖于气的

A. 推动作用

B. 温煦作用

C. 防御作用

D. 气化作用

E. 营养作用

29. "夺血者无汗"的生理基础是

A. 气为血帅

B. 血为气母

C. 汗为心液

D. 津血同源

E. 气能行津

30. 十二经脉中足太阴脾经在肢体的循行部位是

A. 下肢外侧中线

B. 下肢内侧中线

C. 下肢内侧后线

D. 下肢外侧前线

E. 下肢内侧前线

31. 足厥阴肝经与手太阴肺经两经交会的部位是

A. 胸部

B. 胸胁

C. 肝中

D. 肺中

E. 腹部

32. 七情致病最先伤及的脏是

A. 心

B. 肺

C. 肝

D. 脾

E. 肾

33. 下列不是湿邪的性质和致病特点的是

A. 湿性重浊

B. 湿性凝滞

C. 湿为阴邪,阻遏气机,损伤阳气

D. 湿性黏滞

E. 湿性趋下,易袭阴位

34. 最易耗气伤津的邪气是

A. 风邪

B. 燥邪

C. 湿邪

D. 暑邪

E. 寒邪

35. 下述不属于气虚出血特点的是

A. 出血多见于身体下部

B. 血色淡、质清稀

C. 伴有气虚症状

D. 出血伴有刺痛拒按

E. 出血时间较长

36. 瘀血证所出现的疼痛特征是

A. 游走性疼痛

B. 胀痛

C. 绞痛
D. 酸痛
E. 刺痛

37. “痰阻于胃”可见的症状是
A. 喘咳咯痰
B. 胸闷心悸
C. 恶心呕吐
D. 半身不遂
E. 眩晕昏冒

38. 火热邪气的性质和致病特点是
A. 易伤阳气
B. 主收引
C. 多易伤肺
D. 易生风动血
E. 易引起流行

39. 导致“心无所倚,神无所归,虑无所定,惊慌失措”的因素是
A. 喜
B. 怒
C. 思
D. 惊
E. 悲

40. 产生“薄厥”的病因是
A. 过度恐怖,恐则气下
B. 过度喜笑,喜则气缓
C. 过度愤怒,怒则气上
D. 过度悲哀,悲则气消
E. 过度思虑,思则气结

41. 决定疾病发生的是
A. 体质强弱
B. 六淫性质
C. 正邪斗争的胜负
D. 居住环境
E. 饮食情志

42. “正气存内,邪不可干”,指的是
A. 邪气是发病的重要条件
B. 邪气伤人,正气必然受损
C. 正气充足,与邪相争,祛邪外出
D. 正气旺盛,邪气难以入侵
E. 正气虚弱,邪气不足

43. “邪之所凑,其气必虚”,主要指的是
A. 邪气是发病的重要条件
B. 邪气伤人,必伤人体的正气
C. 正气不足,邪气易于侵犯人体
D. 正气不足,邪气亢盛
E. 正气虚弱,邪气不足

44. 引起“水土不服”的发病因素是
A. 地域因素
B. 气候因素
C. 先天禀赋,体质较弱
D. 生活、工作环境
E. 精神状态

45. 疾病发生的内在原因是
A. 正气与邪气的斗争
B. 邪盛而正未衰
C. 邪气存在
D. 正气不足
E. 正衰邪盛

46. 患者五心烦热,两颧潮红,盗汗,继见畏寒肢冷,大便溏泻。该病证的病机是
A. 阴盛格阳
B. 阳盛格阴
C. 阳损及阴
D. 阴损及阳
E. 阴阳亡失

47. 阴胜则阳病所出现的病理表现是
A. 虚寒
B. 实寒
C. 实热
D. 虚热
E. 寒热错杂

48. 所谓“寒从中生”指的是
A. 外感寒邪,影响脏腑功能
B. 寒邪直中脏腑
C. 阳气虚,温煦功能减退
D. 恣食生冷,内脏受寒
E. 寒邪从肌表而入,渐侵脏腑

49. “内风”产生的机理是
A. 体内气机之逆乱
B. 体内阳气之变动
C. 体内阴血之不足
D. 体内筋脉之失养

E. 周身络脉之失濡

50. "故水病者，下为胕肿大腹，上为喘呼不得卧"的病理基础是

A. 心肾功能失常

B. 脾肺功能失常

C. 脾胃功能失常

D. 肺肾功能失常

E. 肝肾功能失常

51. 由于实邪结聚，阻滞经络，气血不能外达，而出现的病机是

A. 由实转虚

B. 虚实夹杂

C. 真虚假实

D. 真实假虚

E. 因虚致实

52. 机体阳气不足最多涉及的脏腑是

A. 肝、肾

B. 肺、脾

C. 脾、肾

D. 脾、肝

E. 心、脾

53. 阴寒之邪壅盛于内，逼迫阳气浮越于外，其病理变化是

A. 阴阳偏盛

B. 阴阳偏衰

C. 阴阳互损

D. 阴阳格拒

E. 阴阳亡失

54. 阳偏衰的病机指的是

A. 阳气虚损，热量不足，机能减退

B. 阴损及阳，机体阳气虚损

C. 阴邪侵袭，伤及阳气，阴盛则阳病

D. 阴寒直中脏腑，导致阳气受损

E. 脏腑阴阳失去平衡

55. 最容易产生内燥病变的脏腑是

A. 肺、胃、三焦

B. 胃、肾、三焦

C. 肝、胃、大肠

D. 肺、胃、大肠

E. 肺、脾、肾

56. 以下各项，不属于"内生五邪"的是

A. 风气内动

B. 寒邪直中

C. 湿浊内生

D. 津伤化燥

E. 火热内生

57. "大实有羸状"所描述的病证最准确的是

A. 实证

B. 虚证

C. 虚实夹杂证

D. 真虚假实证

E. 真实假虚证

58. 正治的定义是

A. 调整阴阳的治疗法则

B. 顺从疾病的某些假象而治的一种治疗方法

C. 逆着疾病现象而治的治疗方法

D. 扶助正气的治疗方法

E. 正确的治疗法则

59. 因脾虚运化无力而导致脘腹胀满，治疗应选用的治法是

A. 通因通用

B. 寒因寒用

C. 热因热用

D. 塞因塞用

E. 实则泄之

60. 治疗瘀血所致的崩漏，应选用的治法是

A. 收涩止血法

B. 塞因塞用法

C. 益气摄血法

D. 通因通用法

E. 温补肝肾法

61. 下列各项，不属于治法的是

A. 利湿

B. 活血

C. 攻下

D. 化瘀

E. 扶正

62. 阳气不足之人，慎用寒凉药物，根据的治则是

A. 因时制宜

B. 因人制宜

C. 因地制宜

D. 治病求本

E. 扶正祛邪

63. 气虚患者,复感外邪,应采用的治疗原则是

A. 治其标
B. 治其本
C. 标本兼治
D. 先治标后治本
E. 先治本后治标

64. 治疗阴虚证时,以补阴药为主,适当配以补阳药的治法是

A. 阴中求阳
B. 阳中求阴
C. 阴病治阳
D. 阳病治阴
E. 平补阴阳

65. 适用于"从治"的是

A. 寒者热之
B. 实者泻之
C. 热者寒之
D. 虚者补之
E. 热因热用

66. 下列各项,不适宜使用"塞因塞用"的是

A. 脾虚腹胀
B. 气虚便秘
C. 肾虚小便不利
D. 血枯经闭
E. 气郁胀满

二、B1型题

以下提供若干组考题,每组考题共同在考题前列出A、B、C、D、E五个备选答案。请从中选择一个与问题关系最密切的答案。每个备选答案可能被选择一次、多次或不被选择。

(67~68题共用备选答案)

A. 益火补土
B. 滋水涵木
C. 培土生金
D. 抑木扶土
E. 金水相生

67. 以泻肝健脾法治疗肝旺脾虚证的治法是

68. 以温肾阳的方法而补脾阳的治法是

(69~70题共用备选答案)

A. 心
B. 肺
C. 肝
D. 脾
E. 肾

69. 属于阳中之阳的脏是

70. 属于阴中之阴的脏是

(71~72题共用备选答案)

A. 阴阳对立
B. 阴阳互根
C. 阴阳消长
D. 阴阳转化
E. 阴阳平衡

71. "孤阴不生,独阳不长"的理论根据是

72. "寒极生热,热极生寒"的理论根据是

(73~74题共用备选答案)

A. 心
B. 肺
C. 脾
D. 肝
E. 肾

73. "主治节"的脏是

74. "主纳气"的脏是

(75~76题共用备选答案)

A. 面
B. 毛
C. 唇
D. 爪
E. 发

75. "肺之华"指的是

76. "肾之华"指的是

(77~78题共用备选答案)

A. 水脏
B. 娇脏

C. 刚脏
D. 孤府
E. 中精之府

77.“肝”的另一种称谓是
78.“胆”的另一种称谓是

（79～80 题共用备选答案）
A. 涕
B. 泪
C. 唾
D. 汗
E. 涎

79. 五脏主五液，脾所主的液是
80. 五脏主五液，心所主的液是

（81～82 题共用备选答案）
A. 气的推动作用
B. 气的温煦作用
C. 气的固摄作用
D. 气的防御作用
E. 气的气化作用

81. 饮食物化为气、血、津液等所依赖的是
82. 人体的正常生长发育过程所依赖的是

（83～84 题共用备选答案）
A. 面额部
B. 头侧部
C. 头顶部
D. 后头部
E. 面颊部

83. 少阳经在头部的循行部位是
84. 阳明经在头部的循行部位是

（85～86 题共用备选答案）
A. 冲脉
B. 任脉
C. 督脉
D. 带脉
E. 阳维脉

85. 被称为“阴脉之海”的是
86. 能够约束纵行诸脉的是

（87～88 题共用备选答案）
A. 寒
B. 风
C. 燥
D. 湿
E. 火

87. 致病令皮肤瘙痒，发无定处的病邪是
88. 致病易于困脾，影响运化的病邪是

（89～90 题共用备选答案）
A. 开泄
B. 收引
C. 上炎
D. 黏滞
E. 干涩

89. 寒邪的特性是
90. 湿邪的特性是

（91～92 题共用备选答案）
A. 感而即发
B. 继发
C. 伏而后发
D. 复发
E. 徐发

91.“冬伤于寒，春必病温”，其发病类型是
92. 过度劳累后，旧病发作，其发病类型是

（93～94 题共用备选答案）
A. 实热证
B. 虚寒证
C. 实寒证
D. 虚热证
E. 阴阳两虚证

93. 阴气偏胜反映在临床上的证候是
94. 阴阳互损反映在临床上的证候是

（95～96 题共用备选答案）
A. 眩晕欲仆，肢麻震颤
B. 高热，抽搐
C. 筋挛肉瞤，手足蠕动
D. 肢体麻木，筋肉跳动
E. 皮肤干燥，肌肤甲错

95. 阴虚生风的临床症状是
96. 热极生风的临床症状是

(97~98题共用备选答案)
A. 眩晕欲仆,肢麻震颤
B. 高热,抽搐
C. 筋挛,手足蠕动
D. 肢体麻木,筋肉跳动
E. 皮肤干燥,肌肤甲错
97. 肝阳化风的临床症状是
98. 血虚生风的临床症状是

(99~100题共用备选答案)
A. 少气懒言,倦怠乏力,头目眩晕
B. 二便失禁,骨瘦痿厥,遗精
C. 头痛眩晕,昏厥,呕血
D. 少气懒言,大便溏泄,腹部坠胀感,脱肛
E. 纳呆,脘腹胀满,大便涩滞不畅
99. 气陷证临床可见
100. 气逆证临床可见

(101~102题共用备选答案)
A. 因人制宜
B. 因时制宜
C. 因地制宜
D. 治病求本
E. 祛除邪气
101. 痰涎壅塞的治疗原则是
102. 里热极盛,反见四肢发凉,其治疗原则是

(103~104题共用备选答案)
A. 未病先防
B. 既病防变
C. 调理阴阳
D. 扶正祛邪
E. 治病求本
103. 调摄精神和锻炼身体以提高正气抗邪能力,根据的防病原则是
104. 利用药物预防及人工免疫防病,根据的防病原则是

(105~106题共用备选答案)
A. 扶正
B. 祛邪
C. 扶正祛邪
D. 先扶正后祛邪
E. 先祛邪后扶正
105. 邪实为主而正气未衰者,应采用的治则治法是
106. 正虚邪实而正虚为主者,应采用的治则治法是

参考答案

1.B	2.B	3.D	4.C	5.A	6.E	7.A	8.E	9.B	10.D
11.C	12.D	13.E	14.E	15.C	16.B	17.C	18.D	19.D	20.B
21.D	22.B	23.A	24.A	25.C	26.B	27.C	28.D	29.D	30.E
31.D	32.A	33.B	34.D	35.D	36.E	37.C	38.D	39.D	40.C
41.C	42.D	43.C	44.A	45.D	46.D	47.B	48.C	49.B	50.D
51.D	52.C	53.D	54.A	55.D	56.B	57.E	58.C	59.D	60.D
61.E	62.B	63.C	64.B	65.E	66.E	67.D	68.A	69.A	70.E
71.B	72.D	73.B	74.E	75.B	76.E	77.C	78.E	79.E	80.D
81.E	82.A	83.B	84.A	85.B	86.D	87.B	88.D	89.B	90.D
91.C	92.D	93.C	94.E	95.C	96.B	97.A	98.D	99.D	100.C
101.E	102.D	103.A	104.A	105.E	106.D				

中医全科医学概论

一、A1 型题

以下每一道考题有 A、B、C、D、E 五个备选答案，请从中选择一个最佳答案。

1. 全科医学为

A. 临床二级学科
B. 临床一级学科
C. 康复医学二级学科
D. 基础医学分支学科
E. 预防医学二级学科

2. 社区卫生服务中的基本医疗的理想形式是

A. 急诊医疗
B. 全科医疗
C. 内科服务
D. 儿科服务
E. 外科服务

3. 不属于家庭咨询主要内容的是

A. 疾病的治疗与康复问题
B. 家庭中某成员的健康维护
C. 家庭关系问题
D. 资源的利用问题
E. 突发事件的适应与应付

4. 不属于全科医生提供预防保健的基本方法的是

A. 免疫接种
B. 筛检
C. 及时治疗
D. 病例发现
E. 周期性健康检查

5. 属于家庭内资源的是

A. 宗教资源
B. 医疗资源
C. 文化资源
D. 健康维护
E. 社会资源

6. 全科医学健康教育和健康促进的原则不包括

A. 群体化
B. 个性化
C. 知情同意、自觉自愿
D. 简明扼要、便于实施
E. 监督与帮助

7. 全科医疗中的沟通，需特别沟通的患者不包括

A. 儿童
B. 青少年
C. 老年人
D. 中年人
E. 预后不良患者

8. 全科医疗服务中的第一级预防中，个人预防的具体措施不包括

A. 保持良好的社会心理状态
B. 合理营养与平衡膳食
C. 建立和培养良好的生活方式
D. 适量体育锻炼
E. 周期性健康检查

9. “治未病”理论，最早见于

A.《难经》
B.《黄帝内经》
C.《伤寒论》
D.《金匮要略》
E.《千金要方》

10. 下列不是全科医疗特点的是

A. 第一线的医疗保健
B. 可及性的照顾
C. 综合性的照顾
D. 协调性的照顾
E. 医患关系不固定

11. 全科医学专科的服务对象是

A. 病人
B. 就诊者
C. 未就诊者
D. 所有人
E. 病人的家庭

12. 非语言交流不包括
A. 副语言
B. 身体语言
C. 情感交流
D. 个人空间
E. 个人嗜好

13. 构成社区的基本要素不包括
A. 相对固定的人群
B. 一定的地域
C. 一定的生活服务设施
D. 相对稳定的经济水平
E. 特定的文化背景和生活方式

14. 关于全科医疗基本特征的解释,错误的是
A. 是一种基层医疗服务
B. 是以门诊为主体的服务
C. 是一种专科医疗服务
D. 具体体现全科医学的基本原则
E. 以治疗为主,预防为辅的基层医疗服务

15. 家庭治疗三角中,全科医生充当的角色是
A. 指导者
B. 治疗者
C. 决定者
D. 命令者
E. 教育者

16. 下列哪项不是全科医疗的特征
A. 综合性服务
B. 可及性服务
C. 以疾病为中心
D. 连续性服务
E. 以社区为基础

17. 二级预防的内容不包括
A. 早期发现
B. 早期诊断
C. 早期治疗
D. 康复治疗
E. 筛检和个案发现

18. 下列哪项不是 APGAR 问卷评估指标
A. 适应度
B. 合作度
C. 成熟度
D. 凝聚度
E. 情感度

19. 不是社区诊断目的的是
A. 确定社区卫生服务需要解决的健康问题
B. 弄清社区健康问题的可能影响因素
C. 确定本社区卫生服务工作重点人群
D. 为社区卫生服务效果的评价提供基线数据
E. 处方与处置

20. 关于社区的定义,以下说法错误的是
A. 有一定数量的人群
B. 生活方式和文化背景完全不同
C. 有一定的地域
D. 有一定的生活服务设施
E. 有相应的管理机构

21. 关于社区诊断手段,以下说法正确的是
A. 病人病史的收集
B. 病人的体格检查
C. 实验室检查
D. 运用社会经济学的研究方法
E. 运用社会学、人类学和流行病学的研究方法

22. 全科医学的理论基础是
A. 生物 - 心理 - 社会医学模式
B. 传统医学和现代医学基本理论
C. 预防医学与临床医学
D. 社区卫生服务
E. 通科医生的发展

23. 社区卫生服务的特点不包括
A. 广泛性
B. 综合性
C. 针对性
D. 连续性
E. 可及性

24. 不宜引入全科医疗服务的中医干预措施是
A. 针灸
B. 中药输液
C. 按摩
D. 体疗

E. 食疗

25. 筛检与个案发现的主要区别是

A. 是否早期发现疾病

B. 检查的对象是就诊病人还是目标人群

C. 是否早期诊断疾病

D. 能否为研究疾病提供依据

E. 能否为流行病学检测提供资料

26. 医患交流不包括以下哪项

A. 信息交流

B. 长期三同(同吃、同住、同劳动)

C. 情感传递和行为调节

D. 患者最佳健康目标的确立和实施

E. 患者病情的安排

27. 下列哪一项不是社区常见健康问题的特征

A. 病情均比较明确

B. 疾患均处于早期未分化阶段

C. 生物－心理－社会问题交错

D. 慢性疾病以稳定期为主

E. 疾病以常见病、多发病为主

28. 全科医学的医学模式基础是

A. 自然哲学医学模式

B. 生物医学模式

C. 生物－心理－社会医学模式

D. 生物－心理医学模式

E. 生物－社会医学模式

29. 社区康复的目标中不包括

A. 预防残疾

B. 保障残疾儿童的入学教育

C. 对残疾青壮年的劳动培训

D. 防止传染病发生

E. 对慢性病的管理

30. 下列哪个家庭类型属于扩展家庭

A. 单亲家庭

B. 单身家庭

C. 联合家庭

D. 核心家庭

E. 群居家庭

31. 全科医疗与专科医疗区别中不包括

A. 服务对象的多少与流动性

B. 服务层面的宽与窄

C. 服务责任的持续性与间断性

D. 服务手段是否采用高新技术

E. 服务效果是治愈率的高与低

32. 关于全科医疗的具体特性,以下说法正确的是

A. 其服务内容是以医疗为主

B. 针对的问题是常见问题

C. 服务人口流动性强

D. 使用的是高新技术

E. 照顾范围较窄

33. 1977 年提出“生物－心理－社会医学模式”的学者是

A. Smilkstein

B. G. L. Engle

C. Dr. Raiakumar

D. Peter Lee

E. Olson

34. 下列哪项是需要家庭参与的第三级预防

A. 基本的生活习惯

B. 鼓励病人及时就医

C. 对家人患病所带来的家庭危机做出调适

D. 监督病人合理及时用药

E. 家庭生活教育

35. 一级预防又称之为

A. 三早预防

B. 病因预防

C. 康复治疗

D. 非特异性预防

E. 特异性预防

36. 健康教育的理想目标是

A. 人们知识的提高

B. 人们态度的转变

C. 人们建立起健康的信念

D. 人们行为的改善

E. 人们价值观念的变化

37. 在健康问题的描述中,下列哪项不属于评估(assessmem)的内容

A. 问题诊断

B. 问题鉴别诊断

C. 问题程度判断

D. 问题预后判断

E. 疾病诊断

38. 全科医学的学科特点是

A. 范围宽广、内容丰富,与各专科有交叉,有独特的知识技能和态度/价值观
B. 不分科、大综合
C. 强调预防为主,防治结合
D. 坚持生物-心理-社会医学模式
E. 通全而不专

39. 全科医疗服务的主体形式是
A. 病房医疗
B. 门诊医疗
C. 急诊医疗
D. 临终医疗
E. 入户医疗

40. 关于全科医生的描述,正确的是
A. 全面掌握各科业务技术的临床医生
B. 提供全部“六位一体”社区卫生服务的基层医生
C. 能熟练处理常见健康问题,为社区群众提供上门医疗服务的基层医生
D. 经全科医学专业培训合格,在社区提供长期负责式医疗保健照顾的医生
E. 以预防工作为主的医生

41. 以下哪类不是社区重点保健人群
A. 妇女
B. 儿童
C. 精神病患者
D. 老年人
E. 慢性病患者

42. 全科医学“以社区为基础的服务”的含义是
A. 为社区所有人口提供医疗服务
B. 以一定的地域和人群需求为基础,将个体和群体健康服务紧密结合,互相促进
C. 全科医生走访社区内所有人,提供健康与疾病管理
D. 在社区内提供家庭病床为主的服务
E. 在社区内设立诊室,仅关注就医者的健康

43. 家庭圈用于
A. 健康家庭评估
B. 有功能障碍家庭评估
C. 主干家庭评估
D. 联合家庭评估
E. 家庭功能的筛检

44. 社区调查的方法中不包括
A. 典型调查
B. 暴发调查
C. 普查
D. 流行病学调查
E. 抽样调查

二、A3/A4 型题

以下提供若干个案例,每个案例下设若干考题。请根据各考题题干所提供的信息,在每题下面的A、B、C、D、E五个备选答案中选择一个最佳答案。

(45~46 题共用题干)

一对年轻夫妇携5岁男孩看病,该患儿高热2天,体温39℃。经检查为病毒性感冒,一般情况尚好,无继发感染。

45. 患儿的父母亲不能接受医生的意见,坚持要求给患儿使用高级抗生素进行治疗,否则会对孩子有危险。他们这种态度主要是由于
A. 医患间力量抗衡
B. 对病程进展或用药问题有误解
C. 缺少家庭支持
D. 害怕其他药物产生副作用
E. 经济上不能承受

46. 全科医生对此情况可能采取的最佳做法是
A. 坚持不开抗生素
B. 充分解释教育,说明不开抗生素的理由,然后由患儿父母决定,并约定随访计划
C. 为了避免医患矛盾,顺从患儿父母的要求
D. 解释不开抗生素的道理,然后由患儿父母决定
E. 既然家属要求开好药,又能创收,何乐而不为

三、B1 型题

以下提供若干组考题，每组考题共同在考题前列出 A、B、C、D、E 五个备选答案。请从中选择一个与问题关系最密切的答案。每个备选答案可能被选择一次，多次或不被选择。

（47～48 题共用备选答案）

A. 客观评估
B. 主观评估
C. 工具评估
D. 分析评估
E. 综合评估

47. 对客观的环境、背景、条件、结构和功能进行了解和评价，属于

48. 用自我报告或主观测验等方法分别了解成员对个体、家庭、社区的主观感觉、印象、愿望和反应，属于

（49～50 题共用备选答案）

A. 1969 年
B. 1986 年
C. 1972 年
D. 1993 年
E. 1997 年

49. 全科/家庭医学被批准为美国第 20 个医学专业是在

50. 中华医学会全科医学分会成立于

（51～52 题共用备选答案）

A. 家庭关怀度指数
B. 家庭圈
C. McMaster 家庭评估模型
D. FACES Ⅱ
E. FACES Ⅲ

51. 一种方法简单的、粗糙的、非定量的家庭功能评价法，主要用于家庭功能筛检

52. 用于有功能障碍家庭的整体性评估

（53～54 题共用备选答案）

A. 对内科所有就诊者测量血压
B. 给儿童接种卡介苗
C. 乳腺癌的手术治疗
D. 脑梗死的急性期治疗
E. 脑梗死的康复期治疗

53. 属于一级预防的是

54. 属于二级预防的是

参考答案

1. A	2. B	3. B	4. C	5. D	6. A	7. D	8. E	9. B	10. E
11. D	12. C	13. D	14. E	15. B	16. C	17. D	18. D	19. E	20. B
21. E	22. A	23. C	24. B	25. B	26. B	27. A	28. C	29. D	30. C
31. E	32. B	33. B	34. D	35. B	36. D	37. E	38. A	39. B	40. D
41. C	42. B	43. E	44. D	45. B	46. B	47. A	48. B	49. A	50. D
51. B	52. C	53. B	54. A						

预防医学概论

一、A1 型题

以下每一道考题下面有A、B、C、D、E五个备选答案,请从中选择一个最佳答案。

1. 预防医学研究的主要内容是

A. 人群的健康状况
B. 环境因素的生物学效应
C. 改善生活、生产环境,增进人群健康
D. 人类疾病的预防措施
E. 健康、疾病在人群中的分布情况和影响健康的各种因素

2. "三早"预防工作属于

A. 一级预防
B. 二级预防
C. 三级预防
D. 四级预防
E. 综合预防

3. 在疾病三级预防中,第一级预防的重点是

A. 避免接触致病因素,提高机体抗病能力
B. 寻找病因,及早诊断
C. 早期发现和诊断敏感个体
D. 对患者及早诊疗,促进康复
E. 针对病因不明难以觉察预料的疾病

4. 某地区某种疾病的发病率明显超过历年的散发发病率水平,则认为该病

A. 大流行
B. 散发
C. 有季节性
D. 暴发
E. 流行

5. 根据有无暴露某因素史分组的研究是

A. 现况研究
B. 病例对照研究
C. 队列研究
D. 实验流行病学研究
E. 临床试验

6. 衡量某病和暴露因素间联系强度的最佳指标是

A. 暴露者的发病率
B. 暴露者的死亡率
C. 暴露者的致残率
D. 相对危险度
E. 特异危险度

7. 在病例对照研究中,估计某因素与某疾病关联强度的指标是

A. 比值比
B. 某因素的暴露率
C. 某人群中该病的发病率
D. 某人群中该病的患病率
E. 某人群中该病的罹患率

8. 某医师欲采用横断面调查研究的方法,调查高血压在人群中的分布情况,选择最合适的指标为

A. 病死率
B. 发病率
C. 死亡率
D. 患病率
E. 二代发病率

9. 下列哪项不是初级卫生保健的基本任务

A. 消除贫困
B. 促进健康
C. 预防
D. 治疗
E. 康复

10. 下列食物中,铁的良好来源是

A. 动物肝脏
B. 鱼
C. 蛋黄

D. 大豆
E. 小麦

11. 现况研究的主要分析指标是
A. 死亡构成比
B. 患病率
C. 发病率
D. 续发率
E. 死亡率

12. 病例对照研究的病例组最好选择
A. 死亡病例
B. 旧病例
C. 新发病例
D. 可疑病例
E. 有待确诊的病例

13. 在一项队列研究中，暴露因素RR值的95%可信区间为0.1~0.6，那么该研究因素可能是
A. 危险因素
B. 保护因素
C. 混杂因素
D. 无关因素
E. 有害因素

14. 循证医学中最好的证据是指
A. 基础研究
B. 大规模的随机对照临床试验
C. 经验分析
D. 病例报告
E. 描述性研究

15. 疾病时间的分布特征不包括
A. 短期波动
B. 季节性
C. 间断性
D. 周期性
E. 长期变异

16. 以下哪项研究宜采用实验流行病学方法
A. 某人群HBsAg筛查
B. SARS发病与吃果子狸关系的研究
C. AIDS疫苗保护效果的评价
D. 肺癌5年生存率研究
E. 流感病毒基因变异规律研究

17. 实验流行病学中盲法的应用是为了
A. 增加参与研究对象的依从性
B. 减少选择偏倚
C. 减少信息偏倚
D. 减少混杂偏倚
E. 使研究对象更有代表性

18. 验证病因假设论证强度最高的流行病学方法是
A. 病例对照研究
B. 生态学研究
C. 分子生物学实验
D. 现况研究
E. 实验流行病学研究

19. 前瞻性队列研究与流行病学实验的根本区别是
A. 是否人为控制研究条件
B. 是否设立对照组
C. 是否进行显著性检验
D. 是否在现场人群中进行
E. 是否检验病因假设

20. 理论流行病学的用途不包括
A. 解析流行过程
B. 预测流行趋势
C. 提出病因假设
D. 探讨各因素间的相互关系
E. 检验病因假设

21. 一次染毒所得的阈浓度称为
A. 急性阈浓度
B. 慢性阈浓度
C. 阈浓度
D. 急性毒作用带
E. 慢性毒作用带

22. 水中常见的化学性污染物不包括
A. 农药
B. 汞
C. 砷化物
D. 氯乙烯
E. 氰化物

23. 卫生学研究的主要环境不包括
A. 水
B. 食物
C. 土壤
D. 药物
E. 空气

24. 大豆与谷类食物混食，主要补充谷类中最缺乏的

必需氨基酸

A. 赖氨酸

B. 苏氨酸

C. 蛋氨酸

D. 亮氨酸

E. 异亮氨酸

25. 刺激性气体中毒引起的化学性肺水肿不出现下列哪项临床表现

A. 呼吸窘迫综合征

B. 低血氧症

C. 咯粉红色泡沫样痰

D. 两肺湿啰音

E. 肺X线胸片阴影短期内无变化

26. 毒物在体内的生物转化过程,不包括

A. 氧化

B. 还原

C. 水解

D. 电解

E. 结合

27. 饮用水卫生标准中没规定的毒理学指标是

A. 铅

B. 汞

C. 铬

D. 锰

E. 硒

28. 职业病是指

A. 与职业有关的疾病

B. 由职业因素引起的疾病

C. 由职业性有害因素直接引起的疾病

D. 在职业活动中由理化因素引起的疾病

E. 由物理、化学、生物因素所引起的疾病

29. 关于室内空气污染,描述错误的是

A. 室内空气受大气污染的影响

B. 室内装修材料可造成室内空气污染

C. 燃料燃烧是室内空气污染的重要来源

D. 人的呼吸过程也是室内空气污染的来源

E. 室内空气污染较室外大气污染轻

30. 风疹病毒有

A. 急性中毒作用

B. 慢性中毒作用

C. 致癌作用

D. 致畸作用

E. 致突变作用

31. 不影响污染物对健康损害的因素是

A. 联合作用

B. 气象条件

C. 剂量或强度

D. 个体感受性

E. 作用持续时间

32. 地方性氟病的病因是

A. 食物含氟量过高

B. 使用含氟农药和化肥

C. 煤烟含氟量过高

D. 长期摄入过量的氟

E. 饮水含氟量过高

33. 曾引起公害病的环境因子主要是

A. 氟化物

B. 甲基汞

C. 甲醛

D. 砷化物

E. 非电离辐射

34. 在一种分析性研究中,计算了RR值,可说明暴露因素与发病的关联程度,该指标为

A. 发病率

B. 发病密度

C. 归因危险度

D. 患病率

E. 相对危险度

35. 不属于 SO_2 生物学效应的是

A. 促癌作用

B. 呼吸阻力作用

C. 刺激作用

D. 吸收作用

E. 水解作用

36. 以下说法,不是职业病特点的有

A. 病因明确

B. 存在剂量-反应关系

C. 接触人群中常有一定发病率

D. 症状典型,多有特效疗法

E. 早期发现,及时处理,预后良好

37. 健康教育的重要基础性工作是

A. 让人们从学习中获得行为

B. 让人们从学习中获得技能
C. 让人们从学习中获得知识
D. 让人们从学习中获得信念
E. 让人们从学习中获得态度

38. 以下不属于健康促进规划评价内容的是
A. 项目实施的效率及效果
B. 资源的需求及其分配的合理性
C. 社区执行规划的情况和能力
D. 群众的满意度和满足需求的切实性
E. 健康教育导致目标人群健康相关行为变化

39. 全面、完整的健康教育项目应开始于
A. 科学的计划
B. 科学的规划
C. 科学的设计
D. 科学的分析
E. 科学的诊断

40. 健康教育工作的关键是
A. 提高科学认知
B. 树立正确态度
C. 形成健康价值观念
D. 掌握保健技能
E. 改变行为

41. 健康教育项目不仅对传播、教育和干预的过程评价,还要评价
A. 结果
B. 存在问题
C. 政策落实
D. 行为改变
E. 效果

42. 高血压健康促进规划的结局评价是评估目标人群的
A. 饮食行为变化
B. 测量血压技能的变化
C. 高血压控制率的变化
D. 了解高血压知识的变化
E. 对高血压态度的变化

43. 20 世纪后期以来,影响健康最主要的因素是
A. 遗传因素
B. 卫生服务因素
C. 环境因素
D. 行为生活方式因素
E. 生理生化因素

44. 执行健康教育活动的首要任务是
A. 开展社区活动
B. 确定优先项目
C. 进行项目培训
D. 制订健康促进计划
E. 进行健康规划评价

45. 下列哪项属于健康教育评价中健康行为的变化指标
A. 患病率
B. 发病率
C. 月病假率
D. 正确卫生习惯的形成率
E. 干预活动覆盖率

46. 属于健康教育内容研究领域的是
A. 医院健康教育
B. 职业场所健康教育
C. 城市社区健康教育
D. 学校健康教育
E. 控烟健康教育

47. 健康教育的实际效果评价活动中,重点是
A. 态度转变
B. 信念转变
C. 知识增长
D. 行为改变
E. 健康改善

48. 下列关于慢性病的发病及相关资料收集的作用,不正确的是
A. 用于描述疾病分布
B. 用于已被彻底消灭传染源
C. 用于向卫生部门报告疾病流行状况
D. 用于制定卫生政策
E. 用于研究疾病病因

49. 目前认为肿瘤一级预防的主要措施是
A. 提供高质量的卫生服务
B. 基因治疗
C. 改变人们的不良生活行为方式
D. 防止近亲结婚
E. 肿瘤的姑息疗法

50. 关于伤害分布特征,描述正确的是
A. 伤害死亡中男性比例低于女性

B. 儿童、青少年伤害死亡呈下降趋势
C. 总体上发达国家的伤害死亡高于发展中国家
D. 自杀是我国农村地区伤害死亡的首要原因
E. 发达国家的职业性伤害和道路交通伤害的发生有逐渐上升的趋势

51. 与鼻咽癌发病有关的生物因素是
A. 乙型肝炎病毒
B. EB病毒
C. 甲肝病毒
D. 流感病毒
E. 人免疫缺陷病毒Ⅰ型

52. 糖尿病的一级预防可通过下列哪项策略来实现
A. 全人群策略
B. 高危人群策略
C. 双向策略
D. 公众健康教育
E. 建立社区卫生服务网络

53. 为预防伤害,美国一些州规定为儿童设置特殊座,属于
A. 一般干预
B. 特殊干预
C. 主动干预
D. 被动干预
E. 选择型干预

54. 高血压的主要危险因素不包括
A. 长期精神紧张
B. 高脂肪饮食
C. 过量饮酒
D. 不能坚持服药
E. 双亲之一患有高血压

55. 慢性病的三级预防措施是
A. 病因预防、"三早"预防、对症防治
B. 病因预防、"三早"预防、心理治疗
C. 早发现、早治疗、预防并发症
D. 早发现、早治疗、对症防治
E. 早发现、对症治疗、心理治疗

56. 对高危人群的预防策略描述不正确的是
A. 对高危人群进行健康生活方式和合理膳食结构的健康教育与健康刺激属于初级预防策略
B. 在40岁以上的心血管疾病高危人群中定期测量血压、检测血脂属于二级预防
C. 针对慢性病患者进行的治疗属于三级预防策略
D. 对慢性非传染性疾病患者进行的治疗不属于预防策略
E. 通过改变高危人群的生活方式可以防止大部分的冠心病

57. 下列哪一项不是全球伤害的流行病学分布特征
A. 全球死亡的1/10是伤害致死
B. 伤害死亡的高发年龄为15~59岁
C. 伤害死亡中女性占2/3
D. 伤害的死亡原因主要是交通事故等
E. 儿童、青少年伤害死亡呈上升趋势

58. 我国伤害死亡的首要死因是
A. 火灾
B. 他杀
C. 交通事故
D. 医疗事故
E. 自杀

59. 我国恶性肿瘤的主要危险因素是
A. 吸烟、环境污染、病毒感染
B. 吸烟、糖尿病、高血压
C. 吸烟、肥胖、高血压
D. 吸烟、高血压、高血脂
E. 不合理饮食、肥胖、高血压

二、B1型题

以下提供若干组考题,每组考题共同在考题前列出A、B、C、D、E五个备选答案。请从中选择一个与问题关系最密切的答案。每个备选答案可能被选择一次、多次或不被选择。

(60~61题共用备选答案)
A. 罹患率
B. 发病率
C. 患病率
D. 感染率
E. 生存率

60. 衡量人群中在短时间内新发病例的频率,采用的指标为

61. 对慢性疾病进行现况调查,最适宜计算的指标为

(62～63 题共用备选答案)
A. 散发
B. 暴发
C. 流行
D. 大流行
E. 散发或流行

从疾病流行强度而言
62. 相邻的几个国家在短时间内出现了大量的霍乱病例是
63. 一个城市麻疹的发病率多年来保持在一个相同的水平是

参考答案

1. E 2. B 3. A 4. E 5. C 6. D 7. A 8. D 9. A 10. A
11. B 12. C 13. B 14. B 15. C 16. C 17. C 18. E 19. A 20. C
21. A 22. D 23. D 24. A 25. E 26. D 27. D 28. C 29. E 30. D
31. B 32. D 33. B 34. E 35. E 36. D 37. C 38. C 39. C 40. B
41. E 42. C 43. D 44. D 45. D 46. E 47. D 48. B 49. C 50. D
51. B 52. A 53. E 54. D 55. A 56. D 57. C 58. E 59. A 60. A
61. C 62. D 63. A

中药学

一、A1 型题

以下每一道考题下面有A、B、C、D、E五个备选答案,请从中选择一个最佳答案。

1. 东北的地道药材是
A. 人参
B. 黄连
C. 当归
D. 枸杞
E. 黄芪

2. 作用趋向一般属于升浮的药物气味是
A. 甘、辛,凉
B. 辛、苦,热
C. 辛、甘,温
D. 甘、淡,寒
E. 酸、咸,热

3. 五味之中,兼有坚阴作用的药味是
A. 甘味
B. 苦味
C. 咸味
D. 酸味
E. 辛味

4. 归经指的是
A. 药物对于机体某部分的选择性作用
B. 药物寒热温凉四性
C. 药物对于机体有无毒副作用
D. 药物具有的升、降、浮、沉的作用趋向
E. 药物的五种滋味

5. 下列属于寒凉性能作用的是
A. 温经
B. 补火
C. 清热
D. 回阳
E. 温里

6. 属于配伍禁忌的是
A. 人参与藜芦
B. 人参与海藻
C. 人参与大戟
D. 人参与莱菔子
E. 人参与五倍子

7. 一种药物的毒性烈性能被另一种药物消除,这种配伍关系是
A. 相恶
B. 相杀
C. 相畏
D. 相须
E. 相反

8. 车前子、旋覆花入汤剂宜
A. 久煎
B. 先煎
C. 布包煎
D. 另行溶化
E. 另煎

9. 贝壳、甲壳、化石等类药物入汤剂的用法是
A. 先煎
B. 后下
C. 另煎
D. 布包煎
E. 烊化兑服

10. 气味芳香、成分易挥发的药物入汤剂的用法是
A. 先煎
B. 后下
C. 布包煎
D. 另煎
E. 烊化兑服

11. 辛温解表药大多归经是

A. 心、肺
B. 肺、膀胱
C. 肺、肝
D. 脾、胃
E. 肺、脾

12. 外感风寒表证兼气滞胸闷不舒者，首选的药物是
A. 防风
B. 白芷
C. 紫苏
D. 生姜
E. 麻黄

13. 具有祛风胜湿止痛功效的药组是
A. 防风、独活、白薇
B. 藁本、紫苏、防风
C. 防风、羌活、藁本
D. 白芷、紫苏、桂枝
E. 羌活、香薷、桂枝

14. 治疗风热、肝热之目赤肿痛，首选药组是
A. 菊花、麻黄
B. 薄荷、柴胡
C. 桑叶、菊花
D. 蝉蜕、牛蒡子
E. 蝉蜕、柴胡

15. 辛凉解表药共有的功效是
A. 清利咽喉
B. 清利头目
C. 发散风热
D. 透发麻疹
E. 清肺止咳

16. 外感风热，咽喉肿痛，咯痰不利，兼大便秘结者，首选药物是
A. 菊花
B. 桑叶
C. 牛蒡子
D. 蝉蜕
E. 薄荷

17. 外感风寒表证、外感风热表证均可使用的药组是
A. 麻黄、桂枝
B. 紫苏、生姜
C. 细辛、白芷
D. 荆芥、防风
E. 羌活、独活

18. 辛温解表药主要归经是
A. 心、肺
B. 肺、肝
C. 脾、胃
D. 肺、脾
E. 肺、膀胱

19. 治疗心火上炎，口舌生疮，小便不利病证，首选
A. 黄连
B. 栀子
C. 芦根
D. 淡竹叶
E. 黄柏

20. 善治乳痈，人称“乳痈良药，通淋妙品”的药物是
A. 蚤休
B. 连翘
C. 夏枯草
D. 蒲公英
E. 金银花

21. 治疗湿热所致的腹泻、痢疾以及胃热所致呕吐，首选药物是
A. 黄芩
B. 黄连
C. 黄柏
D. 大黄
E. 龙胆

22. 清热安胎，首选药物是
A. 枯黄芩
B. 子黄芩
C. 清炒黄芩
D. 酒黄芩
E. 黄芩炭

23. 下列选项，不属于利胆退黄药组的是
A. 栀子、黄柏、秦艽
B. 大黄、龙胆、苦参
C. 郁金、虎杖、白鲜皮
D. 垂盆草、茵陈、金钱草
E. 柴胡、黄芩、川楝子

24. 既治风湿热痹，又治湿热黄疸的药物是
A. 茵陈
B. 垂盆草

C. 白鲜皮
D. 防己
E. 丹参

25. 既能清热燥湿,又能泻肝胆火的药物是
A. 决明子
B. 龙胆
C. 黄柏
D. 黄连
E. 菊花

26. 既能清肝明目,又能润肠通便的药物是
A. 决明子
B. 菟丝子
C. 鸦胆子
D. 沙苑子
E. 牛蒡子

27. 既能清热燥湿,又善于治疗下焦湿热诸证和阴虚发热的药物是
A. 黄芩
B. 黄连
C. 黄柏
D. 知母
E. 龙胆

28. 水肿胀满,大便秘结,小便不利,首选药物是
A. 大黄
B. 牵牛子
C. 番泻叶
D. 巴豆
E. 芒硝

29. 治老人虚人便秘,肠燥津液不足,首选的药组是
A. 薏苡仁、当归
B. 火麻仁、芦荟
C. 芒硝、柏子仁
D. 火麻仁、郁李仁
E. 番泻叶、牵牛子

30. 常制成霜使用的药物是
A. 火麻仁
B. 郁李仁
C. 巴豆
D. 牵牛子
E. 杏仁

31. 具有祛痰止咳功效的药物是
A. 牵牛子
B. 甘遂
C. 大戟
D. 芫花
E. 商陆

32. 关于大黄的使用禁忌,说法错误的是
A. 妇女月经期慎用
B. 妇女哺乳期慎用
C. 孕妇便秘忌用
D. 孕妇忌用
E. 阴疽忌用

33. 治疗实热积滞燥结难下,首选的药物是
A. 通草
B. 巴豆
C. 芒硝
D. 商陆
E. 火麻仁

34. 下列各项,不属乌梢蛇主治病证的是
A. 湿浊中阻,吐泻转筋
B. 风湿痹痛,筋脉拘挛
C. 中风偏枯,半身不遂
D. 麻风顽痹,皮肤瘙痒
E. 破伤风症,角弓反张

35. 秦艽具有的功效是
A. 祛风湿,通经络,利水
B. 祛风湿,止痹痛,解表
C. 祛风湿,止痹痛,安胎
D. 祛风湿,止痹痛,治骨鲠
E. 祛风湿,通络止痛,退虚热,清湿热

36. 独活具有的功效是
A. 祛风湿,利水,止痛
B. 祛风湿,止痛,解表
C. 祛风湿,止痛,安胎
D. 祛风湿,止痛,治骨鲠
E. 祛风湿,止痛,清热解毒

37. 五加皮具有的功效是
A. 祛风湿,清退虚热
B. 祛风通络,燥湿止痒
C. 祛风湿,强筋骨,安胎
D. 祛风湿,止痹痛,消骨鲠
E. 祛风湿,补肝肾,强筋骨,利水

38. 蕲蛇具有的功效是

A. 祛风通络,利水

B. 舒筋活络,止痛

C. 祛风,通络,止痉

D. 补肝肾,强筋骨

E. 祛风湿,退虚热

39. 既能祛风湿;又能补肝肾,强筋骨,安胎的药物是

A. 木瓜

B. 杜仲

C. 桑枝

D. 防己

E. 桑寄生

40. 既能祛风湿,通经络;又能降压,解毒的药物是

A. 独活

B. 豨莶草

C. 络石藤

D. 忍冬藤

E. 桑寄生

41. 既舒筋活络,又化湿和胃的药物是

A. 独活

B. 秦艽

C. 木瓜

D. 威灵仙

E. 五加皮

42. 性微温而善于芳香化湿的药物是

A. 香薷

B. 佩兰

C. 砂仁

D. 豆蔻

E. 藿香

43. 芳香化湿药的主治病证是

A. 水湿内停

B. 水湿泄泻

C. 湿阻中焦

D. 湿痹拘挛

E. 湿疹湿疮

44. 既能用于痰饮、水肿,又能用于脾虚证的药物是

A. 茯苓

B. 泽泻

C. 猪苓

D. 木通

E. 车前子

45. 脾虚湿胜之食少泄泻,水肿腹胀,脚气浮肿,首选药物是

A. 猪苓

B. 木通

C. 石韦

D. 薏苡仁

E. 车前子

46. 善于治疗血淋、尿血的药物是

A. 车前子

B. 泽泻

C. 石韦

D. 萆薢

E. 木通

47. 下列各项,不属于滑石主治病证的是

A. 湿热、淋痛

B. 暑温、湿温

C. 湿疹、湿疮

D. 暑热、痱毒

E. 寒湿带下

48. 善于治疗膏淋的药物是

A. 滑石

B. 萆薢

C. 石韦

D. 车前子

E. 海金沙

49. 大剂量使用可导致急性肾衰竭,入汤剂常用量为 3~6g 的药物是

A. 猪苓

B. 通草

C. 石韦

D. 瞿麦

E. 关木通

50. 既可用于热淋、砂淋、石淋;又可用于恶疮肿毒、毒蛇咬伤的药物是

A. 泽泻

B. 冬葵子

C. 车前子

D. 金钱草

E. 猪苓

51. 海金沙具有的功效是

A. 除湿退黄
B. 利水渗湿
C. 利水通淋,解暑
D. 清热利水,杀虫
E. 利尿通淋,止痛

52. 可用于暑湿泄泻,利小便以实大便的药物是
A. 茵陈
B. 通草
C. 瞿麦
D. 车前子
E. 海金沙

53. 下列各项,不属于附子主治证的是
A. 亡阳欲脱,肢冷脉微
B. 寒凝血瘀,经闭阴疽
C. 命门火衰,阳痿早泄
D. 中寒腹痛,阴寒水肿
E. 阳虚外感,寒痹刺痛

54. 乌药的归经是
A. 肺、肝、脾、肾经
B. 肺、脾、肾、膀胱经
C. 肺、胃、肝、膀胱经
D. 肝、胃、大肠、膀胱经
E. 肝、肾、胃、小肠经

55. 辨证为元气大亏,阳气暴脱,亡阳与气脱并见,首选的药组是
A. 附子、黄芪
B. 附子、人参
C. 附子、白术
D. 附子、干姜
E. 附子、肉桂

56. 功用与枳实相同,但作用缓和,以行气宽中除胀为主的药物是
A. 佛手
B. 枳壳
C. 木香
D. 陈皮
E. 香橼

57. 治疗下元虚冷,肾不纳气之虚喘的药物是
A. 佛手
B. 沉香
C. 乌药
D. 川楝子
E. 青木香

58. 既能消食健胃,又能涩精止遗,还可治疗小儿脾虚疳积的药物是
A. 麦芽
B. 乌梅
C. 莱菔子
D. 银柴胡
E. 鸡内金

59. 有凉血止血散瘀之功,善治尿血的药物是
A. 白茅根
B. 小蓟
C. 血余炭
D. 地榆
E. 茜草

60. 痔疮肿痛出血,首选的药物是
A. 白茅根
B. 侧柏叶
C. 白及
D. 槐花
E. 冬葵子

61. 下列各项,不属于牛膝功效的是
A. 活血祛瘀
B. 强健筋骨
C. 引火归原
D. 利尿通淋
E. 补益肝肾

62. 既能凉血止血,又能清热利尿、清肺胃热的药物是
A. 大蓟
B. 小蓟
C. 白茅根
D. 地榆
E. 槐花

63. 既能凉血止血,又能收敛止血、解毒敛疮的药物是
A. 侧柏叶
B. 大蓟
C. 苎麻根
D. 地榆
E. 山栀

64. 蒲黄具有的功效是
A. 止血,化瘀,利尿
B. 止血,温胃,行气
C. 止血,敛肺,下气
D. 止血,敛肺,止咳
E. 止泻,活血,定痛

65. 既能温经止血、散寒调经,又能安胎的药物是
A. 桑叶
B. 洋金花
C. 蒲黄
D. 艾叶
E. 款冬花

66. 川牛膝和怀牛膝功效的主要不同点是
A. 川牛膝偏清上部火热,怀牛膝偏清下部湿热
B. 川牛膝偏补肝肾,怀牛膝偏祛风湿
C. 川牛膝偏活血通经,怀牛膝偏利尿通淋
D. 川牛膝偏强腰膝,怀牛膝偏活血通经
E. 川牛膝活血通经力强,怀牛膝长于补肝肾,强筋骨

67. 下列各项,不能治疗乳汁不下的药物是
A. 木通、通草
B. 冬葵子、刺蒺藜
C. 穿山甲、王不留行
D. 漏芦、路路通
E. 橘叶、益母草

68. 功能活血调经、利水消肿,兼可清热解毒的药物是
A. 泽兰
B. 牛膝
C. 益母草
D. 瞿麦
E. 大蓟

69. 下列各项,不具有行气功效的药物是
A. 川芎
B. 郁金
C. 延胡索
D. 三棱
E. 五灵脂

70. 具有活血止痛、消肿生肌功效的药组是
A. 乳香、没药
B. 红花、桃仁
C. 血竭、儿茶
D. 五灵脂、续断
E. 自然铜、骨碎补

71. 下列各项,不属于桔梗主治病证的是
A. 肺痈
B. 咳嗽
C. 咽痛
D. 痰证
E. 眩晕

72. 下列各项,不属于瓜蒌功效的是
A. 清肺化痰
B. 润肺化痰
C. 宣肺祛痰
D. 利气宽胸
E. 滑肠通便

73. 天南星具有的功效是
A. 燥湿化痰,降逆止呕
B. 燥湿化痰,祛风止痉
C. 燥湿化痰,祛风解毒
D. 燥湿化痰,止咳平喘
E. 燥湿化痰,清热定惊

74. 能破血除痹,长于治疗风湿肩臂疼痛的药物是
A. 川芎
B. 羌活
C. 鸡血藤
D. 桑枝
E. 姜黄

75. 白果具有的功效是
A. 敛肺化痰定喘,止带缩尿
B. 泻肺平喘,利水通淋
C. 止咳平喘,止血止带
D. 纳气平喘,收涩止带
E. 降逆平喘,利水消肿

76. 治疗风热咳嗽,痰热咳嗽的药组是
A. 前胡、浙贝母
B. 瓜蒌、天竺黄
C. 竹茹、桔梗
D. 白前、荆芥
E. 旋覆花、马兜铃

77. 既可活血祛瘀,又可润肠通便的药物是
A. 桃仁

B. 杏仁
C. 柏子仁
D. 紫苏子
E. 红花

78. 既能化痰,又能降肺胃气逆的药物是
A. 前胡
B. 苏子
C. 白芥子
D. 白前
E. 旋覆花

79. 桑白皮治疗的病证是
A. 肺热咳喘,痰多壅盛
B. 风寒咳喘,呼吸困难
C. 寒饮咳喘,胸痛背寒
D. 燥热伤肺,痰少难咯
E. 目暗不明,目赤肿痛

80. 紫苏子治疗的病证是
A. 肺燥咳嗽
B. 肺虚久咳
C. 肺热咳嗽
D. 百日咳
E. 痰壅咳喘

81. 具有养心安神、敛汗功效的药物是
A. 酸枣仁
B. 莲子
C. 远志
D. 合欢皮
E. 夜交藤

82. 下列选项,不属于磁石功效的是
A. 镇静安神
B. 平肝潜阳
C. 聪耳明目
D. 纳气平喘
E. 收敛固涩

83. 下列选项,不属于镇心安神药组的是
A. 龙骨、牡蛎
B. 朱砂、磁石
C. 龟板、鳖甲
D. 珍珠、琥珀
E. 珍珠母、紫贝齿

84.《神农本草经》谓"安五脏,和心志,令人欢乐无忧"的药物是
A. 郁金
B. 香附
C. 合欢皮
D. 玫瑰花
E. 绿萼梅

85. 下列选项,不属于首乌藤主治病证的是
A. 跌打骨折
B. 血虚身痛
C. 失眠多梦
D. 风湿痹痛
E. 皮肤痒疹

86. 远志具有的功效是
A. 润肠通便
B. 生津敛汗
C. 解郁疏肝
D. 消散痈肿
E. 利尿通淋

87. 具有祛风定惊、化痰散结功效的药物是
A. 钩藤
B. 蜈蚣
C. 地龙
D. 远志
E. 白僵蚕

88. 具有平肝疏肝功效的药物是
A. 钩藤
B. 薄荷
C. 柴胡
D. 刺蒺藜
E. 沙苑子

89. 代赭石具有的功效是
A. 收敛固涩
B. 镇惊安神
C. 清肝明目
D. 降逆止呕
E. 坠痰平喘

90. 既能清热定惊,又能平喘、通络利尿的药物是
A. 地龙
B. 全蝎
C. 蜈蚣
D. 钩藤

E. 僵蚕

91. 善治痰热闭阻心窍、神昏口噤的药物是

A. 钩藤

B. 金银花

C. 牛黄

D. 白菊花

E. 大青叶

92. 既能平肝息风,清肝明目,又能清热解毒的药物是

A. 牛黄

B. 草决明

C. 羚羊角

D. 龙胆草

E. 石决明

93. 下列各项,不属于冰片主治病证的是

A. 热病闭证神昏

B. 目赤肿痛

C. 寒闭神昏

D. 喉痹口疮

E. 疮疡肿痛,水火烫伤

94. 石菖蒲善于治疗何种类型的痢疾

A. 湿热痢

B. 寒湿痢

C. 疫毒痢

D. 休息痢

E. 噤口痢

95. 下列各项,说法错误的是

A. 开窍药的功效主要是开窍醒神

B. 开窍药主要用于神识昏迷症

C. 开窍药的作用有凉开与温开之别

D. 开窍药为急救治标之品

E. 开窍药多制成丸散成药服用

96. 扁豆具有的功效是

A. 补脾益气

B. 益气养阴

C. 补脾和中,化湿

D. 健脾利水

E. 补气升阳

97. 石斛治疗的病证是

A. 肝肾亏虚,目暗不明

B. 肾虚不固,遗精遗尿

C. 阴虚津亏,虚热不退

D. 胃阴不足,热病伤津

E. 精血亏虚,肠燥便秘

98. 具有补肾阳、益精血、强筋骨、调冲任、托疮毒功效的药物是

A. 狗脊

B. 补骨脂

C. 鹿茸

D. 蛤蚧

E. 人参

99. 治疗肾阳不足,肠燥津枯便秘的药物是

A. 巴戟天

B. 肉苁蓉

C. 仙茅

D. 淫羊藿

E. 胡芦巴

100. 具有疗伤续断、活血祛瘀止痛功效的药物是

A. 杜仲

B. 桑寄生

C. 五加皮

D. 续断

E. 狗脊

101. 白术的主治病证是

A. 气虚自汗

B. 阴虚盗汗

C. 阳虚冷汗

D. 高热大汗

E. 大汗亡阳

102. 具有助阳益阴、固涩下焦功效的药物是

A. 补骨脂

B. 菟丝子

C. 益智仁

D. 肉苁蓉

E. 草河车

103. 红参用于抢救虚脱,入汤剂的剂量是

A. 1~3g

B. 3~6g

C. 6~9g

D. 9~15g

E. 15~30g

104. 常配伍甘遂、大戟、芫花等峻下之剂,具有缓和

药性、保护脾胃功效的药物是

A. 甘草

B. 大枣

C. 饴糖

D. 白术

E. 山药

105. 既补肾助阳,又祛风除湿的药物是

A. 巴戟天

B. 肉苁蓉

C. 郁李仁

D. 桑寄生

E. 当归

106. 具有润肺清心、养胃生津功效的药物是

A. 天冬

B. 石斛

C. 生地黄

D. 麦冬

E. 黄精

107. 具有止血、补血、滋阴润燥功效的药物是

A. 制首乌

B. 桑椹

C. 旱莲草

D. 阿胶

E. 熟地黄

108. 具有补肝肾、强筋骨、安胎功效的药物是

A. 五加皮

B. 黄芩

C. 杜仲

D. 狗脊

E. 白术

109. 专治脾肺气虚的药组是

A. 鹿茸、紫河车、淫羊藿

B. 党参、黄芪、太子参

C. 熟地黄、山茱萸、山药

D. 当归、牡丹皮、白芍

E. 杜仲、续断、仙茅

110. 补骨脂具有的功效是

A. 补肾壮阳,固精缩尿,养肝明目,纳气平喘

B. 补肾壮阳,固精缩尿,祛风除湿,纳气平喘

C. 补肾壮阳,固精缩尿,止汗安胎,纳气平喘

D. 补肾壮阳,固精缩尿,温脾止泻,纳气平喘

E. 补肾壮阳,固精缩尿,润肠通便,纳气平喘

111. 具有升阳举陷、利尿功效的药物是

A. 白术

B. 黄芪

C. 升麻

D. 党参

E. 山药

112. 具有固精缩尿、涩肠止泻功效的药物是

A. 金樱子

B. 桑螵蛸

C. 覆盆子

D. 赤石脂

E. 乌梅

113. 下列选项,不属于五味子主治病证的是

A. 肺虚久咳

B. 自汗,盗汗

C. 久泻,久痢

D. 肾虚遗精

E. 心悸,失眠,多梦

114. 具有收敛止血、固精止带、制酸止痛、收湿敛疮功效的药物是

A. 瓦楞子

B. 牡蛎

C. 乌贼骨

D. 赤石脂

E. 禹余粮

115. 下列选项,不属于椿皮功效的是

A. 清热燥湿

B. 收敛止带

C. 止血止泻

D. 固精缩尿

E. 杀虫

116. 具有温脾开胃摄唾、暖肾固精缩尿功效的药物是

A. 山药

B. 补骨脂

C. 胡芦巴

D. 杜仲

E. 益智仁

117. 既固精缩尿,又补益肝肾明目的药物是

A. 山茱萸

B. 覆盆子
C. 金樱子
D. 莲子
E. 芡实

118. 下列选项,不属于五倍子功效的是
A. 止汗止咳,涩肠止泻
B. 益气生津,收敛安神
C. 敛肺降火
D. 收敛止血,固精止遗
E. 收湿敛疮

119. 莲子具有的功效是
A. 敛肺止咳,益气生津,补益肝肾
B. 涩肠止泻,益气生津,益肾养心
C. 养心安神,益气生津,补脾止泻
D. 涩肠止泻,益肾养心,固精止带
E. 补脾止泻,益肾养心,固精止带

120. 豆蔻、草豆蔻、肉豆蔻的共同功效是
A. 芳香化湿
B. 涩肠止泻
C. 温中行气
D. 醒脾开胃
E. 调气畅中

121. 腰膝酸软冷痛,小便清长,腹痛便秘。治疗首选的药物是
A. 雄黄
B. 白矾
C. 皂矾
D. 硼砂
E. 硫黄

122. 便秘多年,舌红少苔,脉弦数。不宜使用的药物是
A. 桃仁
B. 杏仁
C. 火麻仁
D. 当归
E. 硫黄

二、A2 型题

以下每一道考题下面有 A、B、C、D、E 五个备选答案,请从中选择一个最佳答案。

123. 患者,女,50 岁。体弱多病,形体消瘦,气短乏力,纳食不香,头晕心慌,面色苍白,时嗳气,腹胀,经查诊断为胃下垂。应选用的药物是
A. 味辛、升浮药
B. 味甘、沉降药
C. 味甘、升浮药
D. 味酸、沉降药
E. 味苦、沉降药

124. 患者,女,55 岁。体弱,少气懒言,乏力自汗,面色苍白,宜选用的药物是
A. 味酸
B. 味苦
C. 味甘
D. 味辛
E. 味咸

125. 患者,女,29 岁。高热,体温达 39℃,面赤怕热,烦渴引饮,二便如常,舌红脉洪大。首选药物是
A. 卫分药
B. 气分药
C. 营分药
D. 血分药
E. 化瘀血药

126. 患者,男,68 岁。时常头晕目眩,近来加重,面色如醉,心中烦热,舌质红,脉弦长有力。首选药物是
A. 滋阴兼沉降类药物
B. 滋阴兼疏散类药物
C. 滋阴兼升浮类药物
D. 滋阴类药物
E. 滋阴兼清热类药物

127. 患者,女,25 岁。四肢经常冰冷,畏寒,得温则减,面色苍白,小便清长,舌苔白滑,脉沉细,服药后出现四肢麻木,舌质僵硬。不属中毒原因的是
A. 附子煎煮时间太短
B. 使用的附子是生附子
C. 乌头煎煮时间太短
D. 附子使用过量
E. 附子用量太小

128. 患者,男,45 岁。咳嗽,咯吐痰涎,色白清稀,鼻

塞流涕。首选药物是

A. 归肺经药

B. 归心经药

C. 归肝经药

D. 归膀胱经药

E. 归脾经药

129. 患者,女,25 岁。妊娠 8 周,不是其禁忌的药组是

A. 巴豆、牵牛子、商陆

B. 三棱、莪术、水蛭

C. 斑蝥、麝香、虻虫

D. 当归、阿胶、党参

E. 附子、干姜、肉桂

130. 患者,女,65 岁。经常目暗昏花,并伴有腰酸,耳鸣,舌淡,脉沉。处方中可能的“相使”配伍药组是

A. 决明子、桑叶

B. 枸杞子、山萸肉

C. 墨旱莲、女贞子

D. 黄芪、茯苓

E. 菊花、枸杞子

131. 患者,女,38 岁。肾病综合征,苔薄白,脉沉细。用玉米须治疗,玉米须的煎服方法正确的是

A. 泡服

B. 冲服

C. 包煎

D. 煎汤代水

E. 先煎

132. 患者,男,23 岁。高热,流清涕,咽痛,肢体酸痛,舌淡白,脉弦数。煎服方法中错误的是

A. 武火煮开,再用文火煮 15 分钟左右

B. 处方中的胶类药物应该烊化

C. 芳香如“薄荷”等药物应该后下

D. 煎药用水可使用长流水

E. 本病服药可一日 2 剂

133. 患者,女,54 岁。心烦失眠,惊悸,舌红,脉细数。选药或用法错误的是

A. 宜睡前服

B. 朱砂后下

C. 可用黄连清心火

D. 可配伍养胃健脾之品,以免伤胃耗气

E. 朱砂不宜久服

134. 患者,女,60 岁。身热恶寒,项背强直,下痢臭秽,肛门有灼热感,苔薄黄脉数。首选药物是

A. 葛根

B. 黄连

C. 柴胡

D. 菊花

E. 桑叶

135. 患者,男,45 岁。夏天感寒,头痛,发热恶寒,无汗兼有腹痛腹泻,舌淡红,苔白腻,脉浮数。首选药物是

A. 麻黄

B. 苍术

C. 白术

D. 香薷

E. 防风

136. 患儿,男,1 岁。夜卧不宁,时有啼哭,白昼如常。首选药物是

A. 石膏

B. 黄连

C. 全蝎

D. 蝉蜕

E. 防风

137. 患者,女,38 岁。头痛连及项背,遇风则痛甚,恶风寒喜裹头戴帽,口不渴,苔薄白,脉浮。首选药物是

A. 发散风寒药

B. 发散风热药

C. 活血祛瘀药

D. 理气药

E. 祛风湿药

138. 患者,女,45 岁。冬日冒寒外出,而后发热恶寒而喘且咳嗽,肢体疼痛,舌苔薄白,脉浮紧。首选药物是

A. 威灵仙

B. 补骨脂

C. 羌活

D. 桂枝

E. 麻黄

139. 患者,女,30 岁。咳嗽 1 周,咳嗽时胸背痛,咯吐大量脓痰,素有便秘,舌苔黄,脉滑数。首选

药组是

A. 柴胡、桔梗

B. 柴胡、枳壳

C. 瓜蒌仁、浙贝母

D. 鱼腥草、桃仁

E. 薏苡仁、冬瓜仁

140. 患者,女,28 岁。近 1 个月以来,口腔溃疡反复发作,心烦,夜晚难以入睡,小便黄,舌质红,脉数。首选药物是

A. 芒硝

B. 牛蒡子

C. 黄芩

D. 竹叶

E. 石膏

141. 患者,女,30 岁。带下量多,色黄而稠,少腹隐痛,阴部瘙痒,舌苔黄腻,脉滑数。首选药物是

A. 清热泻火药

B. 清热凉血药

C. 清热燥湿药

D. 清热解毒药

E. 利水渗湿药

142. 患者,男,43 岁。口苦,心烦,胸闷不舒,入睡困难,舌质红,脉数。首选药组是

A. 栀子、淡豆豉

B. 栀子、芦根

C. 黄连、肉桂

D. 酸枣仁、柏子仁

E. 酸枣仁、远志

143. 患者,男,3 岁。发热 2 天,突然神志不清,痉挛抽搐。首选药物是

A. 青黛

B. 夏枯草

C. 栀子

D. 大青叶

E. 薄荷

144. 患者,女,30 岁。疟疾发热寒战 10 余天,经治疗热势已退,现夜热早凉,舌红少苔,脉细数。首选药物是

A. 地骨皮

B. 赤芍

C. 牡丹皮

D. 黄柏

E. 青蒿

145. 患者,男,50 岁。患肝硬化多年,近日尿量骤减,腹部胀大如鼓,饮食精神尚可。甘遂的剂量是

A. 0.1g

B. 1g

C. 2g

D. 9g

E. 5g

146. 患者,女,31 岁。素患肠痈,连日来右下腹阵阵作痛,口苦便干。宜与大黄配伍使用的药物是

A. 赤芍

B. 白芍

C. 牡丹皮

D. 丹参

E. 当归

147. 患者,男,25 岁。皮肤、白睛色黄明润,小便色黄如浓茶,大便秘结,舌苔黄腻,脉滑数。最宜与茵陈配伍使用的药物是

A. 黄芩

B. 黄连

C. 黄柏

D. 大黄

E. 龙胆

148. 患者,女,40 岁。患温热病后体虚,大便燥结,热结阴伤。首选与大黄配伍的药组是

A. 人参、当归

B. 芒硝、黄连

C. 附子、干姜

D. 生地黄、玄参

E. 厚朴、枳实

149. 患者,男,40 岁。大便 10 日未行,腹满硬痛,发热烦躁,舌苔焦黄,脉沉实有力。首选的药物是

A. 攻下药

B. 润下药

C. 峻下逐水药

D. 清热泻火药

E. 清热解毒药

150. 患者,女,60 岁。5 年前突患中风,并已有风湿顽痹多年,渐有风湿邪痹入侵脏腑之势,近日又

患癣疮。治疗宜首选的药物是

A. 羌活
B. 木瓜
C. 独活
D. 桑寄生
E. 蕲蛇

151. 患者,男,41 岁。午后呕吐 2 次,腹泻 5 次,经输液治疗后,夜间吐泻未作,天明前左腿抽筋 2 次,起床后仍感疼痛。首选药物是

A. 藿香
B. 佩兰
C. 木瓜
D. 石菖蒲
E. 苍术

152. 患者,男,35 岁。3 周前突患肩臂疼痛,伴有麻木不仁,活动受限,受凉则痛势加剧,近 3 日项背强痛不能转侧。首选药组是

A. 独活、僵蚕
B. 桑寄生、川牛膝
C. 羌活、葛根
D. 秦艽、木瓜
E. 威灵仙、鸡血藤

153. 患者,女,28 岁。口气甜腻,脘腹胀满,不思饮食,呕恶欲吐,大便溏泻,舌质红,舌苔黄厚而腻,脉象滑。首选药物是

A. 苍术
B. 厚朴
C. 藿香
D. 佩兰
E. 砂仁

154. 患者,女,25 岁。妊娠 2 个月,因进食不慎,脘腹胀痛,恶心腹泻,舌苔白腻,脉滑。首选药物是

A. 豆蔻
B. 砂仁
C. 苍术
D. 厚朴
E. 佩兰

155. 患者,男,29 岁。全身皮肤发黄,伴有发热,头痛,恶心,呕吐,舌质红,苔黄腻,脉弦滑。首选药物是

A. 车前子
B. 茵陈
C. 泽泻
D. 冬瓜皮
E. 地肤子

156. 患者,女,45 岁。双腿水肿,小便短少,时有心悸,现又出现腰酸腰痛。舌淡苔薄白,脉弦细。首选药物是

A. 车前子
B. 泽泻
C. 五加皮
D. 木通
E. 茯苓

157. 患者,女,50 岁。近期常感腰痛,小便不畅。尿常规检查见红细胞 1 ~ 2/HP。B 超检查示肾盂结石。首选药物是

A. 连翘
B. 车前子
C. 泽泻
D. 金钱草
E. 木通

158. 患者,女,45 岁。小便短数,灼热刺痛。带下黄浊,阴痒异常。舌质红,舌苔薄黄,脉弦数。首选药物是

A. 车前子
B. 泽泻
C. 地肤子
D. 木通
E. 金钱草

159. 患者,男,32 岁。小便短涩,淋沥刺痛,尤以排尿时尿道疼痛剧烈。舌质淡,舌苔薄白,脉弦。首选药物是

A. 苍术
B. 灯心草
C. 车前子
D. 茯苓
E. 海金沙

160. 患者,男,49 岁。小便开始尿液混浊,色如米泔,小便不畅,舌质淡,苔薄黄,脉象弦滑。首选药物是

A. 木通

B. 茯苓
C. 萆薢
D. 车前子
E. 泽泻

161. 患者，男，40岁。腰腿怕冷，阳痿、早泄，下肢阴疽，久溃不敛，舌淡苔白，脉沉迟。首选药物是
A. 干姜
B. 肉桂
C. 细辛
D. 吴茱萸
E. 小茴香

162. 患者，男，27岁。胃脘冷痛，畏寒喜暖，且有阳痿之症，口不渴，舌淡，脉沉细。首选药物是
A. 丁香
B. 砂仁
C. 川椒
D. 高良姜
E. 香附

163. 患者，男，58岁。每日清晨即腹胀泄泻，白昼如常人，喜热饮食，舌质淡，脉沉细。首选药物是
A. 附子
B. 干姜
C. 肉桂
D. 吴茱萸
E. 山药

164. 患者，男，48岁。食积不化，脘腹胀痛，纳食不香。诊断为胃下垂，首选药物是
A. 陈皮
B. 青皮
C. 枳实
D. 木香
E. 香附

165. 患者，女，20岁。经期先后不定，经前乳房胀痛，经期小腹痛，性情急躁，舌苔薄黄，脉弦。首选药物是
A. 疏肝理气药
B. 活血止痛药
C. 温阳滋阴药
D. 补血滋阴药
E. 温脾和胃药

166. 患者，男，42岁。胁肋胀痛，脘腹灼热疼痛，口苦，舌质红，脉弦数。首选药物是
A. 木香
B. 香附
C. 乌药
D. 川楝子
E. 佛手

167. 患者，女，26岁。产后20天，乳房胀痛，乳漏不止，要求回乳，首选药物是
A. 炒麦芽
B. 炒谷芽
C. 炒神曲
D. 炒山楂
E. 炒槟榔

168. 患者，女，55岁。午饭后小睡片刻，出现腹胀，自觉饮食未消化，兼有胸闷咳喘，黏痰甚多，舌质淡胖，脉滑。首选药物是
A. 麦芽
B. 鸡内金
C. 紫苏子
D. 白芥子
E. 莱菔子

169. 患者，男，34岁。午间食涮羊肉1斤，午后脘腹胀痛，嗳腐吞酸，恶心欲吐。首选药物是
A. 麦芽
B. 谷芽
C. 神曲
D. 山楂
E. 槟榔

170. 患者，女，21岁。形体消瘦，腹部隐痛，大便有虫节片排出，诊断为绦虫。槟榔的用量是
A. 0.1g
B. 1g
C. 10g
D. 60g
E. 150g

171. 患者，男，5岁。面色萎黄，形瘦腹大，腹痛有虫。首选药物是
A. 使君子
B. 乌梅
C. 牵牛子
D. 槟榔

E. 苦楝皮

172. 患者,男,6岁。腹痛绕脐,嗜食异物,大便曾排出蛔虫,下肢湿疹湿疮。首选药物是

A. 使君子

B. 榧子

C. 雷丸

D. 鹤草芽

E. 苦楝皮

173. 患者,女,35岁。小便频数,赤涩热痛,尿中见血,镜下红细胞满视野。舌红苔黄,脉数。首选药组是

A. 大蓟、小蓟

B. 大黄、牡丹皮

C. 白及、仙鹤草

D. 艾叶、炮姜

E. 乳香、没药

174. 患者,女,28岁。月经提前1周,经量多,色鲜红,腰膝酸痛,五心烦热,舌质红,脉细数。不宜选择的药组是

A. 生地黄、牡丹皮

B. 牡丹皮、地骨皮

C. 茜草、蒲黄

D. 小蓟、旱莲草

E. 艾叶、炮姜

175. 患者,男,35岁。平素易怒,现目赤头痛,大便带血。首选的药物是

A. 侧柏叶

B. 大蓟

C. 槐花

D. 地榆

E. 蒲黄

176. 患者,女,18岁。因宫外孕引起大出血,虽经补气止血治疗但仍时有经血淋漓,舌淡苔薄白,脉细。首选的药物是

A. 降香

B. 三七

C. 赤芍

D. 棕榈炭

E. 艾叶

177. 患者,女,20岁。月经提前1周,经量多,紫暗有块,心烦急躁,大便秘结,舌质红,舌苔黄,脉弦数。不宜选用的药组是

A. 当归、丹参

B. 生地黄、白芍

C. 仙鹤草、白及

D. 赤芍、牡丹皮

E. 大黄、益母草

178. 患者,女,32岁。怀孕5个月,胎动不安,下身流血,色红量少,小便热赤,舌红绛,脉弦数。首选药物是

A. 大蓟

B. 小蓟

C. 苎麻根

D. 白茅根

E. 茜草

179. 患者,男,61岁。头痛,关节疼痛,不慎摔伤,右膝关节肿痛。首选药组是

A. 桃仁

B. 赤芍

C. 当归

D. 川芎

E. 黄芪

180. 患者,男,60岁。10年前患肝炎,近2周右胁时痛,腹诊可触及肝下缘质地较硬。不宜使用的药物是

A. 丹参

B. 牡蛎

C. 黄药子

D. 鳖甲

E. 郁金

181. 患者,男,15岁。跌伤左臂,虽未骨折,肿痛异常,进食鱼肉,食积胀满,腹痛。首选药物是

A. 血竭

B. 骨碎补

C. 刘寄奴

D. 自然铜

E. 苏木

182. 患者,女,20岁。经闭腹痛,食积气滞,脘腹胀痛。首选药物是

A. 柴胡

B. 香附

C. 郁金

D. 当归
E. 三棱

183. **患者,女,20 岁。患痔疮 2 年,于经前加重,月经错后,颜色较暗,大便干燥。首选药物是**
A. 桃仁
B. 红花
C. 丹参
D. 三棱
E. 莪术

184. **患者,女,40 岁。闭经半年,右下肢不慎骨折。首选药物是**
A. 土鳖虫
B. 桃仁
C. 红花
D. 丹参
E. 三棱

185. **患者,女,21 岁。月经不调,并时有痛经,右手指腕关节疼痛麻木,稍有红肿,面色萎黄,唇甲色淡,舌淡,脉沉细。首选药物是**
A. 鸡血藤
B. 王不留行
C. 凌霄花
D. 益母草
E. 丹参

186. **患者,男,40 岁。双膝肿痛,证属风湿顽痹,拟用马钱子治疗,剂量为**
A. 60~120g
B. 10~15g
C. 3~5g
D. 0.3~0.6g
E. 0.06~0.1g

187. **患者,男,68 岁。咳嗽痰多黏稠。慎用的药物是**
A. 紫苏子
B. 白果
C. 葶苈子
D. 莱菔子
E. 前胡

188. **患者,女,30 岁。干咳少痰 1 周,伴有咽干音哑,口干喜饮,舌边尖红,苔薄黄,脉浮数。首选药组是**
A. 杏仁、桃仁、薏苡仁
B. 荆芥、白前、陈皮
C. 杏仁、麻黄、石膏
D. 杏仁、川贝母、桑叶
E. 杏仁、麦冬、生地黄

189. **患者,男,45 岁。腹泻,咳嗽,咯吐痰涎,色白清稀,舌苔白腻,脉弦滑。首选药物是**
A. 紫苏子、白芥子
B. 瓜蒌、浙贝母
C. 半夏、天南星
D. 川贝母、天花粉
E. 白附子、白僵蚕

190. **患者,女,36 岁。发热胸痛 5 天,咳吐腥臭脓血痰,舌红苔腻。首选药物是**
A. 桔梗、薏苡仁、鱼腥草
B. 紫菀、款冬花、百部
C. 桑叶、杏仁、枇杷叶
D. 麻黄、杏仁、石膏
E. 白果、川贝母、杏仁

191. **患者,男,42 岁。1 周来入睡困难,甚至彻夜难眠,口苦心烦,舌质红,舌苔黄,脉弦数。首选药物是**
A. 酸枣仁
B. 柏子仁
C. 合欢皮
D. 朱砂
E. 首乌藤

192. **患者,男,40 岁。心悸失眠,大便秘结,口干,舌红,脉细数。首选药物是**
A. 酸枣仁
B. 柏子仁
C. 远志
D. 合欢皮
E. 朱砂

193. **患者,男,38 岁。头晕目眩,耳鸣如蝉,心悸而烦,夜眠不实。首选的药物是**
A. 石决明
B. 牡蛎
C. 代赭石
D. 磁石
E. 朱砂

194. **患者,女,38 岁。心悸失眠,夜间盗汗,脉细数。首选的药物是**
A. 柏子仁
B. 酸枣仁
C. 远志
D. 合欢皮
E. 夜交藤

195. **患者,男,39 岁。右侧面神经麻痹 1 周,右眼闭合露睛,饮水外漏。首选药组是**
A. 附子、干姜
B. 全蝎、僵蚕
C. 牛黄、羚羊角
D. 蝉蜕、薄荷
E. 羌活、防风

196. **患者,男,26 岁。肺热哮喘发作,痰黄黏稠,舌红苔黄,脉弦滑。首选药物是**
A. 地龙
B. 全蝎
C. 蜈蚣
D. 僵蚕
E. 蕲蛇

197. **患者,女,30 岁。心神不宁,惊悸失眠,目赤翳障,口舌生疮,且面部皮肤有色素沉着。首选药物是**
A. 栀子
B. 珍珠
C. 珍珠母
D. 羚羊角
E. 朱砂

198. **患者,男,3 岁。高烧 2 天,突然神志不清,痉挛抽搐。不宜选择的药物是**
A. 竹沥
B. 钩藤
C. 天麻
D. 僵
E. 地龙

199. **患者,女,33 岁。咽喉肿痛,头痛目赤。首选药物是**
A. 蕲蛇
B. 蜈蚣
C. 全蝎
D. 僵蚕
E. 地龙

200. **患者,男,8 岁。壮热不恶寒 3 天,午后体温升高,夜间高于白天,烦躁时谵语,舌红绛,脉细数滑。首选药物是**
A. 黄芩
B. 石膏
C. 薄荷
D. 羚羊角
E. 柴胡

201. **患者,男,40 岁。心悸而烦,失眠多梦,梦遗,舌红苔少,脉细数。首选药组是**
A. 五味子、乌梅
B. 龙骨、牡蛎
C. 石决明、代赭石
D. 金樱子、莲子
E. 钩藤、羚羊角

202. **患者,女,60 岁。素有高血压病史,卒然昏厥,不省人事,两手握紧,牙关紧闭,右侧肢体偏瘫。首选药物是**
A. 冰片
B. 麝香
C. 石菖蒲
D. 郁金
E. 苏合香

203. **患者,女,35 岁。不慎伤及胎儿,已成死胎,欲将死胎打下。首选药物是**
A. 水蛭
B. 大黄
C. 麝香
D. 冰片
E. 三棱

204. **患者,男,50 岁。时有咳嗽,动则气喘,阳事无力。首选药物是**
A. 西洋参
B. 白果
C. 蛤蚧
D. 五味子
E. 杏仁

205. **患者,女,54 岁。面色白,时自汗出,恶风,经常患感冒,脉浮无力。首选药物是**

A. 党参
B. 西洋参
C. 山药
D. 黄芪
E. 太子参

206. **患者,男,47岁。腰膝酸软,肢冷畏寒,肾阳虚咳喘,舌质淡,脉弱无力。首选药物是**
A. 人参
B. 淫羊藿
C. 续断
D. 熟地黄
E. 杜仲

207. **患者,女,28岁。怀孕,但腰痛如折,胎动不安。首选药物是**
A. 川牛膝
B. 杜仲
C. 黄芪
D. 肉苁蓉
E. 独活

208. **患者,男,55岁。遗精,舌质胖淡,脉细。首选药物是**
A. 黑芝麻
B. 百合
C. 山药
D. 白扁豆
E. 大枣

209. **患者,男,70岁。心气不足,脉结代,心动悸。首选药物是**
A. 党参
B. 黄芪
C. 山药
D. 白术
E. 甘草

210. **患者,女,47岁。月经淋漓不断,五心烦热,失眠健忘,腰酸腿软,行走无力,舌质红,脉细。首选药物是**
A. 龟板
B. 牡蛎
C. 知母
D. 黄柏
E. 地骨皮

211. **患者,女,40岁。腰膝酸软,小便频数,大便溏泄,目涩昏暗,视力下降。首选药物是**
A. 枸杞子
B. 菟丝子
C. 覆盆子
D. 五味子
E. 决明子

212. **患者,男,43岁。不慎外感,头痛身热,咳嗽,口渴咽干,虽经发汗但未痊愈,舌红少津,脉细数。首选药物是**
A. 羌活
B. 知母
C. 北沙参
D. 鳖甲
E. 玉竹

213. **患者,男,65岁。泄泻已达3个月之久,便中带血,舌淡,脉细。首选药物是**
A. 木香
B. 黄连
C. 石菖蒲
D. 赤石脂
E. 肉豆蔻

214. **患者,男,42岁。小便频数,夜尿尤多,阳事无力。首选药物是**
A. 鸡内金
B. 桑螵蛸
C. 海螵蛸
D. 乌药
E. 益智仁

215. **患者,男,56岁。肾虚遗精,最佳食疗方是**
A. 莲子、芡实
B. 黄芪、甘草
C. 百合、玉竹
D. 薏苡仁、黑芝麻
E. 大枣、白扁豆

216. **患者,女,30岁。极易自汗,动则汗出更甚。首选药物是**
A. 麻黄根、浮小麦
B. 金樱子、覆盆子
C. 山茱萸、熟地黄
D. 乌梅、罂粟壳

E. 生地黄、山药

217. 患者,女,28岁。白带绵绵不止,量多质清稀不臭。不宜使用的药物是

A. 莲子

B. 芡实

C. 金樱子

D. 白果

E. 椿皮

三、A3/A4型题

以下提供若干个案例,每个案例下设若干考题。请根据各考题题干所提供的信息,在每题下面的A、B、C、D、E五个备选答案中选择一个最佳答案。

(218～220题共用题干)

患者,男,24岁。恶寒发热,巅顶疼痛,鼻流清涕,时时鼻塞,脉浮紧。

218. 处方中不宜选用的药物是

A. 金银花

B. 生姜

C. 藁本

D. 辛夷

E. 苍耳子

219. 下列药物描述正确的是

A. 苍耳子无毒

B. 辛夷不宜包煎

C. 生姜功效温胃止呕

D. 藁本散风寒,治疗巅顶头痛

E. 苍耳子可通鼻窍,不能止痛

220. 治疗该患者,首选的药物是

A. 柴胡

B. 淡豆豉

C. 蔓荆子

D. 葛根

E. 防风

(221～223题共用题干)

患者,男,55岁。少气懒言,自汗乏力,面色苍白,舌淡,脉细弱。处方中有黄芪、茯苓、甘草、当归、党参。

221. 下列各项,不属于道地药材的是

A. 内蒙古的黄芪

B. 云南的茯苓

C. 甘肃的当归

D. 广东的陈皮

E. 湖南的党参

222. 炮制方法不恰当的是

A. 黄芪切片

B. 茯苓切块

C. 生甘草蜜炙

D. 当归醋炙

E. 党参蜜炙

223. 上述药物的药性理论叙述正确的是

A. 药物大多辛温,补益

B. 药物大多酸涩,收敛

C. 药多能下,能软

D. 药物多具有升浮之性,直达肌表

E. 多系《医疗用毒性药品管理办法》中所列药品

(224～226题共用题干)

患者,男,38岁,平时痰多,色灰易咳,饮食睡眠俱佳,舌脉无异常。医生处方中所开中药

224. 下列各项,有毒的药物是

A. 茯苓

B. 苍术

C. 半夏

D. 白前

E. 陈皮

225. 治疗中不宜选用的配伍关系是

A. 相须

B. 相杀

C. 相畏

D. 单行

E. 相反

226. 不属于"十八反"的药组是

A. 陈皮与半夏

B. 半夏与附子

C. 贝母与乌头

D. 甘草与芫花

E. 附子与瓜蒌

(227～229题共用题干)

患儿3岁,夏季,发热无汗,微恶风寒,头痛口渴,咳嗽咽痛,舌尖红,苔薄黄,脉浮数。医生处方用药为金银花、连翘、牛蒡子、薄荷、荆芥、淡豆豉、竹叶、芦根。

227. 处方中药物的量应该为

A. 成人一日量
B. 成人一日量的二分之一
C. 成人一日量的四分之一
D. 成人一日量的八分之一
E. 成人一日量的十分之一

228. 煎服方法正确的是

A. 荆芥、淡豆豉后下
B. 患儿可以一日服用两剂
C. 药物冷服
D. 牛蒡子包煎
E. 薄荷另煎

229. 处方中,荆芥不可治疗的病证是

A. 风热感冒
B. 风寒感冒
C. 疮疡初起
D. 咽喉肿痛
E. 风疹瘙痒

(230～232题共用题干)

患者,女,32岁。手臂红肿,热毒甚重,舌红苔黄,脉弦数。医生处方中有蒲公英、紫花地丁、野菊花、天花粉、白花蛇舌草五味药。

230. 不属清热解毒药的药物是

A. 蒲公英
B. 紫花地丁
C. 野菊花
D. 天花粉
E. 白花蛇舌草

231. 多用于治疗癌症的药物是

A. 蒲公英
B. 紫花地丁
C. 野菊花
D. 天花粉
E. 白花蛇舌草

232. 野菊花与菊花相比较,错误的是

A. 都可以清热解毒
B. 菊花多用于治痈疽疔疖
C. 野菊花可治疗头痛眩晕
D. 菊花辛散力强,长于疏散风热
E. 野菊花清热解毒力强于菊花

(233～235题共用题干)

患者,男,27岁。痤疮满面,部分已经化脓,口臭,偶尔想呕吐,舌苔薄黄,脉滑小数。医生处方中有天花粉、芦根。

233. 处方中提到的两药是

A. 清热泻火药
B. 清热燥湿药
C. 清热解毒药
D. 清热凉血药
E. 清虚热药

234. 不属于天花粉主治病证的是

A. 热病烦渴
B. 肺热燥咳
C. 胃热呕哕
D. 内热消渴
E. 疮疡肿毒

235. 芦根与天花粉相比较,错误的是

A. 共同功效是清热泻火、生津止渴
B. 同可用于热病烦渴、肺热咳嗽
C. 芦根善于除烦、利尿
D. 天花粉不能消肿排脓
E. 两药都可以用来治热病烦渴

(236～238题共用题干)

患者,女,36岁。怀孕3个月,双膝关节疼痛,遇寒加重,关节没有变形,无红肿,腰痛。舌淡苔薄白,脉沉紧。

236. 首选药物是

A. 祛风湿强筋骨药
B. 祛风湿热药
C. 祛风寒湿药
D. 利水消肿药
E. 活血化瘀药

237. 首选药物不具有的功效是
A. 祛风除湿
B. 散寒止痛
C. 舒筋通络
D. 清热消肿
E. 活血化瘀

238. 不适合该患者的药物是
A. 川乌
B. 独活
C. 雷公藤
D. 桑寄生
E. 狗脊

(239~241题共用题干)

患者,女,26岁。小便色赤,热涩疼痛,带下臭秽,阴痒难忍,而且新产之后,乳汁不下,心烦失眠,口舌生疮,舌淡红,苔薄黄,脉细数。

239. 主治小便色赤,疼痛,心烦失眠,口舌生疮的药组是
A. 灯心草、木通
B. 瞿麦、萹蓄
C. 茵陈、金钱草
D. 茯苓、车前子
E. 滑石、通草

240. 对患者“乳汁不下,小便涩痛”,治疗上首选药组是
A. 当归、白芍
B. 通草、木通
C. 瞿麦、萹蓄
D. 石韦、萆薢
E. 滑石、车前子

241. 对患者“阴痒,小便涩痛”,治疗上首选药物是
A. 车前子
B. 通草
C. 瞿麦
D. 萹蓄
E. 冬葵子

(242~244题共用题干)

患者,男,89岁。心前区疼痛,据查有冠心病史,血压、血脂偏高,近日胸闷胸痛,痰少色灰,夜尿频多,腰痛,遇寒加重,舌淡,脉沉细。

242. 首选行气药物是
A. 肉桂
B. 桂枝
C. 附子
D. 细辛
E. 薤白

243. 针对患者“夜尿频多”,首选药物是
A. 乌药
B. 陈皮
C. 木香
D. 檀香
E. 沉香

244. 治疗患者胸痹疼痛,宜首选的药物是
A. 麦芽
B. 谷芽
C. 神曲
D. 山楂
E. 槟榔

(245~247题共用题干)

患者,男,26岁。肉眼血尿,小便热痛,痰多色黄,咳嗽,须发早白,时有呕吐,口臭,舌红,脉滑数。

245. 首选药物是
A. 化瘀止血药
B. 凉血止血药
C. 收敛止血药
D. 温经止血药
E. 活血止痛药

246. 针对患者“须发早白,咳嗽,血尿”,首选药物是
A. 侧柏叶
B. 白茅根
C. 小蓟
D. 大蓟
E. 三七

247. 既可治疗“尿血”,又可治疗“呕吐,口臭”的药物是
A. 侧柏叶
B. 白茅根
C. 小蓟
D. 大蓟

E. 芦根

(248～250 题共用题干)

患者,女,26 岁。月经不调,经行血块甚多,色紫黑,且疼痛异常,舌红,脉弦数。

248. **首选药物是**
A. 花蕊石
B. 白茅根
C. 小蓟
D. 大蓟
E. 茜草

249. **针对病情,下列各项,不宜选用的药物是**
A. 三七
B. 丹参
C. 蒲黄
D. 炮姜
E. 茜草

250. **治疗该患者“痛经”,首选药物是**
A. 艾叶
B. 炮姜
C. 杏仁
D. 香附
E. 红花

(251～253 题共用题干)

患者,女,25 岁。闭经,医生处方中有三棱、莪术、苏木、穿山甲。

251. **为增强疗效,三棱、莪术的炮制方法是**
A. 酒炙
B. 水飞
C. 醋炙
D. 制霜
E. 沙烫

252. **下列各项,不属于苏木主治病证的是**
A. 风湿痹痛,顽癣
B. 跌打损伤,骨折筋伤
C. 血滞经闭,痛经
D. 瘀滞肿痛,痈肿疮毒
E. 产后瘀阻腹痛

253. **下列各项,不属于穿山甲功效的是**
A. 活血消癥
B. 活血定痛
C. 通经
D. 下乳
E. 消肿排脓

(254～256 题共用题干)

患者,男,66 岁。痰多易咳色灰,咳嗽,气喘,时有便秘,舌淡苔白腻,脉弦。

254. **首选的药物是**
A. 清化热痰药
B. 止咳平喘药
C. 温化寒痰药
D. 辛温解表药
E. 平抑肝阳药

255. **下列各项,不宜选用的药物是**
A. 半夏
B. 竹茹
C. 白芥子
D. 天南星
E. 白前

256. **欲治疗该患者,首选药组是**
A. 苦杏仁、紫苏子
B. 百部、紫菀
C. 川贝母、浙贝母
D. 天麻、钩藤
E. 竹茹、竹沥

(257～259 题共用题干)

患者,男,26 岁。失眠多梦,烦躁易怒,自汗盗汗,梦中遗精,时有口渴,腰酸,舌尖红,脉弦。

257. **处方用重镇安神药,做丸散服时需注意**
A. 肝肾阴虚者禁服
B. 注意选择道地药材
C. 注意空腹时服用
D. 药量需大,服用时间要长
E. 应配伍养胃健脾之品

258. **下列选项,不宜选择的药物是**
A. 朱砂
B. 龙骨
C. 牡蛎
D. 石决明

E. 酸枣仁

259. 下列选项,不宜选择的药组是
A. 黄连、肉桂
B. 远志、石菖蒲
C. 酸枣仁、合欢皮
D. 石决明、代赭石
E. 朱砂、磁石

(260～262题共用题干)

患者,男,56岁。头晕耳鸣,头痛,面红目赤,口苦,烦躁易怒,舌红,脉弦。

260. 首选治疗药物是
A. 重镇安神药
B. 清热解毒药
C. 清热泻火药
D. 息风止痉药
E. 平抑肝阳药

261. 对首选治疗药物的描述,错误的是
A. 本类药物多质重之介类或矿石类
B. 本类药物都入肝经
C. 本类药物多具有安神定惊之效
D. 本类药物具有平肝潜阳或平抑肝阳之效
E. 本类药物也可以治疗肝阳化风或肝阳上扰之证

262. 治疗该患者,首选药物是
A. 石决明
B. 牛黄
C. 珍珠
D. 僵蚕
E. 地龙

(263～265题共用题干)

患者,男,26岁。突然神昏,面青,肢冷身凉,舌淡苔白,脉迟。

263. 首选药物是
A. 麝香
B. 苏合香
C. 冰片
D. 石菖蒲
E. 牛黄

264. 对首选药物的功效描述,正确的是
A. 开窍醒神,辟秽止痛,温通散寒
B. 开窍醒神,活血通经,消肿止痛
C. 开窍醒神,清热止痛
D. 开窍醒神,化湿和胃,宁神益志
E. 化痰开窍,凉肝息风,清热解毒

265. 首选药物的剂量是
A. 0.3～1g
B. 1～3g
C. 3～5g
D. 5～10g
E. 10～15g

(266～268题共用题干)

患者,男,56岁。精神不振,体倦乏力,面色萎黄,畏寒肢冷,腰膝酸软,阳痿,舌淡脉沉细。

266. 该患者所服药物使用注意,错误的是
A. 这类药物一般需要久煎
B. 此类药物适宜采用蜜丸、煎膏等剂型
C. 如有滋腻药物时需配伍健胃消食药
D. 如有感冒等病情时,可以不用理会,继续进补
E. 此类药物一般需要长时间服用

267. 下列选项,不宜选择的药组是
A. 远志、石菖蒲
B. 黄芪、甘草
C. 党参、白术
D. 杜仲、续断
E. 鹿茸、巴戟天

268. 下列选项,不能治疗阳痿的药物是
A. 菟丝子
B. 龙眼肉
C. 沙苑子
D. 韭菜子
E. 肉苁蓉

(269～271题共用题干)

患者,女,45岁。体倦乏力,面色萎黄,唇甲苍白,心悸,月经时时错后,量少色淡,甚则闭经,舌淡,脉细。医生处方药用黄芪、白术、党参、当归、熟地黄、白芍、阿胶、何首乌、枸杞子、墨旱莲、女贞子。

269. 需要与陈皮、砂仁配伍,容易滋腻碍胃的药物是

A. 白芍
B. 何首乌
C. 熟地黄
D. 枸杞子
E. 墨旱莲

270. 下列选项,不属于白芍功效的是
A. 养血敛阴
B. 柔肝止痛
C. 补血活血
D. 平抑肝阳
E. 止汗

271. 补气补血时,为鼓舞气血生长,宜加入少量
A. 补骨脂
B. 鹿茸
C. 杜仲
D. 淫羊藿
E. 肉桂

四、B1 型题

以下提供若干组考题,每组考题共同在考题前列出 A、B、C、D、E 五个备选答案。请从中选择一个与问题关系最密切的答案。每个备选答案可能被选择一次、多次或不被选择。

(272～273 题共用备选答案)
A. 发散
B. 固精
C. 生津
D. 通便
E. 行血

272. 酸味药的作用为
273. 咸味药的作用为

(274～275 题共用备选答案)
A. 四气
B. 五味
C. 升降浮沉
D. 归经
E. 有毒无毒

274. 与所治疾病的寒热性质相对而言的中药性能是
275. 与所治疾病的病势相对而言的中药性能是

(276～277 题共用备选答案)
A. 相须
B. 相使
C. 相畏
D. 相杀
E. 相恶

276. 生姜与半夏配伍关系是
277. 麻黄与桂枝配伍关系是

(278～279 题共用备选答案)
A. 白芷
B. 羌活
C. 藁本
D. 蔓荆子
E. 辛夷

278. 治疗外感风寒之眉棱骨痛,首选药物是
279. 治疗外感风寒之颠顶头痛,首选药物是

(280～281 题共用备选答案)
A. 既能发汗解表,又能利水消肿
B. 既能发散风寒,又能胜湿止痛
C. 既能发散风寒,又能消肿排脓
D. 既能发散风寒,又能宣通鼻窍
E. 既能发散风寒,又能和中止呕

280. 防风、羌活均具有的功效是
281. 麻黄、香薷均具有的功效是

(282～283 题共用备选答案)
A. 乳痈
B. 肠痈
C. 肺痈
D. 疔毒
E. 大头瘟毒

282. 紫花地丁善于治疗的病证是
283. 板蓝根善于治疗的病证是

(284～285 题共用备选答案)
A. 知母

B. 石膏
C. 栀子
D. 芦根
E. 玄参

284. **功能清热止呕,治疗胃热呕逆的药物是**
285. **功能滋阴燥湿,治疗阴虚肺燥咳嗽的药物是**

(286～287题共用备选答案)
A. 泻下力强
B. 泻下力缓
C. 偏于活血
D. 清上焦火热
E. 善止血

286. **生大黄功效偏于**
287. **大黄炭功效偏于**

(288～289题共用备选答案)
A. 既能祛风湿,又能清热解毒
B. 既能祛风湿,又能强筋骨
C. 既能祛风湿,又能清虚热
D. 既能祛风湿,又能凉血消肿
E. 既能祛风湿,又能利关节

288. **桑枝具有的功效是**
289. **千年健具有的功效是**

(290～291题共用备选答案)
A. 苍术
B. 厚朴
C. 豆蔻
D. 草豆蔻
E. 草果

290. **既能燥湿健脾,又能祛风散寒的药物是**
291. **既能燥湿消痰,又能下气除满的药物是**

(292～293题共用备选答案)
A. 茯苓
B. 猪苓
C. 泽泻
D. 薏苡仁
E. 滑石

292. **具有利水消肿,渗湿功效的药物是**
293. **具有利水渗湿,泄热功效的药物是**

(294～295题共用备选答案)
A. 木通
B. 金钱草
C. 石韦
D. 地肤子
E. 海金沙

294. **具有利水通淋,止咳功效的药物是**
295. **具有清热利水,止痒功效的药物是**

(296～297题共用备选答案)
A. 寒疝腹痛
B. 厥阴头痛
C. 风湿痹痛
D. 脘腹冷痛
E. 虫积腹痛

296. **小茴香尤善于治疗的病证是**
297. **吴茱萸尤善于治疗的病证是**

(298～299题共用备选答案)
A. 温中散寒,回阳通脉,温肺化饮
B. 散寒止痛,降逆止呕,助阳止泻
C. 温中回阳,散寒止痛,纳气平喘
D. 祛寒止痛,理气和胃,温肺化饮
E. 散寒止痛,补火助阳,理气和胃

298. **干姜具有的功效是**
299. **吴茱萸具有的功效是**

(300～301题共用备选答案)
A. 亡阳暴脱,四肢厥逆
B. 元气暴脱,虚汗脉微
C. 肾阳不足,畏寒肢冷
D. 气虚不足,倦怠乏力
E. 神志昏迷,不省人事

300. **附子、干姜共同治疗的病证是**
301. **附子、肉桂共同治疗的病证是**

(302～303题共用备选答案)
A. 陈皮
B. 青皮

C. 香附
D. 沉香
E. 薤白

302. 善于行脾胃气滞的药物是

303. 善于疏肝郁气滞的药物是

(304～305 题共用备选答案)

A. 通阳散结，行气导滞
B. 散寒通阳，解毒散结，调经止痛
C. 通阳散结，疏肝解郁，宽中化痰
D. 通阳散结，燥湿化痰
E. 疏肝解郁，调经止痛，理气调中

304. 薤白具有的功效是

305. 香附具有的功效是

(306～307 题共用备选答案)

A. 山楂
B. 谷芽
C. 莱菔子
D. 麦芽
E. 鸡内金

306. 食积兼肝郁气滞，首选药物是

307. 食积兼瘀血痛经，首选药物是

(308～309 题共用备选答案)

A. 消食兼能杀虫
B. 消食兼能发表
C. 消食兼能疏肝
D. 消食兼能化石
E. 消食兼能化痰

308. 生麦芽的功效特点是

309. 鸡内金的功效特点是

(310～311 题共用备选答案)

A. 驱杀绦虫，宜研末，用温开水送服
B. 驱杀绦虫，用冷开水调，饭后服
C. 生用力佳，炒用力缓，鲜者优于陈年者
D. 驱杀姜片虫，宜文火久煎
E. 治疗疥癣，宜研末，用醋或蜂蜜涂患处

310. 槟榔的用法是

311. 南瓜子的用法是

(312～313 题共用备选答案)

A. 既能杀虫，又能疗癣
B. 既能清热解毒，又能凉血止血，杀虫
C. 既能杀虫，又能解暑
D. 既能杀虫，又能止痛

312. 苦楝皮具有的功效是

313. 贯众具有的功效是

(314～315 题共用备选答案)

A. 清热解毒
B. 止痢补虚
C. 化瘀利尿
D. 固精缩尿
E. 涩肠止泻

314. 仙鹤草具有的功效是

315. 血余炭具有的功效是

(316～317 题共用备选答案)

A. 肺胃出血
B. 头面出血
C. 上焦出血
D. 下焦出血
E. 崩漏下血

316. 白及治疗的病证是

317. 槐花治疗的病证是

(318～319 题共用备选答案)

A. 肠燥便秘
B. 食积胀痛
C. 血虚经闭
D. 产后浮肿
E. 热陷心包之神昏

318. 桃仁治疗的病证是

319. 郁金治疗的病证是

(320～321 题共用备选答案)

A. 活血行气，祛风止痛
B. 活血止痛，行气解郁，清心凉血，利胆退黄
C. 活血行气，止痛，消肿生肌
D. 活血调经，祛瘀止痛，凉血消痈，除烦安神
E. 活血祛瘀，润肠通便，止咳平喘

320. 郁金具有的功效是

321. 川芎具有的功效是

(322～323题共用备选答案)

A. 郁金、石菖蒲
B. 乳香、没药
C. 穿山甲、王不留行
D. 益母草、泽兰
E. 水蛭、虻虫

322. 外科跌打损伤瘀血肿痛,首选药组是

323. 湿温病湿浊蒙闭清窍,神志不清,首选药组是

(324～325题共用备选答案)

A. 川芎、延胡索
B. 没药、红花
C. 益母草、牛膝
D. 水蛭、虻虫
E. 血竭、儿茶

324. 具有活血行气功效的药组是

325. 具有活血调经,利水功效的药组是

(326～327题共用备选答案)

A. 半夏
B. 瓜蒌
C. 白芥子
D. 川贝母
E. 桔梗

326. 痰盛壅肺,宜选用的药物是

327. 痰热咳嗽,宜选用的药物是

(328～329题共用备选答案)

A. 胃热呕吐
B. 气逆呕吐
C. 胃虚呕吐
D. 胃寒呕吐
E. 妊娠呕吐

328. 竹茹治疗的病证是

329. 旋覆花治疗的病证是

(330～331题共用备选答案)

A. 龟板
B. 龙骨
C. 鳖甲
D. 牡蛎
E. 代赭石

330. 具有平肝潜阳、软坚散结、收敛固涩功效的药物是

331. 具有滋阴潜阳、软坚散结功效,善治阴虚风动的药物是

(332～333题共用备选答案)

A. 15～30g
B. 5～15g
C. 1～5g
D. 0.1～0.5g
E. 0.01～0.15g

332. 朱砂的剂量是

333. 龙骨的剂量是

(334～335题共用备选答案)

A. 白附子
B. 竹沥
C. 菖蒲
D. 冰片
E. 牛黄

334. 中风痰迷,便秘脉实宜选用的药物是

335. 中风痰迷,心肝有热宜选用的药物是

(336～337题共用备选答案)

A. 羚羊角
B. 天南星
C. 天麻
D. 地龙
E. 白芥子

336. 治疗高热惊厥,手足抽搐,首选药物是

337. 治疗风湿痹痛,肢体麻木,手足不遂,首选药物是

(338～339题共用备选答案)

A. 既能滋补肝肾,又能益胃生津
B. 既能补脾益气,又能益胃生津
C. 既能滋阴除烦,又能益胃生津

D. 既能清肺养阴，又能益胃生津
E. 既能清火生津，又能滋阴润燥

338. 沙参具有的功效是
339. 天冬具有的功效是

参考答案

1. A　2. C　3. B　4. A　5. C　6. A　7. C　8. C　9. A　10. B
11. B　12. C　13. C　14. C　15. C　16. C　17. D　18. E　19. D　20. D
21. B　22. C　23. E　24. C　25. B　26. A　27. C　28. B　29. D　30. C
31. D　32. C　33. C　34. A　35. E　36. B　37. E　38. C　39. E　40. B
41. C　42. E　43. C　44. A　45. D　46. C　47. E　48. B　49. E　50. D
51. E　52. D　53. B　54. B　55. B　56. B　57. B　58. E　59. B　60. D
61. C　62. C　63. D　64. A　65. D　66. E　67. E　68. C　69. E　70. A
71. E　72. C　73. B　74. E　75. A　76. A　77. A　78. E　79. A　80. E
81. A　82. E　83. C　84. C　85. A　86. D　87. E　88. D　89. D　90. A
91. C　92. C　93. C　94. E　95. B　96. C　97. D　98. C　99. B　100. D
101. A　102. B　103. E　104. B　105. A　106. D　107. D　108. C　109. B　110. D
111. B　112. A　113. C　114. C　115. D　116. E　117. B　118. B　119. E　120. C
121. E　122. E　123. C　124. C　125. B　126. A　127. E　128. A　129. D　130. E
131. D　132. B　133. B　134. A　135. D　136. D　137. A　138. E　139. D　140. D
141. C　142. C　143. A　144. E　145. B　146. C　147. D　148. D　149. A　150. E
151. C　152. C　153. D　154. B　155. B　156. C　157. D　158. C　159. E　160. C
161. B　162. A　163. D　164. C　165. A　166. D　167. A　168. E　169. D　170. D
171. A　172. E　173. A　174. E　175. C　176. D　177. B　178. C　179. D　180. C
181. C　182. E　183. A　184. A　185. A　186. D　187. B　188. D　189. C　190. A
191. D　192. B　193. D　194. B　195. B　196. A　197. B　198. A　199. D　200. D
201. B　202. B　203. C　204. C　205. D　206. B　207. B　208. C　209. E　210. A
211. B　212. E　213. D　214. B　215. A　216. A　217. E　218. A　219. D　220. E
221. E　222. D　223. A　224. C　225. D　226. A　227. C　228. B　229. D　230. D
231. E　232. C　233. A　234. C　235. D　236. C　237. D　238. C　239. A　240. B
241. D　242. E　243. A　244. D　245. B　246. A　247. B　248. E　249. D　250. E
251. C　252. A　253. B　254. C　255. B　256. A　257. E　258. D　259. D　260. E
261. C　262. A　263. B　264. A　265. A　266. D　267. A　268. B　269. C　270. C
271. E　272. B　273. D　274. A　275. C　276. D　277. A　278. A　279. C　280. B
281. A　282. D　283. E　284. D　285. A　286. A　287. E　288. E　289. B　290. A
291. B　292. B　293. C　294. C　295. D　296. A　297. B　298. A　299. B　300. A
301. C　302. A　303. B　304. A　305. E　306. D　307. A　308. C　309. D　310. C
311. B　312. A　313. B　314. B　315. C　316. A　317. D　318. A　319. E　320. B
321. A　322. B　323. A　324. A　325. C　326. E　327. D　328. A　329. B　330. D
331. C　332. D　333. A　334. B　335. E　336. A　337. C　338. D　339. E

方剂学

一、A1 型题

以下每一道考题下面有 A、B、C、D、E 五个备选答案,请从中选择一个最佳答案。

1. 下列各项中,不属于"八法"内容的是
   A. 汗法、吐法
   B. 下法、清法
   C. 宣法、通法
   D. 清法、补法
   E. 和法、温法
2. 下述各类药物中不属于佐药范畴的是
   A. 配合君臣药加强治疗作用的药物
   B. 引导诸药至病所的药物
   C. 用以消除或减低君臣药毒性的药物
   D. 用以制约君臣药峻烈之性的药物
   E. 针对次要兼证、兼病或某一症状发挥治疗作用的药物
3. 下列哪一项不是丸剂的特点
   A. 不易变质
   B. 服用方便
   C. 吸收缓慢
   D. 药力持久
   E. 适用于慢性虚弱性病证
4. 桂枝汤的组成药物除桂枝、生姜、大枣外,其余的药物是
   A. 麻黄、杏仁
   B. 葱白、豆豉
   C. 芍药、甘草
   D. 荆芥、防风
   E. 饴糖、芍药
5. 银翘散和桑菊饮中共有的药物是
   A. 杏仁、桑叶、芦根、薄荷、甘草
   B. 杏仁、荆芥、芦根、竹叶、甘草
   C. 桔梗、连翘、芦根、竹叶、甘草
   D. 杏仁、连翘、芦根、薄荷、甘草
   E. 桔梗、连翘、芦根、薄荷、甘草
6. 小青龙汤中主要起温肺化饮作用的药物是
   A. 麻黄、细辛
   B. 干姜、细辛
   C. 桂枝、细辛、半夏
   D. 干姜、细辛、五味子
   E. 麻黄、桂枝、炙甘草
7. 桂枝汤的功用是
   A. 散寒解表,调和营卫
   B. 解肌发表,调和营卫
   C. 发汗解表,透营达卫
   D. 发汗解表,调和营卫
   E. 发表散寒,调畅营卫
8. 麻杏甘石汤的功用是
   A. 辛凉透表,宣泄肺热
   B. 辛凉透表,兼清里热
   C. 辛凉宣泄,清肺解毒
   D. 辛凉疏表,清肺平喘
   E. 清肺泄热,止咳平喘
9. 桑菊饮证的主要临床表现是
   A. 头痛身热,微恶风寒,有汗不多,口渴咽干,舌尖红,脉浮数
   B. 咳嗽,身热不甚,口微渴,脉浮
   C. 头痛,发热,汗出恶风,苔薄白,脉浮缓
   D. 身热,咳逆,气急鼻塞,苔薄黄,脉滑数
   E. 咳嗽咽痒,微有恶寒发热,苔薄白,脉浮缓
10. 银翘散中配伍荆芥穗、淡豆豉的目的是
   A. 宣郁发表,疏风泄热
   B. 解郁除烦,疏散风热
   C. 辛散透邪,以助解表
   D. 疏散风热,宣肺止咳

E. 疏散风邪,和营止痒

11. 功用为“攻下热结,益气养血”的方剂是

A. 温脾汤
B. 黄龙汤
C. 济川煎
D. 十枣汤
E. 麻子仁丸

12. 大黄牡丹汤的功用是

A. 活血解毒,滋阴泻火
B. 行气活血,清热解毒
C. 泄热破瘀,散结消肿
D. 清热解毒,攻下散结
E. 解毒消痈,活血祛瘀

13. 下列泻下剂组成中不含有大黄的是

A. 调胃承气汤
B. 麻子仁丸
C. 黄龙汤
D. 温脾汤
E. 济川煎

14. 十枣汤服用的最佳时间是

A. 饭后服
B. 饭前服
C. 睡前服
D. 不拘时服
E. 清晨空腹服

15. 温脾汤组成中含有的药物是

A. 炮姜、附子
B. 炮姜、人参
C. 生姜、当归
D. 干姜、大黄
E. 生姜、芒硝

16. 下列各项,属于麻子仁丸主治病证的是

A. 气虚便秘
B. 血虚便秘
C. 阴虚便秘
D. 肾虚便秘
E. 脾约便秘

17. 下列各项,不属于黄龙汤证临床表现的是

A. 自利清水
B. 腹痛拒按
C. 身热口渴
D. 神疲少气
E. 脉象沉实

18. 下列各项,不属于半夏泻心汤证临床表现的是

A. 呕吐
B. 心下痞
C. 按之痛
D. 肠鸣下利
E. 苔腻微黄

19. 蒿芩清胆汤组成中含有的药物是

A. 青蒿脑、淡竹叶
B. 淡竹茹、薄荷脑
C. 赤茯苓、生枳壳
D. 白茯苓、广陈皮
E. 仙半夏、鸡苏散

20. 逍遥散中配伍薄荷的用意是

A. 疏肝散热
B. 散肝舒脾
C. 升发清阳
D. 行气疏肝
E. 清利头目

21. 痛泻要方中配伍防风的主要用意是

A. 祛风胜湿
B. 散肝舒脾
C. 燥湿止痛
D. 补脾柔肝
E. 疏风散寒

22. 小柴胡汤与大柴胡汤两方组成中均含有的药物是

A. 生姜、芍药
B. 黄芩、大枣
C. 甘草、柴胡
D. 黄芩、枳实
E. 半夏、人参

23. 下列各项,不属于逍遥散证临床表现的是

A. 两胁作痛
B. 头痛目眩
C. 神疲食少
D. 月经不调
E. 脉弦而数

24. 生姜泻心汤的主治病证是

A. 寒热错杂之痞证

B. 水热互结之痞证
C. 胃气虚弱之痞证
D. 胃虚有热之痞证
E. 痰热互结之痞证

25. 四逆散的功用是
A. 补脾柔肝,祛湿止泻
B. 疏肝行气,活血止痛
C. 回阳固脱,益气生脉
D. 透邪解郁,疏肝理脾
E. 温经散寒,养血通脉

26. 小柴胡汤证的发热特征是
A. 身热夜甚
B. 入暮潮热
C. 往来寒热
D. 日晡潮热
E. 夜热早凉

27. 玉女煎中配伍牛膝的主要用意是
A. 导热下行
B. 补肝柔筋
C. 补肾壮骨
D. 活血祛瘀
E. 利水通淋

28. 立法用药体现"行血则便脓自愈,调气则后重自除"的方剂是
A. 败毒散
B. 黄芩汤
C. 芍药汤
D. 白头翁汤
E. 葛根芩连汤

29. 葛根芩连汤的主治病证是
A. 胁热下利
B. 热毒血痢
C. 湿热痢疾
D. 虚寒血痢
E. 热结旁流

30. 下列方剂中可用治斑疹隐隐的是
A. 十灰散
B. 消风散
C. 清营汤
D. 桃核承气汤
E. 犀角地黄汤

31. 清胃散中具有清热解毒作用,又寓"火郁发之"之意的药物是
A. 黄连
B. 生地黄
C. 升麻
D. 牡丹皮
E. 当归身

32. 下列方剂中可用治黄疸的是
A. 犀角地黄汤
B. 蒿芩清胆汤
C. 清瘟败毒饮
D. 黄连解毒汤
E. 仙方活命饮

33. 黄芩、黄连、黄柏同用的方剂
A. 清营汤
B. 凉膈散
C. 黄连解毒汤
D. 普济消毒饮
E. 当归拈痛汤

34. 下列各项,不属于蒿芩清胆汤证临床表现的是
A. 寒热如疟
B. 寒轻热重
C. 胸胁胀痛
D. 吐酸苦水
E. 苔白脉弦

35. 当归六黄汤组成中用量需"加一倍"的药物是
A. 生地黄
B. 黄芪
C. 当归
D. 黄柏
E. 熟地黄

36. 普济消毒饮组成中含有的药物是
A. 银花、连翘、竹叶
B. 薄荷、玄参、牡丹皮
C. 蝉蜕、柴胡、桔梗
D. 僵蚕、陈皮、桔梗
E. 升麻、马勃、青黛

37. 下列方剂中可用治消谷善饥的是
A. 一贯煎
B. 玉女煎
C. 健脾丸

D. 六君子汤
E. 黑逍遥散

38. 下列各项,不属于龙胆泻肝汤证临床表现的是
A. 耳聋
B. 阴肿
C. 筋痿
D. 吞酸
E. 口苦

39. 下列各项,不属于竹叶石膏汤证临床表现的是
A. 身热多汗
B. 心胸烦闷
C. 气逆欲呕
D. 虚烦不寐
E. 舌红苔腻

40. 竹叶石膏汤原方中麦冬与半夏的用量比例是
A. 5:1
B. 4:1
C. 3:1
D. 2:1
E. 1:1

41. 下列各项,不属于清营汤证临床表现的是
A. 身热夜甚
B. 时有谵语
C. 斑色紫黑
D. 舌绛而干
E. 脉细数

42. 白虎汤中配伍粳米、炙甘草的主要用意是
A. 健脾益气
B. 健脾止泻
C. 益气和中
D. 益胃生津
E. 调和药性

43. 方药配伍寓有"通因通用"之意的方剂是
A. 玉女煎
B. 清胃散
C. 凉膈散
D. 芍药汤
E. 苇茎汤

44. 泻白散证的发热特征是
A. 皮肤蒸热
B. 入暮潮热
C. 往来寒热
D. 日晡潮热
E. 夜热早凉

45. 方药配伍体现"以泻代清"特点的方剂是
A. 调胃承气汤
B. 小承气汤
C. 大承气汤
D. 凉膈散
E. 导赤散

46. 治疗热重于湿之黄疸的首选方剂是
A. 三仁汤
B. 八正散
C. 茵陈蒿汤
D. 栀子柏皮汤
E. 甘露消毒丹

47. 苇茎汤的功用是
A. 清泻肺热,止咳平喘
B. 宣肺止咳,祛痰排脓
C. 清热化痰,理气止咳
D. 清肺化痰,逐瘀排脓
E. 清金降火,化痰止嗽

48. 黄连解毒汤的功用是
A. 解毒消痞
B. 泻火解毒
C. 泻火通便
D. 泻火消痞
E. 凉血解毒

49. 导赤散的功用是
A. 清心益气止淋
B. 利水清热养阴
C. 清心利水养阴
D. 益气固表止汗
E. 清热益气生津

50. 新加香薷饮组成中除香薷、银花、连翘外,还含有的药物是
A. 厚朴、白扁豆
B. 厚朴、薏苡仁
C. 厚朴、白蔻仁
D. 薄荷、白扁豆
E. 厚朴、鲜扁豆花

51. 主治阴暑证的方剂是

A. 杏苏散
B. 桑杏汤
C. 参苏饮
D. 香薷散
E. 益元散

52. **小建中汤原方中芍药与桂枝的用量比例为**
A. 5:1
B. 4:1
C. 3:1
D. 2:1
E. 1:1

53. **下列方剂中可用治阳虚失血证的方剂是**
A. 吴茱萸汤
B. 大建中汤
C. 小建中汤
D. 理中丸
E. 四逆汤

54. **回阳救急汤组成中含有的药物是**
A. 生附子、炒白术
B. 生白术、制半夏
C. 熟附子、五味子
D. 桂枝、陈皮
E. 干姜、麝香

55. **下列各项,不属于四逆汤证临床表现的是**
A. 四肢厥逆
B. 腹痛下利
C. 面色苍白
D. 神衰欲寐
E. 脉弦而数

56. **下列方剂组成中不含有生姜、大枣的是**
A. 桂枝汤
B. 理中丸
C. 吴茱萸汤
D. 小建中汤
E. 炙甘草汤

57. **下列方中配伍炮姜炭的是**
A. 逍遥散
B. 阳和汤
C. 温经汤
D. 厚朴温中汤
E. 半夏泻心汤

58. **右归丸的功用是**
A. 温肾化气,利水消肿
B. 滋阴补肾,填精益髓
C. 温补肾阳,填精补血
D. 滋阴填精,益气壮阳
E. 温补肾阳,填精益髓

59. **含有生地黄、阿胶的方剂是**
A. 一贯煎
B. 猪苓汤
C. 温经汤
D. 炙甘草汤
E. 地黄饮子

60. **归脾汤组成中含有的药物是**
A. 香附、酸枣仁
B. 木香、炙甘草
C. 香附、炒黄芪
D. 茯神、酸枣仁
E. 玄参、龙眼肉

61. **当归补血汤主治证的脉象是**
A. 脉虚数
B. 脉细弱
C. 脉浮虚
D. 脉虚大无力
E. 脉洪大而虚

62. **大补阴丸中体现“滋阴降火”配伍意义的药物是**
A. 沙参、麦冬
B. 黄柏、知母
C. 熟地黄、山药
D. 枸杞、当归
E. 栀子、苦参

63. **下列各项,不属于肾气丸主治证的是**
A. 水肿
B. 消渴
C. 痰饮
D. 脚气
E. 寒痹

64. **完带汤组成中含有的药物是**
A. 白芍、车前草
B. 赤芍、生甘草
C. 陈皮、车前子
D. 橘皮、车前子

E. 黄芩、黑芥穗

65. 一贯煎中配伍川楝子的用意是
A. 养血柔肝滋阴
B. 疏肝泄热理气
C. 疏肝润肺生津
D. 理气养阴生津
E. 柔肝缓急止痛

66. 大补阴丸主治证的脉象是
A. 寸脉浮数
B. 关脉弦数
C. 关脉弦滑
D. 尺脉细数
E. 尺脉数而有力

67. 玉屏风散中配伍防风的用意是
A. 散风御邪
B. 升发清阳
C. 散肝舒脾
D. 祛风止痒
E. 疏风宽肠

68. 地黄饮子组成中含有的药物是
A. 石菖蒲、肉苁蓉
B. 生地黄、五味子
C. 巴戟天、吴茱萸
D. 干姜、炮附子
E. 石斛、生附子

69. 四君子汤的主治病证是
A. 脾虚湿盛证
B. 脾胃气虚证
C. 脾虚气陷证
D. 脾肾阳虚证
E. 湿热困脾证

70. 固经丸的主治病证是
A. 湿热下注之崩漏
B. 冲脉不固之崩漏
C. 脾阳不足之崩漏
D. 阴虚血热之崩漏
E. 肝肾不足之崩漏

71. 真人养脏汤中配伍诃子的用意是
A. 涩肠止泻
B. 下气消胀
C. 下气消痰
D. 清肺利咽
E. 敛肺止咳

72. 四神丸中“姜枣同煮，枣肉为丸”的用意是
A. 调和营卫
B. 温补脾胃
C. 补中养血
D. 调和诸药
E. 温中止泻

73. 牡蛎散的主治病证是
A. 风寒表虚之自汗证
B. 阳明壮热之大汗证
C. 阴虚火旺之盗汗证
D. 体虚之自汗盗汗证
E. 肺卫气虚之自汗证

74. 酸枣仁汤中配伍川芎的主要用意是
A. 祛瘀血，止疼痛
B. 行气滞，化瘀血
C. 调肝血，疏肝气
D. 祛风邪，止头痛
E. 祛风邪，止痹痛

75. 朱砂安神丸的功用是
A. 养心安神，滋阴补肾
B. 补肾宁心，益智安神
C. 益阴明目，重镇安神
D. 镇心安神，清热养血
E. 清热开窍，镇痉安神

76. 天王补心丹主治证的病位是
A. 肺、肾
B. 心、肾
C. 脾、肾
D. 肝、肾
E. 脾、胃

77. 安宫牛黄丸的功用是
A. 清热解毒，开窍醒神
B. 清热解毒，开窍安神
C. 清热开窍，息风止痉
D. 化浊开窍，清热解毒
E. 开窍定惊，清热化痰

78. 下列各项，不属于至宝丹证临床表现的是
A. 谵语
B. 身热

C. 烦躁
D. 痉厥
E. 舌绛

79. 苏合香丸的功用是
A. 开窍定惊,辟秽解毒
B. 开窍定惊,辟秽化浊
C. 芳香化浊,安神定惊
D. 芳香开窍,定惊安神
E. 芳香开窍,行气止痛

80. 七厘散的功用是
A. 活血化瘀,行气止痛
B. 散瘀消肿,定痛止血
C. 活血化瘀,温经止痛
D. 活血化瘀,疏肝通络
E. 活血化瘀,散结止痛

81. 具有降逆止呃、益气清热功用的方剂是
A. 苏子降气汤
B. 橘皮竹茹汤
C. 丁香柿蒂汤
D. 旋覆代赭汤
E. 清气化痰丸

82. 半夏厚朴汤的主治病证是
A. 六郁证
B. 结胸证
C. 梅核气
D. 食积证
E. 心下痞证

83. 暖肝煎中配伍当归的用意是
A. 补血和营
B. 补血调经
C. 补血养肝
D. 补血活血
E. 活血止痛

84. 苏子降气汤组成中含有的药物是
A. 苏子、茴香
B. 苏叶、茯苓
C. 前胡、茯苓
D. 桂枝、当归
E. 厚朴、生姜

85. 下列方剂组成中含有干姜的是
A. 真武汤
B. 四神丸
C. 厚朴温中汤
D. 当归四逆汤
E. 橘皮竹茹汤

86. 越鞠丸的功用是
A. 行气止痛
B. 行气消痞
C. 行气散结
D. 行气解郁
E. 行气通阳

87. 旋覆代赭汤中的君药是
A. 旋覆花
B. 代赭石
C. 人参
D. 半夏
E. 生姜

88. 苏子、苏叶同用的方剂是
A. 香苏散
B. 参苏饮
C. 半夏厚朴汤
D. 苏子降气汤
E. 三子养亲汤

89. 下列各项,不属于桃核承气汤证临床表现的是
A. 小便自利
B. 神志如狂
C. 胸胁苦满
D. 至夜发热
E. 脉象沉实

90. 补阳还五汤中重用黄芪为君的用意是
A. 补气固表
B. 补气生血
C. 补气升阳
D. 补气利水
E. 补气行血

91. 小蓟饮子组成中含有的药物是
A. 生地黄、通草
B. 木通、当归
C. 熟地黄、滑石
D. 通草、蒲黄
E. 栀子、通草

92. 具有活血祛瘀、散结止痛功用的方剂是

A. 复元活血汤
B. 血府逐瘀汤
C. 失笑散
D. 生化汤
E. 七厘散

93. 黄土汤的功用是

A. 温阳健脾,养血止血
B. 益气补血,养心安神
C. 益气补血,健脾养心
D. 温肾暖脾,渗湿止泻
E. 温中散寒,益气健脾

94. 桂枝茯苓丸的功用是

A. 活血化瘀,行气止痛
B. 活血化瘀,缓消癥块
C. 活血化瘀,疏肝通络
D. 活血化瘀,散结止痛
E. 化瘀消肿,定痛止血

95. 复元活血汤原方中用量最大的药物是

A. 大黄
B. 柴胡
C. 当归
D. 红花
E. 桃仁

96. 血府逐瘀汤证的发热特征是

A. 午后低热
B. 入暮潮热
C. 身热夜甚
D. 日晡潮热
E. 夜热早凉

97. 具有活血祛瘀、疏肝通络功用的方剂是

A. 七厘散
B. 生化汤
C. 复元活血汤
D. 身痛逐瘀汤
E. 加味逍遥散

98. 槐花散组成中含有的药物是

A. 枳实
B. 陈皮
C. 地榆
D. 生地黄
E. 荆芥穗

99. 温经汤中配伍半夏的用意是

A. 和胃降逆而止呕
B. 降逆散结而消痞
C. 化痰开胃而行津
D. 通降胃气而散结
E. 燥湿化痰而和胃

100. 小蓟饮子的主治病证是

A. 热结下焦之血淋、尿血
B. 血热妄行之上部出血
C. 热毒炽盛血分之尿血
D. 下焦蓄血证
E. 肠风下血证

101. 下列各项,不属于咳血方组成药物的是

A. 瓜蒌仁
B. 炒栀子
C. 牡丹皮
D. 姜汁
E. 诃子

102. 桂枝茯苓丸主治证的病位是

A. 胞宫
B. 胁下
C. 少腹
D. 胸中
E. 头面

103. 咳血方主治证候的病机特点是

A. 血分有热,破血妄行
B. 湿热蕴结,血渗肠道
C. 脾阳不足,中焦虚寒
D. 下焦瘀热,损伤血络
E. 肝火犯肺,灼伤肺络

104. 生化汤的主治病证是

A. 痹证日久,气血两虚证
B. 中风之后,气虚血瘀证
C. 跌打损伤,瘀血阻滞证
D. 冲任虚寒,瘀血阻滞证
E. 产后血虚,寒凝瘀阻证

105. 下列各项,不属于大秦艽汤组成药物的是

A. 羌活、独活
B. 羌活、牛膝
C. 黄芩、石膏
D. 茯苓、白芷

E. 细辛、当归

106. 下列各项,不属于消风散组成药物的是

A. 生地黄、苍术

B. 石膏、木通

C. 知母、苦参

D. 甘草、羌活

E. 胡麻、荆芥

107. 消风散的主治病证是

A. 白喉

B. 隐疹

C. 破伤风

D. 偏头痛

E. 风疹湿疹

108. 羚角钩藤汤的功用是

A. 疏风除湿,清热养血

B. 凉肝息风,增液舒筋

C. 祛风化痰,通络止痉

D. 祛风除湿,活血止痛

E. 清热开窍,息风止痉

109. 龙骨、牡蛎同用的方剂是

A. 羚角钩藤汤

B. 镇肝熄风汤

C. 天麻钩藤饮

D. 朱砂安神丸

E. 大定风珠

110. 大秦艽汤的功用是

A. 清肠止血,疏风行气

B. 祛风化痰,通络止痉

C. 祛风除湿,活血止痛

D. 疏风清热,养血活血

E. 疏风除湿,清热养血

111. 桑叶、菊花同用的方剂是

A. 桑杏汤

B. 银翘散

C. 天麻钩藤饮

D. 羚角钩藤汤

E. 仙方活命饮

112. 下列方剂组成中含有细辛、薄荷的是

A. 小青龙汤

B. 川芎茶调散

C. 大秦艽汤

D. 银翘散

E. 败毒散

113. 大定风珠中的"三甲"是

A. 生龟板、生鳖甲、煅牡蛎

B. 生龟板、生鳖甲、生牡蛎

C. 生龟板、生牡蛎、生龙骨

D. 生鳖甲、炮山甲、生龟板

E. 生龙骨、生龙齿、生龟板

114. 下列各项,不属于小活络丹组成药物的是

A. 没药

B. 地龙

C. 甘草

D. 川乌

E. 草乌

115. 方药配伍寓有"治风先治血,血行风自灭"之意的方剂是

A. 大定风珠

B. 小活络丹

C. 十灰散

D. 消风散

E. 槐花散

116. 镇肝熄风汤中配伍生麦芽的主要用意是

A. 疏肝理气

B. 健脾化滞

C. 消食和中

D. 清泄肝热

E. 疏肝和胃

117. 方药配伍寓有"金水相生"之意的方剂是

A. 百合固金汤

B. 参苓白术散

C. 六味地黄丸

D. 一贯煎

E. 归脾汤

118. 麦门冬汤原方中麦冬与半夏的用量比例是

A. 7∶1

B. 6∶1

C. 5∶1

D. 4∶1

E. 3∶1

119. 桑杏汤与桑菊饮两方组成中均含有的药物是

A. 桑叶、甘草

B. 桑叶、杏仁
C. 桔梗、甘草
D. 桔梗、杏仁
E. 薄荷、栀子

120. 百合固金汤组成中含有的药物是
A. 生地黄、枳壳
B. 玄参、桔梗
C. 杏仁、胡麻
D. 麦冬、生姜
E. 白芍、阿胶

121. 具有清燥润肺、养阴益气功用的方剂是
A. 桑杏汤
B. 麦门冬汤
C. 养阴清肺汤
D. 百合固金汤
E. 清燥救肺汤

122. 养阴清肺汤主治证的病因病机是
A. 阴虚燥热,复感疫毒
B. 痰热内蕴,复感风寒
C. 肺肾阴亏,虚火上炎
D. 肺胃阴虚,气火上逆
E. 燥热伤肺,灼津成痰

123. 藿香正气散的功用是
A. 疏肝和胃,益气健脾
B. 祛暑化湿,健脾和胃
C. 燥湿运脾,行气和胃
D. 解表化湿,和胃止呕
E. 解表化湿,理气和中

124. 下列各项,不属于祛湿剂范畴的是
A. 燥湿和胃
B. 清热祛湿
C. 祛风胜湿
D. 燥湿化痰
E. 利水渗湿

125. 羌活、独活同用的方剂是
A. 川芎茶调散
B. 独活寄生汤
C. 九味羌活汤
D. 羌活胜湿汤
E. 当归拈痛汤

126. 五苓散的君药是
A. 茯苓
B. 泽泻
C. 猪苓
D. 白术
E. 桂枝

127. 下列各项,不属于五苓散证临床表现的是
A. 眩晕
B. 水肿
C. 不寐
D. 头痛
E. 泄泻

128. 苍术、白术同用的方剂是
A. 健脾丸
B. 大秦艽汤
C. 枳实消痞丸
D. 藿香正气散
E. 当归拈痛汤

129. 下列各项,不属于二妙散证临床表现的是
A. 筋骨疼痛
B. 两足痿软
C. 妇人带下
D. 下部湿疮
E. 颐肿咽痛

130. 猪苓汤中配伍阿胶的用意是
A. 滋阴润燥
B. 滋阴止咳
C. 养血益气
D. 补血止血
E. 滋阴补血

131. 主治湿热相搏,外受风邪证的方剂是
A. 四妙丸
B. 连朴饮
C. 藿香正气散
D. 当归拈痛汤
E. 甘露消毒丹

132. 主治中阳不足之痰饮的方剂是
A. 理中丸
B. 实脾散
C. 苓桂术甘汤
D. 防己黄芪汤
E. 附子理中汤

133. 下列方剂中可用治妊娠水肿的是
A. 五苓散
B. 猪苓汤
C. 五皮散
D. 实脾散
E. 四苓散

134. 主治湿温时疫,湿热并重的首选方剂是
A. 甘露消毒丹
B. 藿香正气散
C. 香薷饮
D. 连朴饮
E. 三仁汤

135. 下列各项不属于独活寄生汤功用的是
A. 祛风湿
B. 止痹痛
C. 补气血
D. 益肝肾
E. 益心脾

136. 主治肾阳虚水泛证的方剂是
A. 实脾散
B. 理中丸
C. 肾著汤
D. 真武汤
E. 肾气丸

137. 猪苓汤的功用是
A. 清心利水养阴
B. 利水清热养阴
C. 清热益气生津
D. 清心益气止淋
E. 益气固表止汗

138. 下列各项,不属于萆薢分清饮组成药物的是
A. 益智仁
B. 石菖蒲
C. 山药
D. 乌药
E. 盐

139. 实脾散中配伍木瓜的用意是
A. 和中利水
B. 健脾消食
C. 化湿和胃
D. 舒筋活络
E. 除湿醒脾

140. 下列各项,不属于三仁汤证临床表现的是
A. 头痛恶寒
B. 面色淡黄
C. 胸闷不饥
D. 午后身热
E. 脉象濡数

141. 下列各项,不属于五皮散组成药物的是
A. 大腹皮
B. 茯苓皮
C. 陈橘皮
D. 牡丹皮
E. 生姜皮

142. 三仁汤中配伍杏仁的用意是
A. 宣利上焦肺气
B. 宣肺止咳平喘
C. 宣肺以解表邪
D. 降气平喘化痰
E. 降气润肠通便

143. 下列各项,不属于贝母瓜蒌散组成药物的是
A. 半夏
B. 茯苓
C. 花粉
D. 橘红
E. 桔梗

144. 下列各项,不属于茯苓丸组成药物的是
A. 枳壳
B. 半夏
C. 甘草
D. 生姜汁
E. 风化朴硝

145. 苓甘五味姜辛汤的功用是
A. 利水消痰
B. 温阳化气
C. 温阳利水
D. 温肺化饮
E. 温经通络

146. 下列各项,不属于温胆汤证临床表现的是
A. 癫痫
B. 头眩
C. 呃逆

D. 失眠
E. 咳嗽

147. 下列各项,不属于滚痰丸组成药物的是
A. 礞石
B. 大黄
C. 半夏
D. 黄芩
E. 沉香

148. 下列各项,不属于清气化痰丸证临床表现的是
A. 咳嗽气喘
B. 咯痰清稀
C. 胸膈痞闷
D. 舌红、苔黄腻
E. 心悸

149. 半夏白术天麻汤的功用是
A. 化痰息风,健脾祛湿
B. 燥湿化痰,平肝定搐
C. 涤痰通络,舒筋止痛
D. 健脾燥湿,和胃化痰
E. 清热化痰,宽胸散结

150. 枳实导滞丸治疗泄泻、下痢,属
A. 逆流挽舟法
B. 增水行舟法
C. 通因通用法
D. 提壶揭盖法
E. 以泻代清法

151. 保和丸中配伍连翘的用意是
A. 清热泻火
B. 解毒透邪
C. 消痈散结
D. 清热解毒
E. 散结清热

152. 健脾丸组成中含有的药物是
A. 半夏、陈皮
B. 木香、山楂
C. 扁豆、茯苓
D. 黄芩、黄连
E. 白芍、甘草

153. 保和丸和健脾丸两方组成中均含有的药物是
A. 半夏、肉豆蔻
B. 连翘、黄连
C. 木香、砂仁
D. 山楂、麦芽
E. 神曲、山楂

154. 保和丸主治证候的病因病机是
A. 饮食不节,暴饮暴食
B. 湿热食滞,内阻胃肠
C. 积滞内停,蕴湿生热
D. 脾虚失运,食郁化热
E. 脾虚气滞,寒热互结

二、B1 型题

以下提供若干组考题,每组考题共同在考题前列出 A、B、C、D、E 五个备选答案。请从中选择一个与问题关系最密切的答案。每个备选答案可能被选择一次、多次或不被选择。

(155～156 题共用备选答案)
A. 参苏饮
B. 败毒散
C. 桂枝汤
D. 小青龙汤
E. 九味羌活汤

155. 外感风寒湿邪,症见恶寒发热头痛,肌表无汗,肢体酸楚疼痛,口苦而渴者,治宜选用

156. 素体气虚,内有痰饮,外感风寒,症见恶寒发热,无汗,头痛鼻塞,咳嗽痰白,胸膈满闷,倦怠无力,气短懒言,苔白脉弱者,治宜选用

(157～158 题共用备选答案)
A. 发汗解表,宣肺平喘
B. 发汗解肌,调和营卫
C. 发汗祛湿,兼清里热
D. 疏散风寒,理气和中
E. 解表散寒,温肺化饮

157. 九味羌活汤的功用是

158. 小青龙汤的功用是

(159～160 题共用备选答案)
A. 败毒散
B. 银翘散

C. 麻黄汤
D. 加减葳蕤汤
E. 麻黄细辛附子汤

159. **阳虚之体外感风寒表证,治宜选用**
160. **阴虚之体外感风热表证,治宜选用**

(161～162题共用备选答案)

A. 九味羌活汤
B. 藿香正气散
C. 羌活胜湿汤
D. 独活寄生汤
E. 败毒散

161. **气虚之体,外感风寒湿者,治宜选用**
162. **外感风寒湿邪,内有蕴热者,治宜选用**

(163～164题共用备选答案)

A. 甘草
B. 枳实
C. 芍药
D. 柴胡
E. 黄芩

163. **四逆散组成中不含有的药物是**
164. **大柴胡汤组成中不含有的药物是**

(165～166题共用备选答案)

A. 心脾气血两虚证
B. 肝郁血虚脾弱证
C. 脾虚肝旺证
D. 肝郁脾滞证
E. 肺肾阴虚证

165. **痛泻要方的主治证是**
166. **逍遥散的主治证是**

(167～168题共用备选答案)

A. 半夏泻心汤
B. 犀角地黄汤
C. 黄连解毒汤
D. 清营汤
E. 白虎汤

167. **方药配伍体现"辛开苦降"法的方剂是**
168. **方药配伍体现"苦寒直折"法的方剂是**

(169～170题共用备选答案)

A. 黄连解毒汤
B. 普济消毒饮
C. 凉膈散
D. 白虎汤
E. 导赤散

169. **三焦火毒证宜选用**
170. **上中二焦邪郁生热证宜选用**

(171～172题共用备选答案)

A. 四逆散
B. 四逆汤
C. 乌梅丸
D. 大承气汤
E. 当归四逆汤

171. **治疗阳郁厥逆,首选的方剂是**
172. **治疗阳衰寒厥,首选的方剂是**

(173～174题共用备选答案)

A. 当归四逆汤
B. 当归补血汤
C. 补中益气汤
D. 小建中汤
E. 生化汤

173. **治疗血虚发热的首选方剂是**
174. **治疗血虚寒厥的首选方剂是**

(175～176题共用备选答案)

A. 人参
B. 黄芪
C. 白术
D. 麦冬
E. 五味子

175. **生脉散的君药是**
176. **玉屏风散的君药是**

(177～178题共用备选答案)

A. 清燥救肺汤
B. 百合固金汤
C. 炙甘草汤
D. 归脾汤

E. 生脉散

177. 治疗气阴两虚之虚劳肺痿，首选的方剂是

178. 治疗阴阳气血之心动悸、脉结代，首选的方剂是

(179～180 题共用备选答案)

A. 沙苑蒺藜

B. 山萸肉

C. 牡蛎

D. 龙骨

E. 芡实

179. 金锁固精丸的君药是

180. 固冲汤的君药是

(181～182 题共用备选答案)

A. 肾虚不固

B. 心肾两虚

C. 心脾两虚

D. 膀胱虚寒

E. 脾肾亏虚

181. 金锁固精丸证的病机特点是

182. 桑螵蛸散证的病机特点是

(183～184 题共用备选答案)

A. 牡丹皮、当归

B. 升麻、当归

C. 黄芪、柴胡

D. 朱砂、生地黄

E. 黄连、生地黄

183. 清胃散与朱砂安神丸组成中均含有的药物是

184. 清胃散和补中益气汤组成中均含有的药物是

(185～186 题共用备选答案)

A. 旋覆代赭汤

B. 橘皮竹茹汤

C. 大柴胡汤

D. 小半夏汤

E. 吴茱萸汤

185. 治疗肝胃虚寒，浊阴上逆所致的颠顶头痛，呕吐涎沫，首选的方剂是

186. 治疗胃气虚弱，痰浊气逆所致的胃脘痞满，呕吐呃逆，首选的方剂是

(187～188 题共用备选答案)

A. 苇茎汤

B. 十枣汤

C. 小陷胸汤

D. 炙甘草汤

E. 枳实薤白桂枝汤

187. 可用于治疗胸痹的方剂是

188. 可用于治疗肺痈的方剂是

(189～190 题共用备选答案)

A. 血府逐瘀汤

B. 桃核承气汤

C. 犀角地黄汤

D. 复元活血汤

E. 失笑散

189. 主治下焦蓄血证的方剂是

190. 主治热入血分证的方剂是

(191～192 题共用备选答案)

A. 温胃暖肝

B. 温中补虚

C. 和胃降逆

D. 散寒止痛

E. 温脾暖胃

191. 温经汤中吴茱萸的作用是

192. 四神丸中吴茱萸的作用是

(193～194 题共用备选答案)

A. 桃仁、大黄

B. 芒硝、大黄

C. 枳实、桃仁

D. 桂枝、桃仁

E. 牡丹皮、芍药

193. 桃核承气汤与桂枝茯苓丸组成中均含有的药物是

194. 桃核承气汤与大承气汤组成中均含有的药物是

(195～196 题共用备选答案)

A. 紫雪

B. 大定风珠

C. 镇肝熄风汤

D. 安宫牛黄丸
E. 羚角钩藤汤

195. 治疗温热病,肝经热盛,热极动风,首选的方剂是

196. 温热病,热闭心包兼热盛动风,首选的方剂是

(197～198题共用备选答案)
A. 生脉散
B. 清营汤
C. 大定风珠
D. 当归六黄汤
E. 青蒿鳖甲汤

197. 温病后期,阴伤邪伏者,治宜选用

198. 温病后期,阴虚风动者,治宜选用

(199～200题共用备选答案)
A. 麻黄汤
B. 杏苏散
C. 桑杏汤
D. 桑菊饮
E. 银翘散

199. 风温初起,津伤不甚者,治宜选用

200. 外感温燥,津伤较甚者,治宜选用

(201～202题共用备选答案)
A. 益胃汤
B. 麦门冬汤
C. 天王补心丹
D. 养阴清肺汤
E. 百合固金汤

201. 麦冬、天冬同用的方剂是

202. 麦冬、沙参同用的方剂是

(203～204题共用备选答案)
A. 燥湿运脾
B. 健脾助运
C. 补气健脾
D. 渗湿健脾
E. 发汗祛湿

203. 九味羌活汤中配伍苍术的主要用意是

204. 平胃散中配伍苍术的主要用意是

(205～206题共用备选答案)
A. 桃仁
B. 通草
C. 芦根
D. 大黄
E. 薏苡仁

205. 苇茎汤和大黄牡丹汤组成中均含有的药物是

206. 苇茎汤和三仁汤组成中均含有的药物是

(207～208题共用备选答案)
A. 脾胃虚寒证
B. 肝胃虚寒证
C. 湿滞脾胃证
D. 脾胃寒湿气滞证
E. 肝经寒凝气滞证

207. 厚朴温中汤的主治证候是

208. 平胃散的主治证候是

(209～210题共用备选答案)
A. 清热生津润燥
B. 清热化痰止咳
C. 清热生津止渴
D. 涤痰宽胸散结
E. 消瘀散结润燥

209. 复元活血汤中配伍天花粉的主要用意是

210. 贝母瓜蒌散中配伍天花粉的主要用意是

(211～212题共用备选答案)
A. 半夏
B. 瓜蒌
C. 黄连
D. 枳实
E. 厚朴

211. 枳实薤白桂枝汤和小陷胸汤组成中均含有的药物是

212. 枳实薤白桂枝汤和半夏厚朴汤组成中均含有的药物是

(213～214题共用备选答案)
A. 大黄
B. 枳实

C. 厚朴

D. 神曲

E. 半夏曲

213. 枳实导滞丸的君药是

214. 枳实消痞丸的君药是

(215～216 题共用备选答案)

A. 半夏、干姜

B. 黄连、生姜

C. 柴胡、黄连

D. 人参、枳实

E. 大枣、陈皮

215. 半夏泻心汤组成中含有的药物是

216. 枳实消痞丸组成中含有的药物是

(217～218 题共用备选答案)

A. 理中丸

B. 健脾丸

C. 四君子汤

D. 参苓白术散

E. 枳实消痞丸

217. 治疗脾虚湿盛之泄泻，首选的方剂是

218. 治疗脾虚食积之泄泻，首选的方剂是

参考答案

1. C	2. B	3. A	4. C	5. E	6. B	7. B	8. D	9. B	10. C
11. B	12. C	13. E	14. E	15. D	16. E	17. E	18. C	19. C	20. A
21. B	22. B	23. E	24. B	25. D	26. C	27. A	28. C	29. A	30. C
31. C	32. D	33. C	34. E	35. B	36. D	37. B	38. D	39. E	40. D
41. C	42. D	43. D	44. A	45. D	46. D	47. D	48. B	49. C	50. E
51. D	52. D	53. D	54. C	55. E	56. B	57. B	58. E	59. D	60. D
61. E	62. B	63. E	64. C	65. B	66. E	67. A	68. A	69. B	70. D
71. A	72. B	73. D	74. C	75. D	76. B	77. A	78. D	79. E	80. B
81. B	82. C	83. C	84. E	85. C	86. D	87. A	88. D	89. C	90. E
91. B	92. C	93. A	94. B	95. A	96. B	97. C	98. E	99. D	100. A
101. C	102. A	103. E	104. E	105. B	106. D	107. E	108. B	109. B	110. D
111. D	112. B	113. B	114. C	115. D	116. A	117. A	118. A	119. B	120. B
121. E	122. A	123. E	124. D	125. D	126. B	127. C	128. E	129. E	130. A
131. D	132. C	133. C	134. A	135. E	136. D	137. B	138. C	139. E	140. E
141. D	142. A	143. A	144. C	145. D	146. E	147. C	148. B	149. A	150. C
151. E	152. B	153. E	154. A	155. E	156. A	157. C	158. E	159. E	160. D
161. E	162. A	163. E	164. A	165. C	166. B	167. A	168. C	169. A	170. C
171. A	172. B	173. B	174. A	175. A	176. B	177. C	178. C	179. A	180. B
181. A	182. B	183. E	184. B	185. E	186. A	187. E	188. A	189. B	190. C
191. D	192. E	193. D	194. B	195. E	196. A	197. E	198. C	199. D	200. C
201. C	202. A	203. E	204. A	205. A	206. E	207. D	208. C	209. E	210. A
211. B	212. E	213. A	214. B	215. A	216. D	217. D	218. B		

第二部分　相关专业知识

中医诊断学

一、A1 型题

以下每一道题有 A、B、C、D、E 五个备选答案。请从中选择一个最佳答案。

1. 口干欲漱水而不欲咽者,多为

A. 瘀血内阻

B. 湿热内蕴

C. 阴虚内热

D. 外感暑热

E. 阳气虚衰

2. 腰部突然剧痛,向小腹部放射,尿血,是因

A. 肾虚

B. 瘀血阻络

C. 结石阻滞

D. 寒邪所致

E. 湿邪所致

3. 下列哪项不是崩漏的常见原因

A. 热伤冲任

B. 脾肾气虚

C. 营血亏虚

D. 冲任不固

E. 瘀阻冲任

4. 下列属于脾肾阳虚所致的是

A. 排便不爽

B. 溏结不调

C. 里急后重

D. 脓血便

E. 完谷不化

5. 风寒表证的特征是

A. 发热轻而恶风

B. 恶寒重发热轻

C. 发热重恶寒轻

D. 恶寒发热交替

E. 但发热不恶寒

6. 下列哪项不是头汗出的原因

A. 上焦热盛,迫津外泄

B. 中焦湿热蕴结,迫津上越

C. 虚阳上越,津随阳泄

D. 进食辛辣,饮酒

E. 风湿阻滞经络,营卫不和

7. 食欲减退,兼面色萎黄,食后腹胀,属于

A. 脾胃湿热

B. 胃阴不足

C. 胃火亢盛

D. 脾胃虚弱

E. 湿邪困脾

8. 患者腹痛窘迫,时时欲便,肛门重坠,大便出不爽,称为

A. 便秘

B. 泄泻

C. 里急后重

D. 肛门气坠

E. 大便失禁

9. 湿热蕴结下焦,膀胱气化不利,可见

A. 小便短赤频急
B. 小便余溺不尽
C. 小便清长量多
D. 小便失控自遗
E. 睡时不自主排尿

10. 消谷善饥,兼大便溏泄,此属
A. 胃强脾弱
B. 脾胃虚弱
C. 湿邪困脾
D. 胃阴不足
E. 食滞胃脘

11. 大渴喜冷饮,壮热面赤,汗出,脉洪,此属
A. 湿热证
B. 里热炽盛
C. 燥邪伤津
D. 消渴病
E. 阴虚证

12. 带下色白量多,质稀如涕,淋漓不绝,是因
A. 湿热下注
B. 寒湿下注
C. 湿毒蕴结
D. 肝经郁热
E. 热伤冲任

13. 胸痛,咳吐脓血腥臭痰,是因
A. 热邪壅肺
B. 风热犯肺
C. 肺阴亏虚
D. 饮停胸胁
E. 痰热阻肺

14. 望色十法中,面色由清转浊,其病情属
A. 从阳转阴
B. 从阴转阳
C. 由实转虚
D. 因虚致实
E. 虽久而邪将解

15. 面色黧黑,肌肤甲错者,属
A. 肾阴虚
B. 肾阳虚
C. 肾虚水饮
D. 寒湿带下
E. 瘀血日久

16. 坐时常以手抱头,头倾不能仰者,属
A. 肺实气逆
B. 体弱气虚
C. 肝阳化风
D. 精神衰败
E. 气血俱虚

17. 正气不足,精气轻度损伤,脏腑功能减弱者,属
A. 得神
B. 少神
C. 失神
D. 假神
E. 神乱

18. 突然面色青灰,口唇青紫,肢凉脉微,属
A. 寒盛
B. 心阳暴脱
C. 惊风
D. 惊风先兆
E. 肝郁脾虚

19. 小儿囟门迟闭,骨缝不合者,称为
A. 囟陷
B. 囟填
C. 解颅
D. 方颅
E. 头小

20. 患者目胞色黑而晦暗者,属
A. 湿热内蕴
B. 血虚失血
C. 肝胆失疏
D. 血虚
E. 肾虚

21. 牙龈红肿疼痛者,病因是
A. 胃火亢盛
B. 肾火伤络
C. 胃阴不足
D. 血虚失血
E. 疫疠积毒上攻

22. 小儿指纹透关射甲者,提示
A. 病情轻浅
B. 病位较深
C. 邪入脏腑
D. 邪深病重

E. 病多凶险

23. 面色虽有异常,但仍光明润泽者,属

A. 常色

B. 主色

C. 客色

D. 善色

E. 恶色

24. 形体肥胖,肌肉坚实,食欲旺盛,属

A. 形盛气虚

B. 形气有余

C. 中焦有火

D. 中气虚弱

E. 痰湿积聚

25. 面色白而虚浮者,属

A. 血虚证

B. 失血证

C. 实寒证

D. 阳虚水泛证

E. 阳气暴脱证

26. 舌淡白光莹,舌体瘦薄,其主病是

A. 气血两亏

B. 阳虚水湿内停

C. 风寒表证初期

D. 久病阴虚火旺

E. 阴寒内盛

27. 苔灰黑而干燥的主病是

A. 痰饮内停

B. 风热表证

C. 风寒化热

D. 阴寒内盛

E. 热极津伤

28. 苔薄白而干者,多见于

A. 外感寒湿

B. 外感风热

C. 湿浊内停

D. 脾肾阳虚

E. 痰热内蕴

29. 舌绛少苔或无苔的主病是

A. 表热证

B. 实热证

C. 脏腑炽热

D. 温病热入营血

E. 久病阴虚火旺

30. 吐弄舌可见于

A. 血虚生风

B. 阴虚动风

C. 风痰阻络

D. 痰瘀阻滞经络

E. 小儿智能不全

31. 舌淡白胖嫩,边有齿痕而面有裂纹属

A. 脾虚湿浸

B. 阴液亏损

C. 热盛伤津

D. 血虚不润

E. 先天性舌裂

32. 舌强而语言謇涩,伴肢体麻木而眩晕者,属

A. 中风先兆

B. 邪热炽盛

C. 风痰阻络

D. 阴虚火旺

E. 气血俱虚

33. 舌淡胖大的主病是

A. 心脾热盛

B. 脾胃湿热

C. 痰热内蕴

D. 阳虚水湿

E. 心脾热盛

34. 舌下络脉短而细,周围小络脉不明显者,属

A. 阴液亏损

B. 热灼津伤

C. 瘀阻脉络

D. 气血不足

E. 寒凝筋脉

35. 下列哪项不属于望舌形的内容

A. 老嫩舌

B. 裂纹舌

C. 齿痕舌

D. 点刺舌

E. 强硬舌

36. 外感热病,营分有热,气分有湿的舌象是

A. 淡白舌,黄腻苔

B. 红绛舌,黄燥苔

C. 淡白胖大舌,白润苔
D. 红绛舌,白腻苔
E. 红绛裂纹舌,无苔

37. 情志不遂,肝气郁结者常发出的异常声音是
A. 叹息
B. 音哑
C. 鼻鼾
D. 失音
E. 瘖

38. 自觉呼吸短促而不相接续,气短不足以息,称为
A. 喘
B. 哮
C. 短气
D. 少气
E. 太息

39. 以下哪项不属于促脉所主病证
A. 阳极阴竭
B. 阳热亢盛
C. 瘀血阻滞
D. 痰食停滞
E. 脏气衰败

40. 脉来沉按实大弦长,坚牢不移,其主病是
A. 阳热亢盛
B. 亡血失精
C. 疝气癥瘕
D. 痰浊内停
E. 食积内停

41. 主病为阳证、实证、热证,也可见于平人的脉象是
A. 实脉
B. 动脉
C. 洪脉
D. 长脉
E. 大脉

42. 脉来浮大中空,如按葱管的主病是
A. 亡血失精
B. 气血两虚
C. 半产漏下
D. 阴寒内盛
E. 失血伤阴

43. 芤脉的脉象特征是
A. 中空外坚
B. 按之空虚
C. 浮大中空
D. 重按稍减不空
E. 轻取不应

44. 应指细而无力的脉象是
A. 细脉、濡脉
B. 细脉、弱脉
C. 虚脉、濡脉
D. 虚脉、弱脉
E. 濡脉、弱脉

45. 具有中空外坚,浮而搏指特征的脉象是
A. 紧脉
B. 弦脉
C. 芤脉
D. 革脉
E. 牢脉

46. 既主肝胆病,又主痛证、痰饮的脉象是
A. 实脉
B. 牢脉
C. 滑脉
D. 弦脉
E. 紧脉

47. 脉来重手推筋着骨始得,甚则伏而不见,其主病是
A. 邪闭厥证
B. 阴寒内盛
C. 脏气衰微
D. 气血俱虚
E. 阳气衰微

48. 寸口脉分候脏腑,其中左寸候
A. 心
B. 肝
C. 脾
D. 肺
E. 肾

49. 五心烦热,盗汗,口咽干燥,颧红,舌红少津,脉细数,辨为
A. 里实热证
B. 里实寒证
C. 表实热证
D. 里虚热证

E. 表虚热证

50. 以下最具表证特征的症状是

A. 咳嗽气喘

B. 头痛身痛

C. 咽喉肿痛

D. 恶寒发热

E. 舌淡红、苔薄白

51. 下列哪项不符合实证的临床表现

A. 疼痛拒按

B. 五心烦热

C. 声高气粗

D. 精神亢奋

E. 舌质苍老

52. 大出血后出现气短,心悸,冷汗淋漓,四肢厥冷,脉微欲绝,诊断为

A. 气血两虚

B. 气虚失血

C. 气随血脱

D. 气虚下陷

E. 阴虚阳亢

53. 下列哪项不是引起“气闭”的原因

A. 暴惊

B. 忧思过度

C. 大怒

D. 外伤内挫

E. 蛔虫阻塞经络

54. 面白无华,短气,身倦乏力,便血,舌淡,脉细弱,此属

A. 气随血脱证

B. 气不摄血证

C. 气血两虚证

D. 气陷证

E. 血虚证

55. 气虚类证不包括下列哪项

A. 气陷证

B. 气虚证

C. 气不固证

D. 气结证

E. 气脱证

56. “干、渴、瘦、细”是下列哪证的辨证要点

A. 血虚证

B. 气虚证

C. 阴虚证

D. 津液亏虚证

E. 消渴病

57. 下列哪项不是血瘀致痛的特点

A. 刺痛

B. 绞痛

C. 固定

D. 拒按

E. 夜重

58. 头晕目眩,不常见于下列哪项

A. 气虚

B. 血虚

C. 阴虚

D. 阳虚

E. 肝风

59. 痰湿凝聚可产生

A. 咽喉嫩红,肿痛不甚

B. 咽喉漫肿,颜色淡红

C. 咽喉微痛,淡红不肿

D. 咽红肿痛,黄白脓点

E. 喉部两侧,红肿突出

60. 气滞类证不包括下列哪项

A. 气逆证

B. 气滞证

C. 气闭证

D. 气郁证

E. 气陷证

61. 肾虚水泛、肾精不足、肾气不固三证的共同特点是

A. 腰膝酸软

B. 身体浮肿

C. 发育迟缓

D. 滑精早泄

E. 经闭不孕

62. 下列哪项不是脾气虚证的临床表现

A. 脘腹胀满

B. 大便稀溏

C. 肢体倦怠

D. 形体消瘦

E. 完谷不化

63. 心悸,头晕眼花,失眠多梦,健忘,面色淡白,舌淡脉细,属

A. 心阴虚证
B. 心血虚证
C. 心气虚证
D. 肝血虚证
E. 心肝血虚证

64. 少腹冷痛,阴部坠胀作痛,或阴器收缩引痛,舌淡,苔白润,脉沉紧者,属

A. 肝郁气滞证
B. 肾阳虚证
C. 肾虚水泛证
D. 寒滞肝脉证
E. 寒湿困脾证

65. 大便干燥如羊屎,艰涩难下,数日一行,腹胀作痛,属

A. 肠热腑实证
B. 肠燥津亏证
C. 肠气滞证
D. 肠道湿热证
E. 胃阴虚证

66. 属心气虚证、心血虚证、心阴虚证、心脉痹阻证共见的症状是

A. 心悸
B. 失眠
C. 心胸憋闷
D. 舌淡苔白
E. 脉结代

67. 微有发热恶风寒,咳嗽,痰少而黏,不易咯出,时而痰中带血,口干咽燥,尿少便干,舌苔干燥,脉浮数,属

A. 肺阴虚证
B. 燥邪犯肺证
C. 风热犯肺证
D. 肺热炽盛证
E. 肺肾阴虚证

68. 下列哪项不是胆郁痰扰证的临床表现

A. 胆怯易惊
B. 惊悸不宁
C. 失眠多梦
D. 烦躁不安
E. 神情痴呆

69. 肾阴虚证与肾精不足证的鉴别依据是

A. 发脱
B. 齿松
C. 腰膝酸软
D. 妇女崩漏
E. 头晕耳鸣

70. 心悸怔忡,心胸憋闷疼痛,体胖多痰,身重困倦,舌苔白腻,脉滑,属

A. 寒凝心脉
B. 瘀阻心脉
C. 气滞心脉
D. 痰阻心脉
E. 心气虚

71. 下列哪项不属于肝风内动证

A. 血虚生风证
B. 阴虚动风证
C. 阳虚动风证
D. 热极生风证
E. 肝阳化风证

72. 下列哪项不属于心火亢盛证的临床表现

A. 心烦口渴
B. 口舌生疮
C. 吐血衄血
D. 狂躁谵语
E. 心悸怔忡

73. 以脘腹痞胀,胃中有振水声,呕吐清水等为主要表现的证候是

A. 胃阳虚证
B. 胃气虚证
C. 寒滞胃肠证
D. 胃热炽盛证
E. 寒饮停胃证

74. 小便频数,排尿灼热涩痛,小便短赤,尿血,腰痛,发热口渴,属

A. 肾阴虚证
B. 肾气不固证
C. 膀胱湿热证
D. 肠道湿热证
E. 肝肾阴虚证

75. 以口苦咽干,目眩,寒热往来,胸胁苦满为主要表

现的证候是
A. 太阳中风证
B. 太阳伤寒证
C. 阳明经证
D. 少阳病证
E. 阳明腑证

76. 身大热,汗大出,大渴引饮,面赤气粗苔黄燥,脉洪大者,属
A. 少阳热化证
B. 阳明经证
C. 阳明腑证
D. 少阳病证
E. 太阳病证

77. 以下哪项不是太阴病证的临床表现
A. 腹满而吐
B. 大便泄泻
C. 食则吐蛔
D. 时腹自痛
E. 四肢欠温

78. 下列哪项不是太阳蓄血证的临床表现
A. 少腹急结硬满
B. 如狂或发狂
C. 小便不利
D. 大便色黑如漆
E. 脉沉涩或沉结

79. 伤寒病不经过传变,两经或三经同时出现病证的称为
A. 合病
B. 并病
C. 直中
D. 越经传
E. 表里传

80. 下列哪项不是下焦病证的临床表现
A. 身热颧红
B. 神倦耳聋
C. 腹满便秘
D. 手足蠕动
E. 心中澹澹大动

二、A2 型题

以下每一道考题下面有A、B、C、D、E五个备选答案。请从中选择一个最佳答案。

81. 患者胃肠热盛,大便秘结,腹满硬痛而拒按,潮热,神昏谵语,但又兼见面色苍白,四肢厥冷,精神萎顿。属于
A. 虚中夹实
B. 真实假虚
C. 由实转虚
D. 真虚假实
E. 实中夹虚

82. 患者月经先期10余天,量多质稠,经色深红,口渴心烦,舌绛,脉滑数。属于
A. 虚热证
B. 阳虚证
C. 血寒证
D. 血热证
E. 实热证

83. 患者先有高热大汗、面赤、口渴引饮、脉洪大,后突然出现面色苍白,四肢厥冷,脉微欲绝,此属于
A. 伤津耗气
B. 津随气脱
C. 津气两伤
D. 气随津脱
E. 表热里寒

84. 患者头晕、眼花、头发干燥,月经延期及量少,面色萎黄,证属
A. 气阴两伤
B. 精气耗竭
C. 元气耗伤
D. 血虚失养
E. 津液不足

85. 男,56岁,浮肿半年,腰以下尤甚,按之没指,小便短少,畏冷肢凉,腰膝酸软,舌淡胖,苔白滑,脉沉迟无力,属
A. 肾虚水泛证
B. 肾阳虚证
C. 脾肾阳虚证
D. 风水相搏证
E. 脾阴虚证

86. 男,57岁,平日心悸怔忡,神疲乏力,今晨突然心

胸剧痛,四肢厥冷,冷汗淋漓,面色苍白,呼吸微弱,唇舌青紫,脉微欲绝,属
A. 心阳虚证
B. 寒凝心脉证
C. 心气虚证
D. 瘀阻心脉证
E. 心阳虚脱证

87. 男,26 岁,近日因着急上火而牙龈肿痛,并见局部溃烂,时而齿衄,小便短黄,大便秘结,舌红苔黄,脉滑数,属
A. 肠热腑实证
B. 心火亢盛证
C. 肺热炽盛证
D. 胃热炽盛证
E. 肝火炽盛证

88. 男,60 岁,咳嗽 10 余年,秋冬加剧,咳声无力,气短而喘,动则尤甚,痰清稀,声低懒言,时有自汗,舌淡脉弱,属
A. 心肺气虚证
B. 脾肺气虚证
C. 肺气虚证
D. 肺阳虚证
E. 寒痰阻肺证

89. 女,25 岁,工作时突然昏倒,不省人事,口吐涎沫,喉有痰声,面色晦暗,舌苔白腻,脉滑,属
A. 心火亢盛证
B. 痰蒙心神证
C. 痰火扰神证
D. 瘀阻脑络证
E. 肝风内动证

90. 女,33 岁,20 天来漏下不止,出血量不多,血色淡红质稀,神疲乏力,气短懒言,舌淡,脉细无力,属
A. 脾气虚证
B. 脾不统血证
C. 气血两虚证
D. 心脾气血虚证
E. 肝血虚证

91. 男,21 岁,因受精神刺激,突然胡言乱语,哭笑无常,狂躁妄动,甚则打人毁物,舌红苔黄腻,脉滑数,属
A. 痰蒙心神证
B. 痰火扰神证
C. 心火亢盛证
D. 肝火炽盛证
E. 肝阳化风证

二、B1 型题

以下提供若干组考题,每组考题共同在考题前列出 A、B、C、D、E 五个备选答案。请从中选择一个与问题关系最密切的答案。每个备选答案可能被选择一次、多次或不被选择。

(92～93 题共用备选答案)
A. 热痰
B. 寒痰
C. 湿痰
D. 燥痰
E. 肺痈

92. 痰白滑量多,易咯出者,属
93. 痰白而清稀,或有灰黑点者,属

(94～95 题共用备选答案)
A. 脾胃虚弱
B. 食滞胃脘
C. 胃强脾弱
D. 湿热蕴脾
E. 肝胆湿热

94. 厌食油腻,胁肋胀痛灼热,口苦泛呕,此属
95. 厌食油腻,脘腹痞闷,呕恶便溏,此属

(96～97 题共用备选答案)
A. 肝胃郁热
B. 心火上炎
C. 燥热津伤
D. 脾胃湿热
E. 脾胃虚弱

96. 患者自觉口中有甜味者,属
97. 患者自觉口中有苦味者,属

(98～99题共用备选答案)

A. 肾阳虚
B. 肾阴虚
C. 肾虚水饮
D. 寒湿带下
E. 瘀血日久

98. 面黑而焦干者,属

99. 面黑而暗淡者,属

(100～101题共用备选答案)

A. 气轮
B. 水轮
C. 风轮
D. 血轮
E. 肉轮

100. 五轮学说中,肺属

101. 五轮学说中,心属

(102～103题共用备选答案)

A. 胃阳不足
B. 寒邪犯胃
C. 食滞胃肠
D. 热邪犯胃
E. 肝胆湿热

102. 呕吐物秽浊酸臭者,病因是

103. 呕吐物酸腐夹杂不化食物者,病因是

(104～105题共用备选答案)

A. 气血两虚
B. 寒凝筋脉
C. 痰浊内蕴
D. 热盛伤津
E. 风痰阻络

104. 舌淡白胖嫩而舌体短缩属

105. 舌色红绛而干,舌体短缩属

(106～107题共用备选答案)

A. 全舌青紫
B. 舌有紫色斑点
C. 舌色淡红泛青紫
D. 舌淡紫而湿润
E. 舌紫红干枯少津

106. 热盛伤津,气血壅滞的舌象是

107. 阴寒内盛,或阳气虚衰致寒凝血瘀的舌象是

(108～109题共用备选答案)

A. 痰湿阻肺
B. 热邪犯肺
C. 肺气虚损
D. 燥邪犯肺
E. 阴虚肺燥

108. 咳声不扬,痰稠色黄,不易咯出,属

109. 咳声轻清低微者,属

(110～111题共用备选答案)

A. 实脉
B. 大脉
C. 长脉
D. 洪脉
E. 滑脉

110. 脉体宽大,充实有力,来盛去衰的脉象是

111. 三部脉脉来充实有力,其势来盛去亦盛的脉象是

(112～113题共用备选答案)

A. 从容和缓
B. 不浮不沉
C. 有力柔和
D. 尺脉有力
E. 一息四一五至

112. 脉来有根的特征是

113. 脉来有神的特征是

(114～115题共用备选答案)

A. 细脉
B. 微脉
C. 弱脉
D. 濡脉
E. 散脉

114. 具有极细极软,按之欲绝,若有若无特征的脉象是

115. 具有沉细无力而软特征的脉象是

(116～117 题共用备选答案)

A. 胃气虚证

B. 胃阳虚证

C. 胃阴虚证

D. 胃热炽盛证

E. 寒饮停胃证

116. 以胃脘嘈杂，饥不欲食，脘腹痞胀、灼痛为主要表现的证候是

117. 以胃脘冷痛，喜温喜按，畏冷肢凉为主要表现的证候是

(118～119 题共用备选答案)

A. 脾不统血证

B. 寒湿困脾证

C. 脾阳虚证

D. 脾气虚证

E. 湿热蕴脾证

118. 身热，面目发黄而鲜明者，属

119. 耳目发黄，面色晦暗不泽者，属

(120～121 题共用备选答案)

A. 瘀阻心脉

B. 痰阻心脉

C. 寒凝心脉

D. 气滞心脉

E. 心阳虚脱

120. 心悸，心胸憋闷疼痛，遇寒痛剧，得温痛减，舌淡苔白，脉沉紧，属

121. 心悸怔忡，心胸刺痛，痛引肩背，舌质晦暗，脉细涩，属

(122～123 题共用备选答案)

A. 心肾不交证

B. 心脾气虚证

C. 心肺气虚证

D. 心肝血虚证

E. 脾肺气虚证

122. 以心悸，头晕神疲，食少腹胀，便溏为主要表现的证候是

123. 以心烦失眠，梦遗，耳鸣，腰酸为主要表现的证候是

(124～125 题共用备选答案)

A. 饮停胸胁证

B. 风水相搏证

C. 风寒犯肺证

D. 寒痰阻肺证

E. 肺气虚证

124. 咳嗽，痰多色白质稠，胸闷气喘，恶寒肢冷，质淡苔白腻，脉滑，属

125. 咳嗽，痰少色白质稀，气喘，微有恶寒发热，鼻塞流清涕，苔薄白，脉浮紧，属

(126～127 题共用备选答案)

A. 肝火犯肺证

B. 肝胆湿热证

C. 肝胃不和证

D. 肝郁脾虚证

E. 肝肾阴虚证

126. 以胁胀作痛，情志抑郁，腹胀便溏为主要表现的证候是

127. 以脘胁胀痛，嗳气吞酸，情绪抑郁为主要表现的证候是

(128～129 题共用备选答案)

A. 厥阴病证

B. 少阴热化证

C. 少阴寒化证

D. 太阳病证

E. 阳明腑证

128. 消渴，气上撞心，心中疼热，饥而不欲食，食则吐蛔，属

129. 心烦不得眠，口燥咽干，舌尖红，脉细数，属

参考答案

1. A	2. C	3. C	4. E	5. B	6. E	7. D	8. C	9. A	10. A
11. B	12. B	13. E	14. A	15. E	16. D	17. B	18. B	19. C	20. E
21. A	22. E	23. D	24. B	25. D	26. A	27. E	28. B	29. E	30. E
31. A	32. A	33. D	34. D	35. E	36. D	37. A	38. C	39. A	40. C
41. D	42. E	43. C	44. E	45. D	46. D	47. A	48. A	49. D	50. D
51. B	52. C	53. D	54. B	55. D	56. D	57. B	58. D	59. B	60. E
61. A	62. E	63. B	64. D	65. B	66. A	67. B	68. E	69. D	70. D
71. C	72. E	73. E	74. C	75. D	76. B	77. C	78. C	79. A	80. C
81. B	82. D	83. D	84. D	85. A	86. E	87. D	88. C	89. B	90. B
91. B	92. C	93. B	94. E	95. D	96. D	97. B	98. B	99. A	100. A
101. D	102. D	103. C	104. A	105. D	106. E	107. D	108. B	109. C	110. D
111. A	112. D	113. C	114. B	115. C	116. C	117. B	118. E	119. B	120. C
121. A	122. B	123. A	124. D	125. C	126. D	127. C	128. A	129. B	

诊断学基础

一、A1 型题

以下每一道题有 A、B、C、D、E 五个备选答案。请从中选择一个最佳答案。

1. 感染性发热最常见的病原体是

A. 病毒
B. 肺炎支原体
C. 真菌
D. 细菌
E. 立克次体

2. 关于热型的说法,错误的是

A. 伤寒常为稽留热
B. 弛张热是指体温在 39℃以上,一天内波动不超过 2℃
C. 间歇热是发热期与无热期交替出现
D. 肺结核常为不规则发热
E. 发热不一定都是感染引起的

3. 发热伴肝脾肿大,最可能的诊断是

A. 病毒性肝炎
B. 肺炎链球菌肺炎
C. 消化性溃疡
D. 肾综合征出血热
E. 疟疾

4. 引起痰分层现象的疾病是

A. 慢性支气管炎
B. 肺脓肿
C. 肺结核
D. 肺炎链球菌肺炎
E. 心源性哮喘

5. 胸骨后痛常见于

A. 胸膜炎
B. 心脏神经官能症
C. 肺梗死
D. 自发性气胸
E. 反流性食管炎

6. 严重肺气肿的呼吸困难表现为

A. 呼气性呼吸困难
B. 吸气性呼吸困难
C. 混合性呼吸困难
D. 神经精神性呼吸困难
E. 潮式呼吸

7. 心源性哮喘最主要的临床表现是

A. 气闷、气促
B. 心率加快
C. 发绀、出汗
D. 端坐呼吸
E. 两肺哮鸣音及湿啰音

8. 腹泻伴里急后重,见于

A. 肠结核
B. 细菌性痢疾
C. 伤寒
D. 副伤寒
E. 结肠癌

9. 下列水肿,一般不出现全身性水肿的是

A. 心源性水肿
B. 肝源性水肿
C. 肾源性水肿
D. 过敏性水肿
E. 营养不良性水肿

10. 下列有助于肝细胞性黄疸和胆汁淤积性黄疸鉴别的是

A. 尿胆原定性和定量检查
B. 有无血红蛋白尿
C. 血中结合胆红素增高
D. 皮肤黏膜颜色
E. 尿胆红素阳性

11. 中枢性呕吐的常见病因是
A. 急性胆囊炎
B. 脑出血
C. 胆石症
D. 急性胰腺炎
E. 肠梗阻

12. 问诊的内容不包括
A. 主诉
B. 一般项目
C. 工作环境
D. 性生活情况
E. 学历情况

13. 关于主诉,以下哪项说法是正确的
A. 是患者本次就诊想要解决的所有问题
B. 是患者本次就诊的主要症状或体征及其持续时间
C. 是医生判断病情轻重的主要依据
D. 是患者所有问题的归纳
E. 是既往史中最主要的病史资料

14. 心浊音界变小常见于
A. 心包积液
B. 心肌病
C. 左心衰竭
D. 阻塞性肺气肿
E. 右心衰竭

15. 关于口测法测量体温,下列叙述正确的是
A. 正常值为36.5℃ ~37.5℃
B. 小儿常用
C. 昏迷患者可用
D. 体温1日内有1℃以上波动
E. 体温表放置舌下,紧闭口唇5分钟读数

16. 叩诊发现心影呈梨形增大,是由于
A. 右室、左室增大
B. 左室、左房增大
C. 右室、左房增大,肺动脉段膨出
D. 右室、右房增大
E. 左室增大,主动脉弓突出

17. 与胸骨角相连接的是
A. 第一肋软骨
B. 第二肋软骨
C. 第三肋软骨
D. 第四肋软骨
E. 第五肋软骨

18. 腮腺管开口的部位在
A. 上颌第一臼齿相对应的颊黏膜上
B. 下颌第一臼齿相对应的颊黏膜上
C. 舌下
D. 上颌第二臼齿相对应的颊黏膜上
E. 下颌第二臼齿相对应的颊黏膜上

19. 语颤增强见于
A. 肺气肿
B. 气胸
C. 胸腔积液
D. 肺实变
E. 胸膜肥厚

20. 心率在正常范围且节律规整,最可能的是
A. Ⅰ度房室传导阻滞
B. 心房颤动
C. 室性早搏
D. Ⅱ度房室传导阻滞
E. 心房扑动

21. 下列哪项不符合心包摩擦音的特点
A. 收缩期及舒张期均可听到
B. 通常在胸骨左缘第三、四肋间易听到
C. 将听诊器胸件向胸部加压时,可使摩擦音增强
D. 屏住呼吸时摩擦音消失
E. 坐位稍前倾时,易于听到

22. 周围血管征常见于下列病因,但除外
A. 主动脉瓣关闭不全
B. 高热
C. 严重贫血
D. 甲状腺功能亢进症
E. 主动脉瓣狭窄

23. 单侧眼球下陷见于
A. Horner综合征
B. 脑血管疾病
C. 严重脱水
D. 甲状腺功能亢进症
E. 颅内病变

24. 鉴别胸膜摩擦音和心包摩擦音主要依靠
A. 声音粗糙的程度

B. 声音发出的部位
C. 声音持续的时间长短
D. 屏住呼吸是否存在
E. 伴有啰音还是杂音

25. 蜘蛛痣常见于下列哪种疾病
A. 肝硬化
B. 伤寒
C. 猩红热
D. 麻疹
E. 药物过敏

26. 肾绞痛患者常采取的体位是
A. 强迫坐位
B. 角弓反张位
C. 强迫俯卧位
D. 强迫侧卧位
E. 辗转体位

27. 关于气管的位置，下列哪项是错误的
A. 左侧大量积液，气管移向右侧
B. 左侧大量积气，气管移向右侧
C. 左侧肺不张，气管移向右侧
D. 两肺严重气肿，气管正中
E. 右侧胸膜肥厚，气管移向右侧

28. 颈静脉搏动见于
A. 二尖瓣关闭不全
B. 三尖瓣关闭不全
C. 主动脉瓣关闭不全
D. 甲状腺功能亢进症
E. 肺动脉高压

29. 心尖部触及舒张期震颤，提示
A. 主动脉瓣狭窄
B. 肺动脉瓣狭窄
C. 室间隔缺损
D. 二尖瓣狭窄
E. 二尖瓣关闭不全

30. 伤寒患者可能的面容是
A. 急性病容
B. 慢性病容
C. 无欲貌
D. 面具面容
E. 水肿面容

31. 站立时右季肋下触及一包块，有酸胀感，可能是
A. 右肾
B. 右肾上腺
C. 胆囊
D. 结肠
E. 十二指肠球部

32. 移动浊音阳性时，说明腹水在
A. 100mL 以上
B. 3000mL 以上
C. 500mL 以上
D. 700mL 以上
E. 1000mL 以上

33. 二尖瓣杂音在下列哪种体位听诊最清楚
A. 坐位
B. 立位
C. 平卧位
D. 右侧卧位
E. 左侧卧位

34. 晚期肝硬化患者肝浊音区的变化是
A. 缩小
B. 消失
C. 上升
D. 扩大
E. 下移

35. 空腹听诊出现振水音阳性，可见于
A. 肝硬化腹水
B. 肾病综合征
C. 结核性腹膜炎
D. 幽门梗阻
E. 急性肠炎

36. 以下哪项为周围性面瘫的表现
A. 对侧颜面肌麻痹
B. 同侧颜面肌麻痹
C. 面部无汗
D. 皱眉
E. 皱额

37. 肝-颈静脉反流征阳性见于
A. 肝炎
B. 肝硬化
C. 二尖瓣狭窄
D. 右心功能不全
E. 左心功能不全

38. 周围血管征的发生机理是
A. 舒张压过高
B. 收缩压过高
C. 脉压过大
D. 脉压过小
E. 心律失常

39. 下列哪项体征最能提示腹膜炎的存在
A. 肠鸣音减弱
B. 移动性浊音阳性
C. 腹部压痛
D. 腹部触及肿块
E. 腹部反跳痛

40. 肝浊音界下移见于
A. 人工气腹
B. 肺气肿
C. 肝癌
D. 肝囊肿
E. 急性肝炎

41. 一般不出现胆囊肿大的疾病是
A. 胆总管结石
B. 胰头癌
C. 急性胆囊炎
D. 肝内胆管结石
E. 胆总管癌

42. 检查脊柱应采取的正确体位是
A. 仰卧位
B. 右侧卧位
C. 左侧卧位
D. 膝胸卧位
E. 站立位或卧位

43. 脑血管病最常出现的感觉障碍类型是
A. 神经根型
B. 脑干型
C. 脊髓横贯型
D. 内囊型
E. 末梢型

44. 大量腹水与肥胖症的鉴别可观察
A. 腹围
B. 髂前上棘
C. 脐
D. 腹上角
E. 肋腰角

45. 匙状甲多见于下列哪种疾病
A. 风湿热
B. 紫绀型先天性心脏病
C. 支气管扩张
D. 缺铁性贫血
E. 类风湿性关节炎

46. 下列关于正常人脾脏触诊的描述,正确的是
A. 仰卧位可触到
B. 左侧卧位可触到
C. 右侧卧位可触到
D. 任何体位都触不到
E. 右侧卧位深压触诊法可触到

47. 病理反射中最常用且易引出的是
A. 奥本海姆征
B. 巴宾斯基征
C. 戈登征
D. 卡多克征
E. 霍夫曼征

48. 大量腹水时触诊肝脏,应采用的方法是
A. 冲击触诊法
B. 滑行触诊法
C. 深压触诊法
D. 浅部触诊法
E. 双手触诊法

49. 甲状腺功能亢进症患者常见的是
A. 静止性震颤
B. 老年性震颤
C. 动作性震颤
D. 扑翼样震颤
E. 细震颤

50. 胸骨左缘第三、四肋间舒张期叹息样杂音,叩诊心界向左下扩大,其心脏浊音界外形为
A. 梨形
B. 球形
C. 烧瓶状
D. 靴形
E. 水滴状

51. 肝癌患者不会出现下列哪项体征
A. 脾大
B. 玫瑰疹

C. 蜘蛛痣
D. 紫癜
E. 腹壁静脉曲张

52. 外周血涂片不会出现幼稚细胞的是
A. 再生障碍性贫血
B. 急性失血
C. 急性化脓性感染
D. 溶血性贫血
E. 急性白血病

53. 下列哪项指标最能反映肾功能受损的程度
A. 大量蛋白尿
B. 大量红细胞尿
C. 大量脓尿
D. 大量管型尿
E. 低比重尿

54. 血小板一过性增多见于
A. 再生障碍性贫血
B. 溶血性贫血
C. 脾功能亢进
D. 急性白血病
E. 弥漫性血管内凝血

55. 大量脓痰常见于下列哪种疾病
A. 肺结核
B. 支气管哮喘
C. 慢性支气管炎
D. 支气管扩张症
E. 肺癌

56. 中性粒细胞减少见于下列哪种情况
A. 糖尿病酮症酸中毒
B. 异位妊娠破裂后
C. 系统性红斑狼疮
D. 肝癌晚期
E. 肾脏移植出现排异反应

57. 健康成人白细胞正常值是
A. $(4\sim10)\times10^9/L$
B. $(4\sim11)\times10^9/L$
C. $(5\sim10)\times10^9/L$
D. $(4.5\sim10)\times10^9/L$
E. $(4.5\sim11)\times10^9/L$

58. 成年男性，检查发现血沉加快。其血沉测定值可能为
A. 5mm/h
B. 8mm/h
C. 11mm/h
D. 15mm/h
E. 18mm/h

59. 铁锈色痰常见于下列哪种疾病
A. 慢性支气管炎
B. 肺炎球菌肺炎
C. 肺结核
D. 肺脓肿
E. 支气管扩张

60. 血清补体活性增高常见的病因是
A. 急性肾小球肾炎
B. 慢性肾小球肾炎
C. 急性炎症
D. 狼疮性肾炎
E. 自身免疫性溶血性贫血

61. 下列哪种情况引起的腹水性质为渗出液
A. 结核性腹膜炎
B. 肝硬化
C. 心功能不全
D. 肾病综合征
E. 重度营养不良

62. 无尿是指 24 小时尿量少于
A. 500mL
B. 400mL
C. 300mL
D. 200mL
E. 100mL

63. 嗜酸粒细胞增多见于
A. 副伤寒
B. 感染早期
C. 寄生虫感染
D. 应用肾上腺皮质激素
E. X 线照射后

64. IgE 增高常见的病因是
A. 类风湿性关节炎
B. 多发性骨髓瘤
C. 支气管哮喘
D. 原发性巨球蛋白血症
E. 获得性免疫缺陷综合征

65. 反映肝损害最敏感的指标是

A. AFP

B. ALT

C. AST

D. γ - GT

E. ALP

66. 血清中含量最高的免疫球蛋白是

A. IgA

B. IgG

C. IgD

D. IgE

E. IgM

67. 心电图的标准走纸速度是

A. 2.5mm/s

B. 5mm/s

C. 15mm/s

D. 25mm/s

E. 50mm/s

68. 下列哪项为高钾血症时的心电图改变

A. P 波高尖

B. T 波高尖,基底狭窄

C. QRS 波群时间缩短

D. ST 段抬高

E. PR 间期缩短

69. 心电图负荷试验的适应证是

A. 疑有冠心病而静息心电图正常者

B. 急性心肌炎

C. 不稳定型心绞痛

D. 急性心肌梗死

E. 高度主动脉狭窄

70. 下列哪项是心肌梗死的“损伤型”心电图改变

A. R 波电压降低

B. 异常 Q 波

C. T 波直立高耸

D. ST 段抬高

E. T 波呈对称性

71. 某人心电图上 RR 间期为 0.75 秒,其心率为

A. 40 次/分钟

B. 60 次/分钟

C. 80 次/分钟

D. 100 次/分钟

E. 120 次/分钟

72. 下列哪项提示 P 波异常

A. Ⅱ导联 P 波直立

B. Ⅲ导联 P 波双向

C. aVR 导联 P 波倒置

D. aVL 导联 P 波不明显

E. V_5 导联 P 波倒置

73. 二度Ⅱ型房室传导阻滞的心电图特征是

A. PR 间期进行性缩短

B. RR 间距进行性延长

C. 固定的房室 3:1 传导

D. PR 间期进行性延长,伴 QRS 波群脱漏

E. PR 间期固定,伴 QRs 波群脱漏

74. 右心室肥厚时,以下哪项错误

A. R_{V_1} ≥1.0mV

B. V_1、V_1 呈 R、Rs 及 qR 型

C. V_1 的 R/S > 1

D. 心电轴右偏

E. R_{V_5} ≥2.5mV

75. 上消化道内镜检查的适应证是

A. 原因不明的急性胃肠穿孔

B. 原因不明的休克

C. X 线钡餐已确诊的胃溃疡

D. 原因不明的上消化道出血

E. 疑有结肠癌者

76. 充盈缺损的主要 X 线表现是

A. 向腔内突出的轮廓缺损

B. 黏膜消失

C. 蠕动减弱

D. 向腔外突出的乳头状影

E. 管腔狭窄

77. Ⅱ型肺结核是指

A. 浸润型肺结核

B. 原发型肺结核

C. 血行播散型肺结核

D. 慢性纤维空洞型肺结核

E. 结核性胸膜

78. 原发性支气管肺癌的最常见组织类型为

A. 鳞状细胞癌

B. 腺癌

C. 未分化癌

D. 混合癌
E. 皮肤基底细胞癌

79. 结肠癌的好发部位是
A. 回盲部和升结肠
B. 横结肠
C. 降肠
D. 回肠
E. 直肠和乙状结肠

80. 慢性支气管炎的常见并发症是
A. 肺气肿
B. 肺不张
C. 肺空洞
D. 胸膜炎
E. 肺钙化灶

81. 胃溃疡的主要 X 线表现是
A. 黏膜破坏
B. 黏膜中断
C. 龛影
D. 充盈缺损
E. 痉挛性切迹

82. 下列哪项不是大量心包积液的 X 线主要表现
A. 心缘弧度消失
B. 心搏动减弱
C. 肺动脉高压
D. 心尖搏动位于心影内
E. 上腔静脉增宽

83. 右上肺中心型肺癌的典型 X 线表现
A. 两上肺锁骨下区的片状阴影
B. 左心缘影呈直线状斜向外下方
C. 肺门肿块和右肺上叶不张连在一起形成横“S”状的下缘
D. 右上肺内有多发的薄壁空洞
E. 右上肺内有多发的肿块影

84. 关节病变的基本 X 线表现不包括
A. 骨折
B. 关节脱位
C. 关节肿胀
D. 关节强直
E. 关节退行性变

85. 正常胸膜的 X 线表现是
A. 胸膜不显影
B. 呈横行条索状阴影
C. 呈斑片状阴影
D. 肋膈角尖锐
E. 膈角平直

86. 周围型肺癌是指肿瘤发生在
A. 主支气管
B. 肺叶支气管
C. 肺段支气管
D. 肺段以下细支气管以上
E. 细支气管以下

87. 关节退行性变的 X 线表现一般不包括
A. 关节面模糊、中断
B. 关节间隙狭窄
C. 软骨下骨质囊变
D. 关节面边缘骨赘形成
E. 骨质疏松

88. 胃癌的好发部位是
A. 胃体前壁
B. 胃体大弯侧
C. 胃底部
D. 胃窦部
E. 胃体后壁

89. 形成肺纹理的主要成分是
A. 肺动脉分支影
B. 肺静脉分支影
C. 支气管分支影
D. 淋巴管影
E. 纤维组织影

90. 中央型肺癌的直接征象是
A. 黏液嵌塞征
B. 局限性肺气肿
C. 段或叶的肺不张
D. 阻塞性肺炎
E. 肺门肿块

91. 胃溃疡的好发部位是
A. 胃体小弯
B. 胃体后壁
C. 胃底部
D. 胃体大弯侧
E. 胃体前壁

92. 结核早期病变的 X 线表现是

A. 渗出
B. 增殖
C. 纤维化
D. 钙化
E. 空洞

二、A2 型题

以下每一道病例题有 A、B、C、D、E 五个备选答案。请从中选择一个最佳答案。

93. 患者,男,26 岁。近 1 个月来,以夜间咳嗽为主,痰中带血丝,件低热,盗汗。应首先考虑
A. 肺结核
B. 支气管扩张
C. 肺癌
D. 风湿性心脏病(二尖瓣狭窄)
E. 急性肺水肿

94. 患者反复呕吐隔餐食物。查体:消瘦,上腹部膨胀,并见胃型。应首先考虑
A. 肝炎
B. 肝硬化
C. 胃炎
D. 幽门梗阻
E. 胆囊炎

95. 患者进食后出现的上腹部疼痛,呕吐后腹痛明显减轻,不发热。最可能的病因是
A. 急性胰腺炎
B. 急性胆囊炎
C. 胃肠穿孔
D. 急性心肌梗死
E. 麻痹性肠梗阻

96. 腹壁静脉曲张患者,血流方向为脐以上向上,脐以下向下,临床可能的诊断是
A. 上腔静脉阻塞
B. 下腔静脉阻塞
C. 右心衰竭
D. 门脉性肝硬化
E. 心包积液

97. 患者全腹部膨隆,不随体位改变而变化。应考虑的是
A. 腹腔积液
B. 右心功能不全
C. 缩窄性心包炎
D. 肝硬化
E. 肠麻痹

98. 患者心尖搏动向左下移位,心尖区听到 4 级收缩期吹风样杂音,最可能的诊断是
A. 二尖瓣狭窄
B. 二尖瓣关闭不全
C. 主动脉瓣狭窄
D. 主动脉瓣关闭不全
E. 风湿性心肌炎

99. 患者心前区疼痛 10 分钟,心电图 Ⅱ、Ⅲ、aVF 导联 ST 段上抬 0.15mV,最可能的诊断是
A. 急性心包炎
B. 心肌炎
C. 典型心绞痛
D. 变异型心绞痛
E. 正常心电图

100. 男性患者,有高血压病史,心电图 $R_{V_5}=3.5mV$, $R_{V_5}+S_{V_1}=4.9mV$,心电轴 $-25°$,应诊断为
A. 左心室肥大
B. 左心室肥大、劳损
C. 左心房及左心室肥大
D. 左室高电压
E. 双侧心室肥大

101. 患者高热,胸痛,咳嗽,咳痰,胸片示右下肺大片密度增高阴影,在实变的阴影中间见到含气的支气管影。诊断应考虑的是
A. 大叶性肺炎
B. 支气管肺炎
C. 压迫性肺不张
D. 肺结核
E. 肺癌

102. 腹痛患者,X 线腹透见腹部数个阶梯状含气液平面,最可能的诊断是
A. 急性胰腺炎
B. 胃肠穿孔
C. 肠梗阻
D. 幽门梗阻

E. 溃疡性结肠炎

103. 患者胸片两肺野透亮度减低，见大小相等、密度一致、分布均匀的小结节状阴影，首先考虑的诊断是

A. 支气管肺炎

B. 肺气肿

C. 浸润型肺结核

D. 粟粒型肺结核

E. 肺水肿

三、B1 型题

以下提供若干组考题，每组考题共同在考题前列出 A、B、C、D、E 五个备选答案。请从中选择一个与问题关系最密切的答案。每个备选答案可能被选择一次、多次或不被选择。

(104～105 题共用备选答案)

A. 脑出血

B. 甲状腺功能亢进症

C. 广泛皮炎

D. 风湿热

E. 白血病

104. 属抗原－抗体反应而发热的疾病是

105. 属无菌坏死物质吸收而发热的疾病是

(106～107 题共用备选答案)

A. 结核病

B. 急性喉炎

C. 疟疾

D. 败血症

E. 大叶性肺炎

106. 稽留热常见于

107. 弛张热常见于

(108～109 题共用备选答案)

A. 伴随症状

B. 父母健康状况

C. 主要症状特点

D. 外伤史

E. 有无冶游史

108. 与家族史有关的是

109. 与个人史有关的是

(110～111 题共用备选答案)

A. 饮食及睡眠情况

B. 手术史

C. 性生活情况

D. 父母兄妹的健康状况

E. 工作环境

110. 属于既往史的是

111. 属于现病史的是

(112～113 题共用备选答案)

A. 抽搐伴苦笑面容

B. 抽搐伴高血压、肢体瘫痪

C. 抽搐伴高热

D. 抽搐前有先兆

E. 抽搐不伴有意识障碍

112. 破伤风

113. 脑出血

(114～115 题共用备选答案)

A. 匙状甲

B. 杵状指(趾)

C. 肢端肥大症

D. 膝内、外翻

E. 足内、外翻

114. 脊髓灰质炎后遗症可见

115. 大骨节病可见

(116～117 题共用备选答案)

A. 心前区隆起

B. 抬举性心尖搏动

C. 负性心尖搏动

D. 心尖搏动减弱

E. 心尖搏动增强

116. 心包积液时

117. 粘连性心包炎时

(118～119题共用备选答案)
A. 胸骨角附近
B. 左下肺
C. 左上肺
D. 喉部
E. 肩胛区
118. 正常支气管呼吸音的听诊部位在
119. 正常支气管肺泡呼吸音的听诊部位在

(120～121题共用备选答案)
A. 脉搏短绌
B. 水冲脉
C. 奇脉
D. 颈静脉搏动
E. 交替脉
120. 主动脉瓣关闭不全,多表现为
121. 心包积液,多表现为

(122～123题共用备选答案)
A. 过清音
B. 鼓音
C. 清音
D. 实音
E. 浊音
122. 气胸肺部叩诊可见
123. 肺气肿肺部叩诊可见

(124～125题共用备选答案)
A. 血流加速
B. 瓣膜关闭不全
C. 瓣膜口狭窄
D. 异常通道
E. 心脏内有漂浮物
124. 心内膜炎时心脏杂音产生的主要机理是
125. 贫血或甲亢患者常有心尖区收缩期杂音,其产生的主要机理是

(126～127题共用备选答案)
A. 呼吸过缓
B. 呼吸过快
C. Kussmaul 呼吸
D. 呼气延长
E. 潮式呼吸
126. 吗啡中毒可见
127. 颅内高压可见

(128～129题共用备选答案)
A. 红细胞管型
B. 颗粒管型
C. 透明管型
D. 脂肪管型
E. 蜡样管型
128. 急性肾炎患者尿中最常见的管型
129. 肾功能衰竭患者尿中可出现

(130～131题共用备选答案)
A. 脓血便
B. 鲜血便
C. 柏油样便
D. 白陶土样便
E. 稀糊状便
130. 上消化道出血可见
131. 肛裂可见

(132～133题共用备选答案)
A. 葡萄糖明显减少或消失
B. 静置后有薄膜形成
C. 外观初期为血性,后期黄染
D. 蛋白质含量轻度增加
E. 压力正常
132. 化脓性脑膜炎的脑脊液特点是
133. 结核性脑膜炎的脑脊液特点是

(134～135题共用备选答案)
A. 暂时性尿糖
B. 生理性血糖升高
C. 病理性血糖升高
D. 生理性血糖降低
E. 病理性血糖降低
134. 饥饿可见
135. 脑血管意外可见

（136～137 题共用备选答案）

A. 35～45mmHg

B. 40～45mmHg

C. <50mmHg

D. <60mmHg

E. <80mmHg

136. 正常人动脉血二氧化碳分压

137. 呼吸衰竭的诊断标准是动脉血氧分压

（138～139 题共用备选答案）

A. 腹部透视

B. 上消化道钡餐造影

C. 钡剂灌肠

D. 腹部 CT

E. 全消化道钡餐

138. 疑为胃溃疡，检查首选

139. 疑为结肠癌，检查首选

（140～141 题共用备选答案）

A. 软组织

B. 骨骼

C. 脂肪

D. 气体

E. 胸膜

140. X 线片上呈黑色是

141. X 线片上呈白色是

（142～143 题共用备选答案）

A. 薄壁空洞

B. 管状透明阴影

C. 薄壁空腔

D. 不规则偏心空洞

E. 壁厚空洞内有液平

142. 肺大泡的 X 线表现为

143. 肺脓肿空洞 X 线多表现为

参考答案

1. D　2. B　3. A　4. B　5. E　6. C　7. E　8. B　9. D　10. A
11. B　12. E　13. B　14. D　15. E　16. C　17. B　18. D　19. D　20. A
21. D　22. E　23. A　24. D　25. A　26. E　27. C　28. B　29. D　30. C
31. A　32. E　33. E　34. A　35. D　36. B　37. D　38. C　39. E　40. B
41. D　42. E　43. D　44. C　45. D　46. D　47. B　48. A　49. E　50. D
51. B　52. A　53. E　54. B　55. D　56. C　57. A　58. E　59. B　60. C
61. A　62. E　63. C　64. C　65. B　66. B　67. D　68. B　69. A　70. D
71. C　72. E　73. E　74. E　75. D　76. A　77. C　78. A　79. E　80. A
81. C　82. C　83. C　84. A　85. A　86. D　87. E　88. D　89. A　90. E
91. A　92. A　93. A　94. D　95. E　96. D　97. E　98. B　99. D　100. A
101. A　102. C　103. D　104. D　105. E　106. E　107. D　108. B　109. E　110. B
111. A　112. A　113. B　114. E　115. D　116. D　117. C　118. D　119. A　120. B
121. C　122. B　123. A　124. E　125. A　126. A　127. E　128. A　129. E　130. C
131. B　132. A　133. B　134. D　135. A　136. A　137. C　138. B　139. C　140. D
141. B　142. C　143. E

中医养生康复学

一、A1 型题

以下每一道考题有 A、B、C、D、E 五个备选答案,请从中选择一个最佳答案。

1. 糖尿病患者调养中哪一项是错误的

A. 控制运动
B. 控制摄入总热量
C. 适当限制碳水化合物,脂肪,保证必要蛋白质
D. 适当限盐
E. 戒酒

2. 下列哪项不属于房事禁忌的内容

A. 浴后
B. 环境不当
C. 酒后
D. 劳倦体虚
E. 七情过激

3. 高血脂症患者宜食用下列哪项

A. 香橼浆
B. 双耳汤
C. 五汁饮
D. 樱桃酒
E. 胡桃仁粥

4. 中医养生保健的基本原则是

A. 正气为本,天人相应,形神合一,动静结合,协调阴阳,杂合以养,预防为主,知行并重
B. 整体为主,天人相应,形神合一,动静结合,协调阴阳,杂合以养,预防为主,知行并重
C. 正气为本,天人相应,形神合一,修德怡神,审因施养,杂合以养,预防为主,知行并重
D. 正气为本,天人相应,形神合一,动静结合,审因施养,杂合以养,预防为主,知行并重
E. 正气为本,天人相应,形神合一,动静结合,审因施养,杂合以养,预防为主,辨证遣药

5. 传统医学的“四诊”是指

A. 察、言、观、色
B. 视、触、叩、听
C. 望、闻、问、切
D. 摸、视、听、叩
E. 触、动、量、望

6. 脑卒中偏瘫早期对偏瘫侧肩关节只能做无痛范围内的活动,目的是

A. 减轻痛苦
B. 防止骨折
C. 防止发生肩关节半脱位
D. 增强肌力
E. 保持关节活动度

7. 下列哪一项属于语言训练期的实用交流能力训练内容

A. 词汇理解
B. 运用手势、笔谈的训练
C. 句法能力训练
D. 失用训练
E. 计算功能训练

8. 老年人饮食调养中,错误的是

A. 品种多样
B. 每餐要饱
C. 清淡熟软
D. 细嚼慢咽
E. 进食时心情愉悦

9. 下列哪项不是慢性阻塞性肺疾病的养护措施

A. 预防感冒
B. 注意口腔卫生
C. 体虚应大补
D. 室内空气清新
E. 耐寒锻炼

10. 关于推拿基本手法归纳描述正确的是

A. 摩擦、叩击、熏蒸、拿按
B. 振动、摩擦、摇动、推揉
C. 振动、充气、拿按、叩击
D. 叩击、推揉、拿按、电针
E. 电针、摇动、充气、振动

11. 脂肪肝患者应首选下列哪项食物
A. 苦瓜、山楂
B. 黑木耳、洋葱
C. 花生米、柿子
D. 虾、蘑菇
E. 鸡蛋、奶酪

12. 孤独症听觉综合训练属于感觉综合治疗，患儿要接受
A. 20 次的听力训练，30 分钟/次
B. 10 次的听力训练，35 分钟/次
C. 15 次的听力训练，25 分钟/次
D. 40 次的听力训练，20 分钟/次
E. 30 次的听力训练，40 分钟/次

13. 荸荠、海蜇、枇杷、薏苡仁，适合下列哪类体质人群食用
A. 阴虚
B. 瘀血
C. 气虚
D. 痰湿
E. 血虚

14. 阴虚体质人群饮食中应少用
A. 蜂蜜
B. 乳品
C. 鱼类
D. 豆制品
E. 葱姜

15. 小儿肥胖应限制饮食，但下列哪项是不正确的
A. 快速进食
B. 克服偏食
C. 睡前不进食
D. 早餐合理
E. 不吃零食

16. 手外伤后感觉功能评定不包括
A. 痛觉
B. 温度觉
C. 触觉
D. 本体感觉
E. 实体觉

17. 在中医养生学中，先天之本是指
A. 心
B. 脾
C. 肺
D. 肾
E. 命门

18. 下列哪项属于平性食物
A. 莲子、糯米
B. 丝瓜、小米
C. 胡桃仁、黄豆
D. 扁豆、绿豆
E. 小米、牛奶

19. 能预防衰老的维生素是
A. 维生素 A
B. 维生素 C
C. 维生素 D
D. 维生素 E
E. 维生素 B_1

20. 下列哪项不是慢性阻塞性肺疾病的养护措施
A. 预防感冒
B. 注意口腔卫生
C. 体虚应大补
D. 室内空气清新
E. 耐寒锻炼

21. 智力低下的康复评定量表不包括
A. 格塞尔发育量表
B. 丹佛发育筛选测验
C. 绘人试验
D. 韦克斯体力儿童智力量表
E. 功能独立性评测量表

22. 偏瘫患者踝关节的伸肌共同运动为
A. 背屈，外旋
B. 跖屈，内翻
C. 背屈，内翻
D. 跖屈，外旋
E. 背屈，内旋

23. 对注意缺陷多动障碍患儿的量表评定，下列说法不正确的是
A. 瑞文测试

B. 感觉统合核对表
C. Achenbach 儿童行为量表
D. FIM 量表
E. 希内智测法

24. 与人体生长发育关系最密切的是
A. 气的推动作用
B. 气的固摄作用
C. 气的温煦作用
D. 气的防御作用
E. 气的气化作用

25. 下列哪项不属于房事禁忌的内容
A. 浴后
B. 环境不当
C. 酒后
D. 劳倦体虚
E. 七情过激

26. 患者自汗易感冒,可首选下列哪组穴位进行保健灸法
A. 神阙、中脘
B. 大椎、三阴交
C. 气海、合谷
D. 大椎、足三里
E. 关元、曲池

27. 冬季调神应当做到的是
A. 忍急戒怒
B. 敛阳护阴
C. 宁心静神
D. 调和情志
E. 远离悲愁

28. 冬季方药养生不可过服湿热之品,并适当给予滋补阴精之品,以使
A. 阴阳互生互化
B. 精血护生
C. 补养气血
D. 脏腑平和
E. 调和脾肾

29. 软组织急性损伤物理治疗中,下列哪项不适合
A. 脉冲磁
B. 超短波(无热量)
C. 旋磁
D. 静磁
E. 蜡疗

30. 下列哪项不是人们最佳睡眠时间
A. 子时
B. 丑时
C. 巳时
D. 寅时
E. 卯时

31. 健康人在湿热蒸汽浴室内,一次最多可停留时间为
A. 10 分钟
B. 19 分钟
C. 15 分钟
D. 20 分钟
E. 5 分钟

32. 发光红外线灯,通常是用白炽灯或石英玻璃制成的红外线,发射红外线的成分是
A. 100% 的短波红外线
B. 100% 的长波红外线
C. 95% 的短波红外线
D. 95% 的长波红外线
E. 90% 的短波红外线

33. 蘑菇、山药、胡萝卜、芹菜,最适宜哪个季节食用
A. 冬季
B. 春季
C. 长夏之季
D. 秋季
E. 夏季

34. 徒手抗阻训练的注意事项中,哪项是错误的
A. 训练中应有休息恢复期
B. 若出现全身不适时应报告
C. 可以使用一些短时间屏气的运动
D. 注意避免替代运动
E. 对有心肺疾病的患者要适当减少运动量

35. 考虑一脑外伤患者存在单侧忽略,以下测试中哪项最适用于该症状的评定
A. 辨认和挑选物品
B. 相片辨认
C. 画图测验
D. 重叠图试验
E. 图形 - 背景测试

36. Brunnstrom 技术中治疗原则不确切的是

A. 早期应通过健侧抗阻随意运动而使兴奋扩散,以引出患侧联合反应
B. 为增加治疗作用,可利用各种感觉刺激
C. 训练时患者应主动参与,并随意用力
D. 为引出运动反射,对于肢体躯干多给予用力刺激,让患者最大限度出力
E. 尽早进行躯干训练,重点为增加躯干平衡和躯干屈肌、伸肌及旋转肌的活动

37. 慢性阻塞性肺疾病康复治疗的适应证是
A. 病情稳定的 COPD 患者
B. 合并严重肺高压
C. 合并不稳定型心绞痛
D. 认知功能障碍
E. 明显肝功能异常

38. 枕骨骨折的最佳摄影位置是
A. 前后位
B. 后前位
C. 水平侧位
D. 汤氏位
E. 颅底位

39. 脑性瘫痪最常见的物理疗法是
A. Rood 法
B. Bobath 法
C. Brunnstrom 法
D. PNF 法
E. 运动再学习法

40. 以下哪种情况是平衡评定的适应证
A. 下肢骨折未愈合
B. 不能负重站立
C. 发热
D. 多发性硬化
E. 感染

41. 哪种方法对提高免疫功能不合适
A. 日光浴
B. 温水浴
C. 无氧运动,如短跑、举重
D. 盐水浴
E. 有氧运动,如步行、骑车

42. Rood 治疗技术中的特殊感觉刺激不包括
A. 听觉的刺激可促进和抑制中枢神经系统
B. 训练环境要光线明亮、色彩鲜艳,具有促进作用
C. 治疗者快速的语言、洪亮的声音对中枢神经系统具有促进作用
D. 用温度刺激口、面部和咽喉部,促进发声和吞咽功能
E. 视觉的刺激可促进和抑制中枢神经系统

43. 不属于作业治疗评估内容的是
A. 自我控制力
B. 日常生活能力
C. 认知能力
D. 理解力
E. 心肺功能

44. 冠心病患者过分卧床休息不会导致
A. 每搏量和心输出量降低,代偿性心率加快
B. 心肌耗氧量相对减少
C. 血流缓慢,血液黏滞性相对增加
D. 运动耐力降低
E. 通气及换气功能障碍

45. 浅部感染少用的理疗方法是
A. 紫外线
B. 辐射热和传导热
C. 红外线
D. 超短波
E. 微波

46. 以下哪个选项的表述不符合支持性心理治疗的内容
A. 治疗主要是针对患者的病态心理、不良行为和异常表现
B. 治疗方法为倾听患者的诉述,观察患者表现,帮助分析
C. 通过治疗给予患者指导、鼓励、安慰和疏导
D. 治疗目的为使患者的心理得到支持,能正确面对现实,度过心理危机
E. 是癌症患者心理治疗的方法之一

47. 磁疗法不适宜下列哪种情况
A. 眼部
B. 头面部
C. 胸腹部
D. 体弱者
E. 出血倾向

48. 帕金森病 ADL 评定包括

A. 本职工作能力、身边动作、应用动作
B. 社交能力、交流能力、应变能力
C. 交流能力、构音功能、自身心身控制能力
D. 步行能力、吞咽功能、基本器具移动动作
E. 平衡能力、社交能力、本职工作能力

49. 光敏治疗适合下列哪种对象

A. 白内障患者
B. 妊娠孕妇
C. 光敏性疾病
D. 严重心功能不全
E. 银屑病、白癜风患者

50. 下列哪一项不是热疗的目的

A. 缓解疼痛
B. 减轻深部组织充血
C. 促进炎症的消散和局限
D. 提高痛阈
E. 制止炎症扩散或化脓

51. 下列属大肠经穴的是

A. 曲池
B. 内关
C. 三阴交
D. 太冲
E. 太渊

52. 慢性阻塞性肺疾病康复治疗的禁忌证不包括

A. 合并严重肺高压
B. 病情稳定的 COPD 患者
C. 合并不稳定心绞痛
D. 合并近期肋骨骨折
E. 明显肝功能异常

53. 日常生活活动能力的训练,下面哪项不是

A. 床上训练
B. 进食训练
C. 洗漱动作训练
D. 穿衣动作训练
E. 大小便控制训练

54. 语言治疗师对患者的态度,错误的是

A. 应与患者建立充分的信赖关系,成为患者最好的交流对象
B. 应与患者保持亲密的个人关系,使患者自信心增强
C. 要尊重患者的意见
D. 适当地直言相告,以利尽早正视事实,接受自己
E. 当患者强调自己的错误时,应帮助淡化其失败感

55. 机械抗阻训练时需要注意的事项中不正确的是

A. 训练中不应憋气,以防止发生心血管问题,对有心血管问题的高危患者尤要加强预防措施
B. 对骨质疏松患者的训练方式需要进行改良,避免因训练导致急性肌痛和延缓性肌痛等发生
C. 患者若发生局部肌肉疲劳现象或全身不适等应及时报告,以减少所致的肌肉疼痛
D. 可以连续地进行训练
E. 对某些特殊的神经肌肉失能疾病和心肺失能疾病要特别注意运动量

56. 让患者从不同场景、不同角度、与不同人合影的照片中寻找他熟悉的人,属于

A. 物品失认训练方法
B. 色彩失认训练方法
C. 面容失认训练方法
D. 听觉失认训练方法
E. 体觉失认训练方法

57. 在平行杠内的步行训练包括

A. 同时拖地步行训练
B. 交替拖地步行训练
C. 两点步行训练
D. 三点步行训练
E. 四点步行训练

58. 翼点是哪些骨的汇合处

A. 上颌骨、颧骨、腭骨、颞骨
B. 顶骨、颧骨、颞骨、蝶骨
C. 额骨、颧骨、蝶骨、颞骨
D. 额骨、蝶骨、顶骨、颞骨
E. 额骨、蝶骨、枕骨、顶骨

59. 注意缺陷多动障碍的临床表现,不包括下列哪项

A. 活动过度
B. 注意力集中困难
C. 情绪不稳
D. 学习困难
E. 运动发育落后

60. 下列哪项不属于单纯性肥胖的辨证分型

A. 阴虚火热型
B. 脾胃积热型
C. 痰湿内盛型
D. 气滞血虚型
E. 脾肾阳虚型

61. 在排痰训练中不包括
A. 体位引流
B. 胸部叩击
C. 震颤
D. 深呼吸训练
E. 直接咳嗽

62. 冠心病患者的主要功能障碍不包括
A. 心血管功能障碍
B. 呼吸功能障碍
C. 全身运动耐力减退
D. 行为障碍
E. 认知障碍

63. 急性疼痛治疗中，首选的办法是物理治疗，不包括
A. 电刺激镇痛
B. 热疗
C. 冷疗
D. 运动疗法
E. 针灸疗法

64. 关于脑性瘫痪的定义，正确的是
A. 主要表现为中枢性运动障碍及姿势异常
B. 一种独立的疾病
C. 通常不伴有癫痫、行为异常等并发损害
D. 三要素为发育性、成熟性、永久性
E. 主要表现为智力障碍

65. 下列脑性瘫痪儿童功能评定中，不重要的方面为
A. 关节活动范围
B. 肌力检查
C. 日常生活能力评定
D. 智能评定
E. 言语功能评定

66. 脑性瘫痪的作业疗法不包括
A. 制作辅助器
B. 日常生活能力训练
C. 心理治疗
D. 精细功能训练
E. 生活环境设施改建

67. 对机械被动牵张训练，描述不正确的是
A. 机械被动牵伸可采用重锤、滑轮系统、夹板等，需要持续20分钟或更长时间
B. 主动抑制牵伸方式仅放松肌肉收缩性结构，对结缔组织无效，适合神经肌肉支配完整可自主控制者
C. 在实施牵张前收缩肌肉，在过程中放松肌肉，最后完全放松肌肉使之伸展，阻力降至最小
D. 主动抑制牵伸的训练方式包括紧张肌的收缩－放松、伴随拮抗肌收缩的紧张肌收缩－放松、拮抗肌的收缩
E. 自我牵伸是利用自身重量作为牵张力而进行的柔韧性训练

68. 使用拐杖的步行训练方法较多，其中哪种是最快速的、姿势较美观的移动方式
A. 交替拖地步行
B. 摆过步
C. 两点步
D. 三点步
E. 四点步

69. 开放性骨折清创术中哪项处理是错误的
A. 对仍有血液供应的皮肤，只切除1～2mm的污区
B. 若皮肤剥离面广，应将表面皮肤切开，显露皮下创腔或隧道
C. 彻底切除失去活力的筋膜、肌肉和肌腱
D. 彻底清除大小游离碎骨片
E. 保留与骨膜和软组织有关系的小骨片

70. 用红外线进行发汗治疗时，一般采取何种方式
A. 石英红外线灯
B. 光浴箱红外线灯
C. 红外线灯
D. 全身型红外线灯
E. 局部型红外线灯

71. Bobath 技术的特点，不包括
A. 控制关键点
B. 运动控制训练
C. 抑制原始的运动模式
D. 抑制异常模式
E. 设置训练程序

72. 关于感觉平面关键点,描述正确的是

A. 拇指,C6

B. 乳线,T6

C. 小指,C6

D. 中指,C6

E. 腹股沟韧带中部,L1

73. 下列关于推拿手法的原则,表述不正确的是

A. 推拿肢体,一般由远端开始,逐渐向近端移动

B. 推拿躯干部位,由症状部位开始,逐渐移向外周

C. 推拿开始时的手法轻而柔和,逐渐增强到一定的强度,并维持一段时间后,再逐渐减轻强度

D. 根据病情及治疗部位而定,急性期患者每次的治疗时间应短,慢性期时间可以稍长

E. 推拿过程中如果出现不适反应,应及时调整治疗体位或改变推拿手法,若仍不见好转则应终止治疗,并及时处理

74. 硫化氢浴,一般每升水中硫化氢的含量不低于

A. 2mg

B. 5mg

C. 10mg

D. 16mg

E. 20mg

75. 关于慢性阻塞性肺疾病患者的教育和宣教,正确的是

A. 教育和宣教与COPD康复无太大关系

B. 教育内容不包括呼吸道的解剖、生理、病理生理知识

C. 教育内容不包括药物的作用、不良反应、剂量及正确使用

D. 教育内容不包括症状的正确评估

E. 教育内容包括正确及安全使用氧气,预防感冒和戒烟

76. 行走时膝关节的活动度保持在什么范围之间

A. 0°~60°

B. 0°~50°

C. 5°~80°

D. 5°~60°

E. 0°~80°

77. 最适合肩肘伸屈的作业训练是

A. 黏土塑形

B. 陶土

C. 和面

D. 打篮球

E. 刺绣

78. 冠心病Ⅲ期康复最常用的运动方式不包括

A. 步行

B. 登山

C. 作业治疗

D. 游泳

E. 骑车

79. 平衡作业训练方法的是

A. 功率自行车

B. 保龄球

C. 捏橡皮泥

D. 木刻

E. 园艺

80. 对于平衡功能评定,错误的是

A. 测试时保持环境安静,不要说话或提示

B. 采用仪器评定时,60秒直立困难的病例不进行测试

C. 严重的心血管疾病患者不宜进行平衡测试

D. 受试者不能安全独立完成要求动作时,要注意予以保护以免摔倒;必要时给予帮助

E. 对于不能站立的患者,可评定其坐位平衡功能

81. 等速肌力测试的参数不包括

A. 峰值力矩

B. 平均力矩

C. 峰值角度

D. 力矩体重比

E. 等速时间

82. 以下不属于水疗禁忌证的是

A. 心功能不全

B. 出血性疾病

C. 过度疲劳

D. 脊髓损伤并截瘫

E. 皮肤破溃

83. 戴上大腿假肢后出现外展步态,可能原因为

A. 长度过短

B. 长度过长

C. 外旋过度
D. 接受腔过松
E. 假肢过轻

84. 肘关节的稳定性较差时选用
A. 肱三头肌支持型腋杖
B. 前臂支持型腋杖
C. 有腕关节固定带的腋杖
D. 平台杖
E. 标准型腋杖

85. 用手指捏住肌肉或肌腱两侧并稍用力向上提起，然后放松的一种手法，称为
A. 揉法
B. 擦法
C. 捏法
D. 拿法
E. 按法

86. 以下哪个评定指标为定性指标
A. 身高
B. 心功能分级
C. 关节活动范围
D. 血压
E. 心率

87. 早期治疗骨折的原则不包括
A. 复位
B. 防止并发症
C. 固定
D. 功能锻炼
E. 促进骨折愈合

88. 生活基本自理的 Barthel 指数评分结果是
A. 80 分以上
B. 70 分以上
C. 60 分以上
D. 50 分以上
E. 40 分以上

89. 下列与平衡功能无关的是
A. 躯体感觉系统
B. 自主神经系统
C. 肌力
D. 肌张力
E. 前庭系统

90. 进行徒手肌力测定应注意事项中不包括
A. 正确的测定姿势
B. 防止协同肌的替代作用
C. 左右对比检查
D. 应配合其他功能评定，如评定前的被动关节活动范围评定、必要的步态分析等
E. 抗阻检查时如果出现疼痛，在疼痛不严重的情况下可继续完成检查

91. 进行心理治疗时建立、维持治疗关系的技术不包括
A. 开场技术
B. 结构技术
C. 引导技术
D. 阐释技术
E. 暗示技术

92. 以下哪种情况是平衡评定的禁忌证
A. 截肢
B. 多发性硬化
C. 关节置换
D. 严重心肺疾病
E. 颅内肿瘤

93. 三叉神经痛针刺按三叉神经分布区第一支，常取攒竹、鱼腰、丝竹空以及
A. 阳白
B. 足三里
C. 颊车、完骨
D. 风池
E. 太冲

94. 按随证取穴原则，外感风寒型感冒用哪个穴位最合适
A. 天枢
B. 足三里
C. 大椎
D. 期门
E. 内庭

95. 认知治疗应着眼于患者的
A. 错误认知
B. 情绪变化
C. 行为变化
D. 正确的认知
E. 主观体验

96. 上肢假肢 8 字形悬带的组成部分不包括

A. 腋窝环
B. 前方支撑带
C. 后方支撑带
D. 侧悬带
E. 操控索装接带

97. 什么试验是检查 Colles 骨折的主要检查方法
A. 屈腕试验
B. 叩触诊试验
C. 握拳试验
D. 花托试验
E. 前臂直尺试验

98. 小腿截肢后最初影响假肢安装的症状是
A. 幻肢痛
B. 神经瘤病
C. 残肢水肿
D. 大腿肌肉萎缩
E. 患者心理问题

99. 关节被动活动正常,但主动活动受限,最可能是因为
A. 神经麻痹
B. 关节内粘连
C. 皮肤瘢痕挛缩
D. 肌肉痉挛
E. 关节骨折

100. 用拇指与其他手指相对捏住肌肉或肌腱,循其走向边捏边向前推进的手法是
A. 推法
B. 扣法
C. 捏法
D. 拿法
E. 揉法

101. 造成大腿假肢呈划弧步态的原因是
A. 假肢太长
B. 假肢太短
C. 接受腔太松
D. 膝关节不稳定性
E. 髋外展肌过强

102. 可以增强手部肌力的训练是
A. 捏黏土或橡皮泥
B. 珠算
C. 拉锯
D. 踏功率自行车
E. 医疗体操

103. 莫伯格(Moberg)矫形器用于
A. 桡神经损伤
B. 尺神经损伤
C. 胫神经损伤
D. 腓神经损伤
E. 股神经损伤

104. 三阴交穴属于哪一条经络
A. 足阳明胃经
B. 足太阳膀胱经
C. 足少阳胆经
D. 足太阴脾经
E. 足少阴肾经

105. 以下推拿手法中不属于摇动类的是
A. 搓法
B. 摇法
C. 抖法
D. 屈伸法
E. 引伸法

106. 骨质疏松患者发生骨折的最常见部位是
A. 椎体
B. 肱骨
C. 股骨
D. 髋骨
E. 前臂

107. 记忆的过程不包括
A. 验证
B. 保持
C. 再忆
D. 回忆
E. 识记

108. 诊断颅底骨折的确切依据是伤后出现
A. 皮下瘀血斑(眼睑或结合膜下或耳后)
B. 鼻腔或外耳道有血性脑脊液外流
C. 鼻腔或外耳道流血
D. 颅神经损伤的症状与体征
E. 颅骨 X 线照片有颅顶骨折线向颅底部延伸

109. 关于自助具的选用与制作,错误的是
A. 以实用、可靠和经济为原则
B. 必须在专门厂家购买

C. 能提高患者的自理生活能力
D. 美观、坚固、耐用、易清洁、使用方便
E. 应有可调性,以满足患者的需要

110. 前臂旋前、旋后作业训练是
A. 打字
B. 书法
C. 下棋
D. 捏饺子
E. 拧龙头

111. 推拿疗法的适应证是
A. 新生儿肌性斜颈
B. 开放性伤口
C. 下肢深静脉血栓
D. 恶性肿瘤
E. 正接受抗凝治疗的患者

112. 进行关节活动度测定的注意事项不包括
A. 保持正确体位
B. 被动运动关节时手法要柔和
C. 注意保暖,避免充分暴露关节
D. 防止邻近关节的代偿动作
E. 应注意避免在运动后立即评定关节活动度

113. FIM 量表中的评分项目共分为
A. 14 项
B. 15 项
C. 16 项
D. 17 项
E. 18 项

114. 改良 Barthel 指数总分为多少分
A. 60
B. 80
C. 90
D. 100
E. 120

115. 肩关节前屈的正常关节活动范围是
A. 0°~180°
B. 0°~150°
C. 10°~180°
D. 5°~180°
E. 10°~150°

116. 康复心理治疗的原则不包括
A. 良好的医患关系是心理治疗的基础
B. 以增强患者的信心、缓解和消除负性情绪为首要目的
C. 治疗过程中必须无条件尊重患者
D. 对疾病的诊断和预后等敏感问题要采取灵活的回答
E. 治疗中医生占主导地位,患者须服从医生

117. FIM 量表中不包含的评估项目是
A. 自我照料
B. 括约肌管理
C. 转移
D. 社会认知
E. 学习能力

118. 下列关于针灸疗法的说法错误的是
A. 小儿囟门未合时,头顶部的腧穴不宜刺灸
B. 妇女怀孕 3 个月以内者可以刺灸小腹部的腧穴
C. 皮肤感染、溃疡、瘢痕的部位不宜刺灸
D. 眼区穴和项部的风府、哑门等穴不宜大幅度提插、捻转和长时间留针
E. 皮肤有感染、溃疡的部位不宜刺灸

119. 改良 Barthel 指数包括多少项内容
A. 12 项
B. 11 项
C. 10 项
D. 9 项
E. 8 项

120. 针灸处方中常用的配穴原则不包括
A. 远近配穴
B. 前后配穴
C. 左右配穴
D. 上下配穴
E. 随症取穴

121. 孕妇禁针的穴位是
A. 肩井
B. 足三里
C. 三阴交
D. 肾俞
E. 太溪

122. 测量髋关节内外旋活动范围的标准体位是
A. 仰卧位
B. 侧卧位

C. 俯卧位
D. 坐位
E. 仰卧位,两小腿于床缘外下垂

123. 北京医科大学汉语失语成套测验(ABC)的检查内容不包括
A. 口语表达
B. 听理解
C. 阅读
D. 书写
E. 唇的活动度

124. 单侧忽略基本技能训练是
A. 视扫描训练
B. 躯干训练
C. 阅读训练
D. 右眼遮盖
E. 交叉促进训练

125. 徒手肌力评定时,评估臀中肌肌力是否达到3级的标准体位是
A. 仰卧位
B. 俯卧位
C. 坐位
D. 侧卧位,被测肢体在上方
E. 侧卧位,被测肢体在下方

126. 上下肢协调的作业训练是
A. 保龄球
B. 拉锯
C. 砂磨
D. 刨木
E. 推重物

127. 徒手肌力评定时,髋关节内旋施加阻力的部位是
A. 大腿远端,膝关节上方内侧
B. 大腿远端,膝关节上方外侧
C. 小腿远端,踝关节上方内侧
D. 小腿远端,踝关节上方外侧
E. 膝关节处

128. 肩周炎针灸治疗中常取的穴位包括
A. 肩三针、天宗、阿是穴
B. 肾俞、大肠俞
C. 颈夹脊、大椎
D. 环跳、委中
E. 阳白、翳风

129. 某卒中患者FIM量表得分为85分,其意义为
A. 完全独立
B. 基本独立
C. 中度依赖
D. 轻度依赖
E. 重度依赖

130. 下列哪项属于Brunnstrom偏瘫运动功能分期4期
A. 上肢外展90°(肘伸直)
B. 上肢前平举及上肢举过头顶(肘伸展)
C. 肘伸展位前臂能旋前、旋后
D. 肩0°位,屈肘90°,前臂能旋前、旋后
E. 能随意地伸开全指,但范围大小不等

131. 脑血管意外患者常取的针灸穴位不包括
A. 曲池、手三里、外关、合谷
B. 足三里、血海、阳陵泉、三阴交
C. 头部的运动区、感觉区、言语区
D. 四神聪、肾俞、伏兔
E. 解溪、太冲、伏兔

132. 测量桡尺关节旋前活动范围的受检体位是
A. 仰卧位,肘关节屈曲90°
B. 坐位,肢体置于体侧,肘伸展
C. 坐位,上臂置于体侧,肘关节屈曲90°,前臂中立位
D. 坐位,前臂完全旋后
E. 坐位,屈肘,前臂旋前,腕关节中立位

133. 按随证取穴原则,心肾不交型失眠用哪个穴位最合适
A. 曲池
B. 合谷
C. 足三里
D. 神门
E. 阳陵泉

134. 矫形器装配前训练主要内容不包括
A. 增强肌力
B. 改善关节活动范围
C. 改善协调功能
D. 消除水肿
E. 固定肢体

二、A2 型题

以下每一道考题有 A、B、C、D、E 五个备选答案，请从中选择一个最佳答案。

135. 患儿，男，8 岁。咳嗽、发热伴咳痰。查体：T 37.9℃，两肺听诊布满大、小水泡音，诊断为支气管肺炎。经治疗后热退，但仍咳嗽咳痰。下列哪项物理治疗较适宜
A. 短波治疗
B. 微波治疗
C. 超短波治疗
D. 直流电抗生素导入
E. 紫外线照射

136. 患者，女，53 岁。脊髓不完全性损伤后 3 个月，大便需要用开塞露解出，不能控制，该患者用 Barthel 指数评估，大便控制项评分为多少分
A. 20 分
B. 15 分
C. 10 分
D. 5 分
E. 0 分

137. 患者，男，72 岁。诊断“慢性支气管炎，阻塞性肺气肿”，体重指数 16kg/m^2，对于此患者说法不正确的是
A. 此患者的营养状态应是营养不良
B. 体重指数下降是 COPD 患者死亡的独立危险因素
C. 改善营养状态可增加呼吸肌力量，最大限度改善患者的整体健康状态
D. 此患者营养不良的原因可能是进食不足，能量消耗过大
E. 此患者每天摄入热卡应是休息时能量消耗的 2.5 倍

三、A3/A4 型题

以下提供若干个案例，每个案例下设若干考题。请根据各考题题干所提供的信息，在每题下面的 A、B、C、D、E 五个备选答案中选择一个最佳答案。

（138～140 题共用题干）

患者，男，23 岁，工人。因车祸致胸 12 腰 1 粉碎性骨折，在当地医院就诊 MRI 显示脊髓完全横断，手术中见脊髓硬膜下空虚、青紫、无搏动、截瘫指数 6 级（即脊髓损伤平面以下完全性截瘫，运动功能丧失、二便失禁、感觉消失）3 个月后转入我院。诊断结论：T12 L1 粉碎性骨折，四度骨折，四度脱位合并脊髓损伤，除截瘫指数 6 级外合并严重的肌肉萎缩。

138. 本病患者针刺治疗首选的主要穴位是
A. 夹脊穴
B. 曲池
C. 太渊
D. 百会
E. 肾俞

139. 上肢瘫针刺，下列哪组穴位为首选
A. 肩髃、曲池、外关、合谷
B. 肩贞、小海、外关、神门
C. 内关、大陵、劳宫、阳溪
D. 尺泽、手三里、太渊、鱼际
E. 曲泽、劳宫、支沟、太渊

140. 下肢瘫针刺，下列哪组穴位为首选
A. 髀关、伏兔、梁丘、足三里
B. 血海、解溪、三阴交、公孙
C. 环跳、风市、阳陵泉、昆仑
D. 尺泽、手三里、太渊、鱼际
E. 环跳、委中、足三里、阳陵泉

（141～143 题共用题干）

患者，女，62 岁。脑出血 1 个月，左侧偏瘫，为进一步治疗入住康复科。患者既往高血压病史 8 年，冠心病 1 年。查体：神清，言语不清，特征为说话缓慢费力、鼻音过重、舌交替运动差，左侧肢体有能动功能障碍，肌张力增高，有单侧空间忽略，Barthel 指数评分为 35 分。

141. 该患者的构音障碍属于
A. 迟缓性构音障碍
B. 运动失调型构音障碍

C. 运动过少型构音障碍
D. 运动过多型构音障碍
E. 痉挛型构音障碍

142. 该患者就单侧空间忽略的治疗应选择下列哪项
A. 肌力训练
B. 阅读训练
C. 平衡训练
D. 穿衣训练
E. 暗语提示训练

143. 该患者 ADL 属于
A. 基本能完成
B. 需要部分帮助
C. 需要很大帮助
D. 完全需要帮助
E. 不需要帮助

(144~146 题共用题干)

患者,女,60 岁。脑出血恢复期,查体:患者神志清楚,左侧中枢性偏瘫,偏身感觉减退,站立位能伸手够物并保持平衡,但是在外力推动下不能站稳。

144. 该患者的站立平衡属于几级
A. 0
B. Ⅰ
C. Ⅱ
D. Ⅲ
E. Ⅳ

145. 此类患者最常见的异常步态是
A. 划圈步态
B. 剪刀步态
C. 慌张步态
D. 蹒跚步态
E. 鸭步

146. 对该患者进行运动功能评定,可采用
A. ASIA 分级
B. MMSE
C. Fugl - Meyer 法
D. FIM
E. Barthel 指数

(147~148 题共用题干)

患者,男,72 岁。脑梗死后 1 个月,言语可对答,目前可独立步行,但患者身体、面部常向右侧,双眼向右注视(眼球活动无障碍),进食结束时,碗碟中左半侧的食物总是或多或少的剩下。

147. 此时应首先考虑患者有哪种功能障碍
A. 单侧空间忽略
B. 失用症
C. 记忆力障碍
D. 瘫痪
E. 言语障碍

148. 对于此功能障碍采用哪种检查
A. 二等分检查
B. 物品失认检查
C. 实体觉检查
D. 韦氏记忆量表
E. 左右失认检查

(149~150 题共用题干)

患者,男,45 岁。小脑梗死,存在平衡功能障碍。

149. 对此障碍患者进行 Berg 平衡量表评定,共需进行多少项内容评定
A. 10 项
B. 12 项
C. 14 项
D. 16 项
E. 18 项

150. 患者 Berg 平衡量表评分 45 分,提示
A. 患者平衡功能差,需要乘坐轮椅
B. 患者有一定的平衡能力,可在辅助下步行
C. 提示患者平衡功能较好,可独立步行
D. 提示患者有跌倒的危险
E. 提示患者平衡功能完全正常

四、B1 型题

以下提供若干组考题,每组考题共同在考题前列出 A、B、C、D、E 五个备选答案。请从中选择一个与问题关系最密切的答案。每个备选答案可能被选择一次,多次或不被选择。

(151～152 题共用备选答案)

A. 腋窝支持型步行器
B. 前方有轮型步行器
C. 交互型步行器
D. 固定型步行器
E. 单侧步行器

151. 上肢肌力正常,平衡能力差的截瘫患者选用

152. 两上肢肌力差、不能充分支撑体重者选用

(153～154 题共用备选答案)

A. 传递神经冲动训练
B. 免负荷训练
C. 主动－辅助训练
D. 采用器械抗阻训练
E. 由主动训练到抗阻训练

153. 肌力为 0 级时采用的方法

154. 肌力为 1～2 级时采用的方法

(155～156 题共用备选答案)

A. 0°～25°
B. 0°～30°
C. 0°～45°
D. 0°～90°
E. 0°～180°

155. 肩关节旋外时正常活动度是

156. 踝关节背伸时正常活动度是

(157～158 题共用备选答案)

A. 饮食控制
B. 运动疗法
C. 口服降糖药物
D. 胰岛素治疗
E. 糖尿病教育

157. 以上哪项是 1 型糖尿病患者其他康复治疗的基础

158. 以上哪项治疗对 1 型糖尿病患者来说具有双重意义

(159～160 题共用备选答案)

A. 俯卧位
B. 仰卧位
C. 侧卧位
D. 坐位
E. 站立位

159. 检查腘绳肌 3 级以上肌力最准确的体位是

160. 检查股四头肌 2 级肌力最准确的体位是

(161～162 题共用备选答案)

A. 音色较差,声时长,连贯性较好
B. 音色较差,声时短,连贯性较差
C. 音色较好,声时短,连贯性较好
D. 音色较好,声时短,连贯性较差
E. 音色较好,声时长,连贯性较差

161. 全喉切除术后,采用人工发声装置,其发声特点

162. 全喉切除术后,采用食管言语,其发声特点

(163～164 题共用备选答案)

A. 编织
B. 推重物
C. 资料管理
D. 功率自行车
E. 阅读训练

163. 可以增强手指精细活动的作业训练是

164. 可以增强上肢肌力的作业训练是

(165～166 题共用备选答案)

A. 定性评定
B. 定量评定
C. 半定量评定
D. 仪器评定
E. 平衡反应评定

165. 应用 Berg 平衡量表进行平衡功能评定属于

166. 使用力台进行平衡功能评定属于

(167～168 题共用备选答案)

A. 给人体模型穿衣服

B. 删除作业

C. 彩色积木块排列

D. 感觉－运动法

E. 按功能将物品排列

167. 属于记忆力训练方法的是

168. 属于注意力训练方法的是

参考答案

1. A	2. B	3. B	4. D	5. C	6. C	7. B	8. B	9. C	10. B
11. A	12. A	13. D	14. E	15. A	16. D	17. D	18. C	19. D	20. C
21. E	22. B	23. D	24. A	25. B	26. E	27. B	28. A	29. E	30. C
31. B	32. C	33. A	34. C	35. C	36. D	37. A	38. D	39. B	40. B
41. C	42. D	43. E	44. B	45. D	46. A	47. E	48. A	49. E	50. E
51. A	52. B	53. E	54. B	55. D	56. C	57. E	58. D	59. E	60. A
61. D	62. E	63. E	64. A	65. B	66. C	67. C	68. B	69. D	70. A
71. B	72. A	73. B	74. C	75. E	76. D	77. D	78. C	79. B	80. B
81. E	82. D	83. B	84. B	85. D	86. B	87. B	88. C	89. B	90. E
91. D	92. C	93. A	94. C	95. A	96. C	97. E	98. C	99. A	100. C
101. A	102. A	103. B	104. D	105. A	106. A	107. A	108. B	109. B	110. E
111. A	112. C	113. E	114. D	115. A	116. E	117. E	118. B	119. C	120. E
121. A	122. E	123. E	124. A	125. D	126. A	127. D	128. A	129. D	130. D
131. D	132. C	133. D	134. E	135. C	136. E	137. E	138. A	139. A	140. E
141. E	142. B	143. C	144. C	145. A	146. C	147. A	148. A	149. C	150. C
151. C	152. A	153. A	154. C	155. D	156. A	157. D	158. B	159. A	160. C
161. A	162. D	163. A	164. B	165. C	166. B	167. C	168. B		

传染病学

一、A1 型题

以下每一道题有 A、B、C、D、E 五个备选答案。请从中选择一个最佳答案。

1. 传染病流行过程的基本条件是

A. 病原体、人体、环境
B. 病原体、感菌动物、易感人群
C. 传染源、传播途径、易感人群
D. 传染源、传播途径
E. 社会环节、自然环节

2. 传染病的防治原则是

A. 管理传染源、切断传播途径、保护易感人群
B. 切断社会因素和自然因素
C. 管理食物、水源、粪便、消灭蚊蝇
D. 管理水、管理饮食、卫生管理、灭蝇
E. 环境卫生管理、水源食物管理、灭蝇

3. 下列有关暴发型流脑败血症休克型的描述,错误的是

A. 皮肤瘀点、瘀斑迅速扩大并融合成片
B. 突发高热、头痛、呕吐
C. 口唇紫绀、低血压
D. 精神萎靡、意识障碍
E. 脑膜刺激征明显、脑脊液呈化脓性改变

4. 下列有关伤寒临床表现的叙述,不典型的是

A. 发热
B. 皮疹
C. 腹泻
D. 脾肿大
E. 表情淡漠

5. 目前诊断伤寒,血象检查最有价值的是

A. 白细胞计数
B. 血小板计数
C. 红细胞计数
D. 嗜酸粒细胞计数
E. 嗜碱粒细胞计数

6. 有关肝炎病毒的叙述,错误的是

A. HAV 属 RNA 病毒
B. HBV 属 DNA 病毒
C. HCV 属 RNA 病毒
D. HDV 属 DNA 病毒
E. HEV 属 RNA 病毒

7. 下列有关丙型肝炎传播途径的叙述,错误的是

A. 输血或血制品
B. 粪 - 口途径
C. 静脉注射
D. 母婴传播
E. 密切接触

8. 慢性菌痢的病程时限是

A. 超过 1 年
B. 超过 6 个月
C. 超过 2 个月
D. 超过 2 周
E. 时限不定,反复发作

9. 对细菌性痢疾有确诊意义的检查是

A. 血常规
B. 粪便常规
C. 粪便培养
D. 直肠镜
E. 粪便悬滴检查

10. 下列有关艾滋病传播途径的叙述,错误的是

A. 性接触
B. 注射
C. 母婴传播
D. 器官移植
E. 消化道

11. **表示HBV复制的指标是**
A. HBsAg
B. 抗 – HBs
C. HBV – DNA
D. 抗 – HBe
E. 抗 – HBcIgG

12. **肾综合征出血热的“三痛”是指**
A. 头痛、全身痛和腰痛
B. 头痛、关节痛和腰痛
C. 头痛、腓肠肌痛和腰痛
D. 头痛、眼眶痛和腰痛
E. 头痛、腹痛和腰痛

13. **治疗普通型流脑首选的抗菌药物是**
A. 青霉素
B. 磺胺药
C. 氨苄西林
D. 红霉素
E. 庆大霉素

14. **伤寒患者解除隔离的标志是**
A. 体温下降至正常
B. 血嗜酸粒细胞恢复正常
C. 临床症状消失后粪便培养连续2次阴性
D. 临床症状消失后2周
E. 自发病之日起已隔离满2周

15. **HIV感染的细胞主要是**
A. CD_4^+ T淋巴细胞
B. B淋巴细胞
C. 单核细胞
D. 神经胶质细胞
E. 直肠黏膜上皮细胞

16. **曾用过抗菌药物,疑为伤寒的患者,最有价值的检查是**
A. 粪培养
B. 骨髓培养
C. 血培养
D. 肥达反应
E. 血嗜酸性粒细胞计数

17. **有关中毒型菌痢与乙脑的鉴别,最有意义的是**
A. 起病急骤
B. 大便检查有无白细胞
C. 高热
D. 昏迷、抽搐
E. 呼吸衰竭

18. **细菌性痢疾的主要预防措施是**
A. 隔离及治疗现症患者
B. 流行季节预防服药
C. 及时发现、治疗带菌者
D. 口服痢疾活菌苗
E. 切断传播途径

19. **湿温相当于现代医学的**
A. 菌痢
B. 霍乱
C. 流脑
D. 人禽流感
E. 伤寒

20. **有关医院感染的概念,错误的是**
A. 是指在医院内获得的感染
B. 出院之后发病的感染有可能是医院感染
C. 与上次住院有关的感染是医院感染
D. 入院时处于潜伏期的感染不是医院感染
E. 婴幼儿经胎盘获得的感染属医院感染

21. **下列有关隔离的叙述,错误的是**
A. 是控制传染病流行的重要措施
B. 便于管理传染源
C. 可防止病原体向外扩散给他人
D. 根据传染病的平均传染期来确定隔离期限
E. 某些传染病患者解除隔离后尚应进行追踪观察

22. **下列有关消毒的叙述,正确的是**
A. 消毒是针对有确定传染源存在的场所进行的
B. 对传染病死亡患者的尸体按规定进行处理也属消毒
C. 对传染病住院患者污染过的物品可待其出院后集中消毒
D. 对有病原体携带者(没有发病)存在的场所可以不消毒
E. 饭前便后的洗手不属于消毒的范畴

二、A2 型题

以下每一道考题下面有 A、B、C、D、E 五个备选答案。请从中选择一个最佳答案。

23. **患者，男，32 岁。食欲不振 1 周。实验室检查：ALT1300U/L，血清总胆红素 32μmol/L，抗 - HAV IgM（ - ），HBsAg（ + ），HBeAg（ + ），抗 - HBc IgM（ + ），抗 - HCV（ - ），抗 - HEV（ - ）。患者最可能的诊断是**
A. 急性甲型肝炎
B. 慢性乙型肝炎
C. 急性乙型肝炎
D. 慢性乙型肝炎病毒携带者
E. 急性戊型肝炎

24. **患者发热 6 日，曾使用氯霉素治疗 2 天，疑似伤寒，为确诊应做**
A. 大便细菌培养
B. 血细菌培养
C. 骨髓细菌培养
D. 尿细菌培养
E. 胆汁细菌培养

25. **患者，男性，42 岁。发热、头痛 6 天，无尿 2 天，以流行性出血热入院。现患者躁动不安，体表静脉充盈，心率 124 次/分，血压 140/100mmHg，曾解少量柏油样大便 1 次。目前下列哪项治疗措施最有效**
A. 退热
B. 止血
C. 抗感染
D. 血液透析
E. 扩充血容量

26. **患者，男性，26 岁。明显食欲不振及乏力、黄疸进行性加重 10 天，神志不清 1 天。查体：嗜睡，皮肤、巩膜明显黄染，肝浊音界缩小，脾未扪及。实验室检查：血清总胆红素 208μmoL/L，ALT850U/L，ALP96.4U/L。最可能的诊断是**
A. 急性重型肝炎
B. 亚急性重型肝炎
C. 慢性重型肝炎
D. 急性黄疸型肝炎
E. 淤胆型肝炎

27. **患者，男性，38 岁。因发热、咳嗽、咳白痰 1 周，胸闷、气促 2 天，于 2002 年 3 月来诊。有同性恋史。查体：T38.7℃，R36 次/分，口唇紫绀，两肺底可闻及少量湿啰音。实验室检查：血 WBC 4.1×10^9/L，N 0.79，L 0.21，PaO_2 25mmHg，X 线胸片示两下肺不规则条索状阴影。首先应考虑的诊断是**
A. SARS
B. 大叶性肺炎
C. AIDS
D. 支气管肺癌
E. 支原体肺炎

28. **患者，男性，29 岁，农民。高热、周身疼痛起病，病后第 6 天死于顽固性休克，经尸体解剖发现垂体前叶明显充血、出血、坏死，肾脏肿大，间质极度水肿、充血，全身小血管内皮细胞肿胀，以后腹膜、纵隔水肿为主要损害。根据尸解所见可诊断为**
A. 败血症
B. 中毒型菌痢
C. 暴发型流脑
D. 急性重型肝炎
E. 肾综合征出血热

29. **肾综合征出血热患者，出现烦躁，浮肿，脉洪大，体表静脉充盈，血压 170/100mmHg，心率 128 次/分钟，应考虑为**
A. 肺实质弥漫性出血早期
B. 高钠血症、高钾血症
C. 高血容量综合征
D. 高血压脑病
E. 尿毒症

30. **男孩，4 岁。7 月 15 日因突发高热、抽搐 6 小时送入急诊，体温 40℃，血压低。最可能的诊断是**
A. 流行性乙型脑炎
B. 流行性脑脊髓膜炎
C. 病毒性脑炎
D. 中毒型菌痢
E. 结核性脑膜炎

31. **患者，男性，20 岁。突起畏寒、发热，伴头痛、呕吐 4 天，于 4 月 20 日来诊。查体：T39.5℃，全身皮肤黏膜散在出血点，脑膜刺激征阳性。脑脊液**

检查呈化脓性改变。临床诊断为流脑普通型。下列哪项治疗措施不正确

A. 用物理降温或药物退热

B. 大剂量青霉素注射

C. 快速静脉滴注20%甘露醇脱水

D. 注意补充水及电解质

E. 应用低分子右旋糖酐预防休克

32. 患儿,4岁,因突起高热8小时、惊厥2小时就诊。体温40℃,呼吸32次/分钟,面色苍白,四肢发凉,皮肤有"花纹"。下列哪项检查最有助于迅速诊断

A. 脑脊液检查

B. 生理盐水灌肠取便镜检

C. 胸部放射线检查

D. 血培养

E. 粪便培养

二、B1型题

以下提供若干组考题,每组考题共同在考题前列出A、B、C、D、E五个备选答案。请从中选择一个与问题关系最密切的答案。每个备选答案可能被选择一次、多次或不被选择。

(33~34题共用备选答案)

A. 高热、出血、肾损害

B. 高热、惊厥、休克、呼吸衰竭

C. 心悸、气促、相对缓脉

D. 高热、瘀斑、休克、呼吸衰竭

E. 高热、皮疹、脾大

33. 暴发型流脑的临床特点是

34. 肾综合征出血热的临床特点是

(35~36题共用备选答案)

A. 病原体被清除

B. 隐性感染

C. 潜伏性感染

D. 病原体携带状态

E. 显性感染

35. 感染过程中最易识别的表现是

36. 感染过程中最常见的表现是

(37~38题共用备选答案)

A. 开达膜原

B. 清肺润燥

C. 燥湿泄热

D. 增液润肠

E. 益气敛阴

37. 属中医治法解表法的是

38. 属中医治法和解法的是

(39~40题共用备选答案)

A. 呼吸道传染病

B. 肠道传染病

C. 自然疫源性疾病

D. 性传播疾病

E. 烈性传染病

39. 肾综合征出血热属于

40. 流行性脑脊髓膜炎属于

(41~42题共用备选答案)

A. 杯状病毒

B. 嗜肝DNA病毒

C. 缺陷病毒

D. 黄病毒

E. 微小RNA病毒

41. 甲肝病毒是

42. 戊肝病毒是

(43~44题共用备选答案)

A. gp120

B. p24

C. p17

D. gp41

E. p6

43. 属HIV外膜蛋白的是

44. 属HIV透膜蛋白的是

(45~46题共用备选答案)

A. 志贺痢疾杆菌

B. 福氏痢疾杆菌

C. 宋内痢疾杆菌

D. 鲍氏痢疾杆菌

E. 舒氏痢疾杆菌

45. 目前我国流行的优势痢疾杆菌是

46. 产生外毒素能力最强的痢疾杆菌是

(47～48 题共用备选答案)

A. 呼吸道传染病

B. 肠道传染病

C. 人畜共患病

D. 虫媒传染病

E. 性传播疾病

47. 流脑属

48. 霍乱属

(49～50 题共用备选答案)

A. 搞好环境卫生,灭蚊蝇

B. 搞好“三管一灭”及个人卫生

C. 保持空气流通

D. 严格执行标准预防的原则

E. 保持洁身自好

49. 消化道传染病的预防重点是

50. 医院感染的预防重点是

参考答案

1. C	2. A	3. E	4. C	5. D	6. D	7. B	8. C	9. C	10. E
11. C	12. D	13. A	14. C	15. A	16. B	17. B	18. E	19. E	20. E
21. D	22. B	23. C	24. C	25. D	26. A	27. C	28. E	29. C	30. D
31. E	32. B	33. D	34. A	35. E	36. B	37. B	38. A	39. C	40. A
41. E	42. A	43. A	44. D	45. B	46. A	47. A	48. B	49. B	50. D

医学心理学及精神卫生

一、A1 型题

以下每一道题有 A、B、C、D、E 五个备选答案。请从中选择一个最佳答案。

1. 知觉是人脑对客观事物

A. 个别属性的反映
B. 整体属性的反映
C. 本质属性的反映
D. 特殊属性的反映
E. 发展属性的反映

2. 一种深入的、比较微弱的、持久的、影响人的整个精神活动的情绪状态是

A. 心境
B. 激情
C. 心情
D. 热情
E. 应激

3. 按照心身医学的观点,下列疾病中属于心身疾病的是

A. 精神分裂症
B. 抑郁症
C. 消化性溃疡
D. 大叶性肺炎
E. 精神发育迟滞

4. 内科的心身疾病一般不包括

A. 冠心病
B. 高血压
C. 支气管哮喘
D. 肺结核
E. 消化性溃疡

5. 心理社会因素参与发病的躯体疾病称为

A. 心身反应
B. 情绪反应
C. 心理障碍
D. 精神疾病
E. 心身疾病

6. 应激的概念可理解为

A. 外界刺激和环境要求
B. 对外界刺激和环境要求的反应
C. 对环境不适应或适应的反应
D. 对环境要求与应付能力评估后的状态
E. 内外刺激因素

7. 心理障碍的判断标准不包括

A. 统计学标准
B. 医学标准
C. 症状标准
D. 内省的经验标准
E. 社会适应的标准

8. 评价心理健康的标准不包括

A. 人际和谐
B. 情绪稳定
C. 身体强壮
D. 人格完整
E. 智力正常

9. 中老年人常遇到的心理问题一般不包括

A. 记忆力的减退
B. 学习和劳动能力的发展问题
C. 家庭与工作的冲突
D. 事业与健康的冲突
E. 良好生活习惯的保持

10. 抑郁发作典型症状,不包括下列哪项

A. 抑郁心境
B. 思维迟缓
C. 思维内容障碍
D. 反复回避行为
E. 意志活动减退

11. 不属于精神分裂症表现的是
A. 幻觉
B. 思维障碍
C. 情感障碍
D. 行为与动作障碍
E. 抑郁心境

12. 癔症患者病前有一定的性格缺陷,这种性格称为
A. A型性格
B. B型性格
C. C型性格
D. D型性格
E. E型性格

13. 心理障碍的表现形式多种多样,但无论何种形式都会严重损害
A. 认知能力
B. 个人对环境的适应能力
C. 情绪管理和控制能力
D. 人际交往能力
E. 意志力

14. 按照心理现象进行的分类,感觉障碍、思维障碍、记忆障碍属于
A. 情感过程障碍
B. 意志行为障碍
C. 认知过程障碍
D. 智能障碍
E. 精神障碍

15. 性身份障碍患者最突出的特征是
A. 患者坚持认为自己性别是错误的,坚持要求手术改变性别
B. 收集异性使用的物品获得性满足
C. 通过穿着异性服装获得性满足
D. 以同性为爱恋对象
E. 屡次发生性犯罪

16. 以下不属于神经症临床症状的是
A. 焦虑
B. 人际关系冲突
C. 躯体不适
D. 否认回避现实
E. 幻觉

17. 智力发展最快的时期是
A. 儿童期
B. 婴儿期
C. 青春期
D. 青年期
E. 老年期

18. 老年性痴呆的中医治疗中,髓海不足证应选用
A. 通窍活血汤
B. 七福饮
C. 洗心汤
D. 还少丹
E. 回阳救逆汤

19. 青少年期的一般心理特点是
A. 判断力强
B. 意志坚定
C. 自我意识基本形成
D. 韧性强
E. 求知欲强

20. 心理健康的培养应从何时开始
A. 优生计划
B. 胎儿期
C. 围产期
D. 新生儿期
E. 婴幼儿期

21. 主动-被动型模式的医患关系不宜用于
A. 全麻患者
B. 局麻患者
C. 婴儿
D. 儿童
E. 休克患者

22. 患者心理问题的干预对策不包括
A. 尊重患者的个性
B. 尊重患者的人格
C. 深入了解患者的个性特点
D. 把自己的想法、感觉投射到对方身上
E. 创造优雅、舒适的医疗环境

23. 对患者任何新的治疗措施都应事先告诉患者,主要是为了
A. 使患者有安全感
B. 增加患者对疾病的认识
C. 提供给患者有关疾病的信息
D. 增加医患间的相互信任
E. 获得患者的肯定

24. 下列哪项不是良好的医患关系的重要性
A. 提高患者的社交能力
B. 使患者逐步建立治疗动机
C. 造就医患之间的信任感
D. 本身就是一种治疗手段
E. 为医生设计、修订治疗方案提供可靠的依据

25. 医务人员称呼患者的姓名而不是叫床号,这是为了满足患者的
A. 被认识接纳的需要
B. 被关心尊重的需要
C. 获取信息的需要
D. 安全需要
E. 早日康复需要

26. 公安机关有时会使用测谎仪帮助鉴别犯罪嫌疑人,其使用的原理主要是
A. 情绪情感是一种主观体验
B. 人在情绪反应时,常常伴随一定的生理唤醒
C. 情绪产生时,伴随外部表现
D. 情绪情感是一种自我察觉
E. 情绪经常带有冲动性和比较明显的外部表现

二、A2 型题

以下每一道考题下面有 A、B、C、D、E 五个备选答案,请从中选择一个最佳答案。

27. 患者,男,36 岁。童年生活受挫折,个性克制,情绪压抑,经常焦虑、抑郁,又不善于宣泄,过分谨慎,强求合作调和。他的行为模式最容易导致的躯体疾病是
A. 冠心病
B. 脑出血
C. 慢性结肠炎
D. 甲状腺功能亢进症
E. 癌症

28. 有位中年技术员在一家公司上班,工作环境温度较高,噪声较大,工作负荷也很大,班组的人际关系复杂,因得不到上司的赏识迟迟没能晋升,给他的心身健康带来很大的压力。他所面对的应激源是
A. 日常生活应激源
B. 职业性应激源
C. 环境应激源
D. 内源性应激源
E. 沟通性应激源

29. 某患者被诊断为恐惧性神经症,根据诊断标准,该患者不应具有以下哪种症状
A. 植物神经紊乱
B. 回避害怕的事物和情景
C. 想起恐惧对象则惴惴不安
D. 缺乏自知力
E. 明知道不合理、不必要仍然无法控制的恐惧和回避

30. 患者因被老师当众点名后,感到学习吃力,总是不停考虑老师对自己的看法,自己无法控制而不能坚持学习。经检查:神清,定向力完整,未出现幻觉、妄想,情绪稍低落,自知力完整。从以上条件判断,该患者可能被诊断为
A. 抑郁性神经症
B. 焦虑性神经症
C. 违拗症
D. 强迫性神经症
E. 恐惧性神经症

31. 一位性病患者的医生,被患者单位询问该患者的病情,医生拒绝回答,是为了保护患者
A. 受到社会尊重的权利
B. 隐私权的权利
C. 免除健康时的社会责任
D. 享受医疗服务的权利
E. 知情同意权

三、B1 型题

以下提供若干组考题，每组考题共同在考题前列出 A、B、C、D、E 五个备选答案。请从中选择一个与问题关系最密切的答案。每个备选答案可能被选择一次、多次或不被选择。

(32～33 题共用备选答案)

A. 主动型

B. 被动型

C. 强制型

D. 参与型

E. 合作型

32. 昏迷患者的求医行为属

33. 儿童患者的求医行为属

(34～35 题共用备选答案)

A. 逻辑记忆

B. 情绪记忆

C. 形象记忆

D. 运动记忆

E. 短时记忆

34. 以感知过的事物形象为内容的记忆称为

35. 以体验过的某种情绪或情感为内容的记忆称为

(36～37 题共用备选答案)

A. 劳动待遇

B. 组织的严密程度

C. 劳动范围

D. 职业性经济关系

E. 个体在组织中的角色和负责程度

36. 职业内在的应激源有

37. 企事业中的政策及其执行有关的应激源是

参考答案

1. B	2. A	3. C	4. D	5. E	6. D	7. C	8. C	9. B	10. D
11. E	12. C	13. B	14. C	15. A	16. E	17. A	18. B	19. C	20. A
21. B	22. D	23. D	24. A	25. B	26. B	27. E	28. B	29. D	30. D
31. B	32. B	33. B	34. C	35. B	36. C	37. E			

医学伦理学

一、A1 型题

以下每一道题有 A、B、C、D、E 五个备选答案。请从中选择一个最佳答案。

1. 被西方人称为“西医之父”的古希腊名医是

A. 盖伦

B. 哈维

C. 希波克拉底

D. 胡佛兰德

E. 伦琴

2. 医家“五戒”“十要”的作者是

A. 孙思邈

B. 李时珍

C. 陈实功

D. 华佗

E. 张仲景

3. 医疗公正原则不包括

A. 政府是医疗公正的“守门人”

B. 做到绝对公正,即人人同样享有

C. 建立家庭经济困难人群医疗救助机制

D. 医疗机构直接负起医疗公正的职责

E. 医务人员合理使用稀有卫生资源

4. 对患者享有知情同意权的正确理解是

A. 完全知情,必须签字同意

B. 不一定知情,只需签字同意

C. 完全知情,无需签字同意

D. 患者与家属具有同等行使权力

E. 无法知情同意时不做处理

5. 下列各项违背了不伤害原则的是

A. 有证据证明,生物学死亡即将来临而患者痛苦时,允许患者死亡

B. 积极强迫患者进行各种实验室检查

C. 不对患者做与诊断无关的检查

D. 糖尿病患者足部有严重溃疡,有发生败血症的危险时,应予以截肢

E. 妊娠危及孕妇生命时,可行人工流产

6. 医学伦理学尊重原则应除外的内容是

A. 公平分配卫生资源

B. 尊重患者及家属的自主性或决定

C. 尊重患者的知情同意权

D. 保守患者的秘密

E. 保护患者的隐私

7. 医务人员的情感不包括

A. 同情感

B. 负罪感

C. 责任感

D. 事业感

E. 职业情感

8. 辅助检查时,医生应遵循的道德要求不包括

A. 综合分析,切忌片面

B. 知情同意,尽职尽责

C. 服从患者,认真负责

D. 需要出发,目的纯正

E. 密切联系,加强协作

9. 以下哪项不属于患者的义务

A. 如实提供病情和有关信息

B. 避免将疾病传播他人

C. 尊重医师和他们的劳动

D. 不可以拒绝医学科研试验

E. 在医师指导下对治疗做出负责的决定并与医师合作执行

10. 某患者要做腰穿检查,有恐惧感,从医德要求考虑,临床医生应向患者做的主要工作是

A. 要征得患者知情同意

B. 告知做腰穿的必要性,嘱患者配合

C. 告知做腰穿时应注意的事项

D. 因诊断需要，先动员，后手术
E. 动员家属做患者思想工作

11. 辅助检查时医生应遵循的道德要求不包括
A. 综合分析、切忌片面
B. 知情同意、尽职尽责
C. 服从患者、认真负责
D. 需要出发、目的纯正
E. 密切联系、加强协作

12. 关于临床科研实验道德要求的说法，不正确的是
A. 临床科研设计要建立在坚实的业务知识和统计学知识的基础上
B. 要坚持科学的方法为指导，使之具有严格性、合理性和可行性
C. 要严格按照设计要求、实验步骤和操作规程进行实验，切实完成实验的数量和质量
D. 客观分析综合实验所得的各种数据，既不能主观臆造，也不可任意去除实验中的任何阴性反应
E. 实验失败或不符合要求时应该重做，不可将其作为分析依据

13. 不属于医学道德评价客观标准的是
A. 医疗行为是否有利于患者疾病的缓解
B. 医疗行为是否有利于患者的健康与长寿
C. 医疗行为是否有利于人类生存环境的保护和改善
D. 医疗行为是否有利于医学科学的发展和社会的进步
E. 医疗行为是否有利于医院的经济创收和发展

二、B1 型题

以下提供若干组考题，每组考题共同在考题前列出 A、B、C、D、E 五个备选答案。请从中选择一个与问题关系最密切的答案。每个备选答案可能被选择一次、多次或不被选择。

(14 ~ 15 题共用备选答案)
A. 患者的权利
B. 患者的义务
C. 医生的权利
D. 医生的义务
E. 患者和医生共同的义务

14. 详细向患者讲清配合治疗的必要性，以获得患者与医师的合作是

15. 患者对经治医生不满意时，可以重新选择医生属于

(16 ~ 17 题共用备选答案)
A. 对有危险或伤害的诊治措施，通过评价，选择利益大于危险或利益大于伤害的行动
B. 将有关的类似个案以同样的准则加以处理，而将不同的个案以不同的准则加以处理
C. 人在患病后，有权选择接受或拒绝医生制定的诊治方案
D. 杜绝对患者的有意伤害
E. 医生在诊断时考虑患者的各方面因素

16. 体现公正原则的是

17. 体现不伤害原则的是

(18 ~ 19 题共用备选答案)
A. 医学人道主义的根本思想
B. 尊重患者的人格与尊严
C. 尊重患者平等的医疗与健康权利
D. 注重对社会利益及人类健康利益的维护
E. 评价医学行为善恶的准则

18. 医学人道主义的核心内容不包括的是

19. 尊重患者的生命是

(20 ~ 21 题共用备选答案)
A. 痛苦小、耗费多、疗效好、安全无损
B. 痛苦最小、耗费最少、疗效最佳、安全无害
C. 无痛苦、耗费少、疗效确定、相对安全
D. 应尊重患者的自我利益
E. 应尊重患者的自主权利

20. 诊疗道德最优化原则的正确表述是

21. 诊疗道德自主原则的本质要求是

(22 ~ 23 题共用备选答案)
A. 受试者知情同意
B. 维护受试者利益
C. 试验者绝大多数赞成
D. 有利于医学和社会发展

E. 科学性原则

22. 人体实验道德原则中最重要、最基本的原则是

23. 不属于人体实验道德原则的是

(24～25题共用备选答案)

A. 医德修养为有效保护自己所必需

B. 医德修养为转变不良医风所必需

C. 医德修养为妥善处理医护人员关系所必需

D. 医德修养为妥善处理医患关系所必需

E. 医德修养为医务人员完善医德人格所必需

24. 不应作为医德修养意义根据的表述是

25. 医德修养的意义直接体现的是

参考答案

1. C	2. C	3. B	4. A	5. B	6. A	7. B	8. C	9. D	10. A
11. C	12. C	13. E	14. D	15. A	16. B	17. D	18. E	19. A	20. B
21. E	22. B	23. C	24. A	25. E					

卫生法规

一、A1 型题

以下每一道题有 A、B、C、D、E 五个备选答案。请从中选择一个最佳答案。

1. 卫生法中的民事责任主要是

A. 行政处罚
B. 刑事处罚
C. 损害责任
D. 财产责任
E. 侵害自由权

2. 医疗机构发现甲类传染病时，对疑似患者应依法及时采取的措施是

A. 采取预防措施
B. 进行医学观察
C. 予以隔离治疗
D. 在指定场所进行医学观察
E. 确诊前在指定场所进行单独隔离治疗

3. 取得医师资格即具有了法定的医师行业

A. 从事医疗活动资格
B. 科研、教学、医疗水平
C. 业务能力
D. 行医资格
E. 准入资格

4. 未经批准擅自开办医疗机构行医应承担的行政责任主要是

A. 经济补偿
B. 赔礼道歉
C. 赔偿责任
D. 行政处分
E. 行政处罚

5. 受理医师执业注册申请的卫生行政部门对不符合条件不予注册的，书面通知申请人并说明理由的期限是应当自收到申请之日起

A. 10 日内
B. 15 日内
C. 30 日内
D. 60 日内
E. 90 日内

6.《医疗事故处理办法》中所称的医疗事故是指在诊疗护理工作中

A. 因医务人员直接造成病员死亡、残废、功能障碍的
B. 因医务人员直接造成病员死亡、残废、组织器官损伤导致功能障碍
C. 因医务人员诊疗护理过失，直接造成病员死亡、残废、功能障碍
D. 因医务人员诊疗护理过失，直接造成病员死亡、残废、组织器官损伤导致功能障碍
E. 因医务人员诊疗护理过失，直接造成病员的危害后果

7. 依照《医疗事故处理条例》，应患者要求复印或者复制病历等资料时

A. 由医疗机构整理复印后交给患者
B. 由患者拿走自行复印
C. 医疗机构提供复印或复制，患者应在场
D. 经卫生行政部门批准，可以复印或复制
E. 应经负责医疗服务质量监督部门批准

8. 下列关于假药的说法不正确的是

A. 药品成分的含量不符合国家药品标准的为假药
B. 药品所含成分与国家药品标准规定的成分不符的为假药
C. 以他种药品冒充此种药品的为假药
D. 以非药品冒充药品的为假药
E. 变质的药品为假药

9. 医疗机构在药品购销中暗中收受回扣或者其他

利益,依法对其给予罚款处罚的机关是

A. 卫生行政部门
B. 药品监督管理部门
C. 公安部门
D. 劳动保障行政部门
E. 中医药管理部门

10. 医疗机构药剂人员调配药剂时,应当凭

A. 国家药品标准
B. 执业医师的诊断证明
C. 执业助理医师医嘱
D. 执业医师或者执业助理医师处方
E. 执业药师的处方

11. 突发公共卫生事件是指突然发生,造成或者可能造成社会公众健康严重损害的重大

A. 传染病疫情事件
B. 社会治安事件
C. 公众安全事件
D. 领导责任事件
E. 医疗机构事故

12.《医疗用毒性药品管理办法》规定,毒性药品每次处方剂量不得超过

A. 五日极量
B. 四日极量
C. 三日极量
D. 二日极量
E. 一日极量

13. 根据国务院2002年9月1日起施行的《医疗事故处理条例》,不属于医疗事故的情况是

A. 药房等非临床科室过失导致的患者损害
B. 医务人员缺乏经验,在诊疗中违反规章造成患者一般性功能障碍
C. 医务人员因技术过失造成的医疗技术事故
D. 医疗过程中病员及其家属不配合诊疗导致不良后果
E. 医护人员在护理中违反诊疗护理规范造成患者人身损害后果

14. 医疗机构配制制剂必须取得省级药品监督管理部门批准发给的

A.《药品生产许可证》
B.《药品经营许可证》
C.《医疗机构制剂许可证》
D.《营业执照》
E.《医疗机构执业许可证》

15.《中华人民共和国药品管理法实施条例》规定,医疗机构购进药品必须有

A. 签订的购进合同
B. 编制采购计划和记录
C. 价格清单记录
D. 经过检验的记录
E. 真实、完整的药品购进记录

16. 发生重大医疗过失行为医疗机构向当地卫生行政部门报告的时限要求是

A. 12小时
B. 15小时
C. 18小时
D. 20小时
E. 24小时

17. 药品所标明的适应证或者功能主治超出规定范围属于

A. 可使用药品
B. 不能使用药品
C. 不合格药品
D. 假药
E. 劣药

18. 因抢救危急患者,未能及时书写病历的有关医务人员应当在抢救结束后规定的时限内据实补记病历,该时限要求是

A. 12小时
B. 10小时
C. 8小时
D. 6小时
E. 6小时

19. 医疗机构配制的制剂

A. 可以在市场销售
B. 不得在市场销售
C. 可以自行配制
D. 标明功能主治可以在市场销售
E. 经批准在市场销售

20.《中华人民共和国药品管理法》明确规定,处方药不得在

A. 医疗期刊上发布广告
B. 药学期刊上发布广告

C. 健康报上发布广告
D. 医药报上发布广告
E. 大众传播媒介上发布广告

21. 国家鼓励开展中医药专家技术经验和技术专长继承工作,培养高层次的
A. 中医临床人才和中药技术人才
B. 中医药学科发展带头人
C. 高级专业技术职务人才
D. 中医药科研人才
E. 中医药理论人才

22. 负责全国中医药管理工作的部门是
A. 国务院发展与改革行政管理部门
B. 国务院科技行政管理部门
C. 国务院中医药管理部门
D. 国务院事务管理局
E. 国务院办公厅

23.《中华人民共和国中医药条例》明确对中医药发展的政策是国家
A. 保护、支持、发展中医药事业
B. 保护、扶持、发展中医药事业
C. 保护、发展中医药事业
D. 扶持、发展中医药事业
E. 积极保护中医药事业

二、B1 型题

以下提供若干组考题,每组考题共同在考题前列出 A、B、C、D、E 五个备选答案。请从中选择一个与问题关系最密切的答案。每个备选答案可能被选择一次、多次或不被选择。

(24 ~25 题共用备选答案)
A. 管制
B. 撤职
C. 有期徒刑
D. 剥夺政治权利
E. 责令停产停业

24. 属于行政处分的是
25. 属于行政处罚的是

(26 ~27 题共用备选答案)
A. 行政行为
B. 行政复议
C. 行政责任
D. 违法行为
E. 犯罪行为

26. 卫生行政机关对当事人给予的强制措施是
27. 当事人对国家行政机关给予的行政制裁不服可以提出

(28 ~29 题共用备选答案)
A. 疫点
B. 疫区
C. 疫情通报
D. 疫情报告
E. 疫情措施

28. 医疗机构及其执行职务的人员发现传染病疫情应按规定和时限进行
29. 县级以上人民政府有关部门发现传染病疫情时应当及时向同级人民政府卫生行政部门进行

(30 ~31 题共用备选答案)
A. 经资格认定取得执业证书,获得开展诊疗活动资格
B. 经注册取得执业证书才具备合法行医条件
C. 经医学本科学历教育,具备申请医师资格考试的基本条件
D. 申请经批准发给执业证书,具备医师行业准入资格
E. 经相应职称评审发给执业证书,取得相应的专业职称系列资格

30. 执业医师资格考试合格后,必须
31. 执业医师资格考试合格后,即可依法

(32 ~33 题共用备选答案)
A. 医疗事故赔偿
B. 申请再次鉴定
C. 处理医疗事故工作
D. 首次医疗事故技术鉴定工作
E. 再次医疗事故技术鉴定工作

32. 可由双方当事人协商解决

33. 卫生行政部门负责

(34~35题共用备选答案)

A. 处方药品名称
B. 前记、正文、后记
C. 君、臣、佐、使顺序
D. 中成药书写规则
E. 药品剂量与数量

34. 处方格式组成包括

35. 处方应以国家批准的名称书写的是

(36~37题共用备选答案)

A. 一次常用量
B. 二日常用量
C. 三日常用量
D. 四日极量
E. 七日常用量

36. 为门(急)诊患者开具的麻醉药品片剂、酊剂、糖浆剂每张处方不得超过

37. 为门(急)诊患者开具的麻醉药品注射剂每张处方为

(38~39题共用备选答案)

A. 造成患者轻度残疾、器官组织损伤导致一般功能障碍
B. 抢救重危患者生命而采取紧急医疗措施造成不良后果
C. 造成患者死亡、重度残疾
D. 造成患者明显人身损害的其他后果
E. 造成患者中度残疾、器官组织损伤导致严重功能障碍

38. 根据对患者人身造成的损害程度,医疗事故分为四级,一级医疗事故是指

39. 根据对患者人身造成的损害程度,医疗事故分为四级,二级医疗事故是指

(40~41题共用备选答案)

A. 药品使用的专属性
B. 需要用药的限时性
C. 用药后果的两重性
D. 质量控制的严格性
E. 药品生产过程的时间性

40. 加强药品质量的监督管理体现的是药品特殊性中的

41. 人们在需要用药时,时间就是生命,它体现了药品特殊性中的

(42~43题共用备选答案)

A. 药品零售价
B. 药品市场调节价
C. 药品国家价
D. 药品政府定价、政府指导价
E. 企业零售价

42. 由药品生产、经营企业按国家规定制定的价格称为

43. 医疗机构必须执行的价格是

(44~45题共用备选答案)

A. 医师的义务
B. 医师的权利
C. 医师的职责
D. 医师的社会地位
E. 医师的执业条件

44. 医师履行职责应受全社会尊重受法律保护体现的是

45. 医师发扬人道主义精神,救死扶伤,防病治病是

(46~47题共用备选答案)

A. 白色
B. 橙色
C. 淡绿色
D. 淡红色
E. 淡黄色

46. 儿科处方的颜色是

47. 麻醉药品处方的颜色是

(48~49题共用备选答案)

A. 预防控制体系
B. 监测与预警系统
C. 制定行政区域的应急预案
D. 全国突发事件的应急预案
E. 开展突发事件的日常监测

48. 国家建立统一的突发事件是指

49. 国务院卫生行政主管部门按照分类指导、快速反应的要求,制定并报请国务院批准的是

(50～51 题共用备选答案)

A. 防病治病,救死扶伤

B. 加强医师队伍建设,保护人民健康

C. 检验评价专业知识与能力

D. 受社会尊重,受法律保护

E. 加强医师管理注册

50.《中华人民共和国执业医师法》立法宗旨是

51.《中华人民共和国执业医师法》规定医师的神圣职责是

参考答案

1. D	2. E	3. E	4. E	5. C	6. D	7. C	8. A	9. A	10. D
11. A	12. D	13. D	14. C	15. E	16. A	17. D	18. E	19. B	20. E
21. A	22. C	23. B	24. B	25. E	26. A	27. B	28. D	29. C	30. B
31. D	32. A	33. C	34. B	35. A	36. C	37. B	38. C	39. E	40. D
41. B	42. B	43. D	44. D	45. C	46. C	47. D	48. A	49. D	50. B
51. A									

第三、四部分　专业知识与专业实践能力

中医内科学·中医常见病证

一、A1型题

以下每一道题有A、B、C、D、E五个备选答案,请从中选择一个最佳答案。

1. 感冒的多发季节是
A. 春夏
B. 夏秋
C. 秋冬
D. 冬春
E. 四季

2. 感冒的病位在
A. 心
B. 肺卫
C. 肝
D. 脾
E. 肾

3. 导致感冒的主因是
A. 寒邪
B. 热邪
C. 风邪
D. 湿邪
E. 暑邪

4. 感冒与风温病相比,感冒发热一般是
A. 热退复起
B. 不高或不发热
C. 持续不退
D. 较高
E. 较重

5. 下列哪项属于气虚感冒的脉象
A. 脉细数
B. 脉浮数
C. 脉浮紧
D. 脉浮而无力
E. 脉濡数

6. 阴虚感冒的代表方剂是
A. 麦门冬汤
B. 桑菊饮
C. 沙参麦冬汤
D. 六味地黄汤
E. 加减葳蕤汤

7. 感冒的基本病机是
A. 邪犯于肺,肺气上逆
B. 卫表不和,肺失宣肃
C. 风热犯表,卫表失和
D. 风寒外束,卫阳被郁
E. 暑湿遏表,卫表不和

8. 下列关于实体感冒的各项叙述中,错误的是
A. 一般以风寒、风热、暑湿症状为主
B. 病程短,痊愈快
C. 无反复感邪、反复发病之势
D. 元气、血、阴、阳虚损症状
E. 治疗上当扶正解表

9. 外邪从口鼻、皮毛入侵,首当其冲为
A. 肝、肺

B. 肺、脾
C. 肺、卫
D. 肺、胃
E. 心、肺

10. 气虚感冒的代表方剂是
A. 参苏饮
B. 葛根解肌汤
C. 玉屏风散
D. 补中益气汤
E. 黄芪桂枝汤

11. 阴虚感冒少汗的病因病机是
A. 表虚卫弱
B. 热郁肌腠
C. 津少不能作汗
D. 风寒束表
E. 肌腠闭塞

12. 暑湿伤表证的代表方剂是
A. 新加香薷饮
B. 羌活胜湿汤
C. 三仁汤
D. 黄芩滑石汤
E. 藿香正气散

13. 感冒风寒轻证所用代表方剂是
A. 荆防达表汤
B. 麻黄汤
C. 羌活胜湿汤
D. 藿香正气散
E. 大青龙汤

14. 时行感冒，风寒夹湿证的代表方剂是
A. 藿香正气散
B. 新加香薷饮
C. 羌活胜湿汤
D. 荆防达表汤
E. 荆防败毒散

15. 内伤咳嗽治宜
A. 祛邪
B. 扶正
C. 扶正补虚
D. 补虚
E. 标本同治

16. 咳嗽初起，最易“闭门留寇”的是哪类药
A. 苦寒药
B. 温补药
C. 收涩药
D. 镇咳药
E. 通下药

17. 外感咳嗽与内伤咳嗽，下列哪项无鉴别诊断意义
A. 感邪的不同
B. 起病的缓急
C. 病程的长短
D. 属实属虚的不同
E. 咳痰的多少

18. “五脏六腑皆令人咳，非独肺也。”此语出于
A.《素问》
B.《诸病源候论》
C.《景岳全书》
D.《医学三字经》
E.《河间六书》

19. 午后、黄昏咳嗽加重，咳声轻微短促者，多属
A. 风寒袭肺
B. 肝火犯肺
C. 肺燥阴虚
D. 风热犯肺
E. 湿邪侵肺

20. 内伤咳嗽忌用
A. 燥湿化痰法
B. 化痰止咳法
C. 清热泻火法
D. 宣肺散邪法
E. 滋阴润肺法

21. 咳嗽病名最早见于
A.《医学正传》
B.《内经》
C.《伤寒杂病论》
D.《难经》
E.《诸病源候论》

22. 治咳嗽有治上、治中、治下之分，治下是指
A. 治肾
B. 治下焦
C. 治肝
D. 治脾
E. 治膀胱

23. 咳嗽迁延不愈或愈而复发者常用方剂为
A. 三子养亲汤
B. 清金化痰丸
C. 二陈汤
D. 止嗽散
E. 桑杏汤

24. 哮证发作的主要因素是
A. 伏痰
B. 外感
C. 饮食
D. 情志
E. 劳倦

25. 哮证病性总属于
A. 邪实
B. 正虚
C. 邪实正虚
D. 邪不实正虚
E. 邪实正不虚

26. 治疗哮病的基本原则是
A. 温清兼施
B. 攻邪治标
C. 发时治标,平时治本
D. 补阴救阳
E. 扶正救脱

27. 下列哪项不属于风痰哮证的临床表现
A. 喉中痰涎壅盛,声如拽锯
B. 喘急胸满,但坐不得卧
C. 发热,恶寒,无汗,身痛
D. 咽痒,喷嚏,鼻塞,流涕
E. 面色青黯

28. 热哮证,外有表证,宜用
A. 射干麻黄汤
B. 越婢加半夏汤
C. 定喘汤
D. 厚朴麻黄汤
E. 三子养亲汤

29. 寒包热哮证表寒不显者,适宜
A. 定喘汤
B. 平喘固本汤
C. 小青龙汤
D. 厚朴麻黄汤
E. 三子养亲汤

30. 治疗久哮肺肾两虚证,适用于肺肾气阴两伤的为
A. 金匮肾气丸
B. 六君子汤
C. 玉屏风散
D. 生脉地黄汤
E. 金水六君煎

31. 伴有恶寒,发热,无汗,身痛,口干欲饮,大便干等症状者,多属哪种哮证
A. 虚哮证
B. 热哮证
C. 寒包热哮证
D. 风痰哮证
E. 冷哮证

32. 实喘和虚喘的鉴别,下列何项是错误的
A. 呼吸深长有余与短促难续
B. 呼出为快与深吸为快
C. 气粗声高与气怯声低
D. 病势急骤与徐缓
E. 痰多与痰少

33. 下列除哪一项外均为喘证的特征
A. 呼吸困难
B. 张口抬肩
C. 胸高胀满
D. 鼻翼扇动
E. 不能平卧

34. 喘证的严重阶段,在孤阳欲脱之时每多影响到
A. 心
B. 肝
C. 脾
D. 肾
E. 肺

35. 下列除哪项外,均是喘证的病因
A. 六淫
B. 伏痰
C. 饮食
D. 情志
E. 劳欲

36. 实喘咽中如窒,喉中痰鸣不著属何证型
A. 表寒肺热
B. 痰热郁肺

C. 肺气郁闭
D. 风寒蕴肺
E. 痰浊阻肺

37. 实喘痰浊阻肺证痰涌气急者适宜何方
A. 二陈汤
B. 三子养亲汤
C. 五磨饮子
D. 桑白皮汤
E. 华盖散

38. 肺气欲竭,心肾阳衰的喘脱危象,急救时应用参附汤送服
A. 黑锡丹
B. 紫雪丹
C. 玉涎丹
D. 玉枢丹
E. 枕中丹

39. 肺气虚耗之喘证的特征是
A. 喘咳痰多
B. 喘促短气
C. 动则气急
D. 喘促气急
E. 息粗气憋

40. 实喘肺气郁闭证选用
A. 二陈汤
B. 三子养亲汤
C. 定喘汤
D. 五磨饮子
E. 桑白皮汤

41. 喘证表现为肺实肾虚的上实下虚证,当选用何方
A. 苏子降气汤
B. 三子养亲汤
C. 定喘汤
D. 麻黄厚朴汤
E. 桑白皮汤

42. 肺气郁闭之喘证,平素常有
A. 咳嗽痰多
B. 忧思抑郁,失眠心悸
C. 易感冒
D. 呕恶食少便溏
E. 口唇、爪甲紫绀

43. 心悸的病位在
A. 心
B. 肝
C. 脾
D. 肺
E. 肾

44. 关于心悸的概念以下何者不妥
A. 心中悸动
B. 惊惕不安
C. 甚者不能自主
D. 均呈阵发性
E. 常因情志波动或过劳而发

45. 符合瘀阻心脉心悸的是
A. 心悸时发时止,舌红、苔黄腻
B. 心悸眩晕,胸闷痞满
C. 心悸不安,心痛时作
D. 心悸不安,面色苍白
E. 心悸气短,面色不华

46. 心烦不寐,触事易惊的不寐,多属
A. 心肾阳虚
B. 痰浊闭阻
C. 心脾两虚
D. 心胆气虚
E. 心肾不交

47. 符合阴虚火旺心悸的是
A. 心悸时作时止,舌红、苔黄腻
B. 心悸不安,舌质紫暗
C. 心悸眩晕,胸闷痞满或水肿
D. 心悸气短,面色无华
E. 心悸易惊,舌红、苔少或无

48. 对心悸除针对病因病机治疗外,还应配合
A. 安神定志
B. 安神镇心
C. 养心安神
D. 养血安神
E. 清心安神

49. “水不济心、虚热内灼、心失所养、血脉不畅”是何病证主要病机
A. 阴虚火旺心悸
B. 心肾不交失眠
C. 心脾两虚失眠
D. 心肾阴虚胸痹

E. 心肾阳虚胸痹

50. 胸痹、绞痛兼见胸闷气短、四肢厥冷神倦自汗者属

A. 寒凝

B. 气滞

C. 痰浊

D. 心阳不振

E. 气阴两虚

51. 胸痹表现为胸部窒闷而痛,伴唾吐痰涎考虑为

A. 气滞

B. 血瘀

C. 寒凝

D. 痰浊

E. 邪热

52. 胸痹患者活动强度不正确的是

A. 发作期立即卧床休息

B. 发作期应坚持适当活动

C. 缓解期注意适当休息

D. 缓解期应做到动中有静

E. 缓解期应坚持力所能及的活动

53. 胸痹治疗,治本以补何脏为主

A. 心

B. 肝

C. 脾

D. 肺

E. 肾

54. 何人提出用大剂桃仁、红花、降香、失笑散治疗胸痹

A. 张仲景

B. 张景岳

C. 朱丹溪

D. 王肯堂

E. 王清任

55. 以下何种实性病理变化不见于胸痹

A. 血瘀

B. 寒凝

C. 痰浊

D. 气滞

E. 痰热

56. 胸痹治方原则为

A. 治本为主

B. 治标为主

C. 标本同治

D. 先治其标,后治其本

E. 以上皆非

57. 胸痹隐痛时作时止,纠缠不休,动则多发,口干苔少属

A. 气滞

B. 痰浊

C. 血瘀

D. 心阳不振

E. 气阴两虚

58. 胸痹疼痛剧烈,持续30分钟以上,含化扩张血管药物不能缓解应考虑为

A. 胃脘痛

B. 胸痛

C. 胁痛

D. 真心痛

E. 心衰

59. 丹参饮治疗胸痹,适用于下列何证型

A. 血瘀重型

B. 血瘀轻型

C. 阴寒盛型

D. 痰浊盛型

E. 阳气虚衰型

60. 不寐是以何为特征的一类疾病

A. 睡眠时间不足

B. 睡眠深度不足

C. 入睡困难或睡而不醒

D. 时寐时醒,醒后不能再寐

E. 经常不能获得正常睡眠

61. 急躁易怒而不寐,多为

A. 痰热内扰

B. 肝火内扰

C. 心肾不交

D. 心胆气虚

E. 心脾两虚

62. 何书将不寐病因分为外感和内伤两类

A.《内经》

B.《难经》

C.《伤寒杂病论》

D.《景岳全书》

E.《证治要诀》

63. 胸闷苔黄腻而不寐,多为

A. 瘀阻心脉

B. 水饮凌心

C. 心脾两虚

D. 痰热扰心

E. 肝火扰心

64. 心肾不交之不寐以心阴不足为主者,宜用

A. 朱砂安神丸

B. 天王补心丹

C. 安神定志丸

D. 黄连温胆汤

E. 酸枣仁汤

65. 不寐虚证的病理因素主要是

A. 津液亏耗

B. 阴血不足

C. 阳气不足

D. 脾气虚弱

E. 肝郁脾虚

66. 不寐实证多属

A. 瘀阻心脉

B. 水饮凌心

C. 寒凝心脉

D. 气滞血瘀

E. 邪热扰心

67. 最先提出"胃不和则卧不安"的是何书

A.《伤寒论》

B.《金匮要略》

C.《黄帝内经》

D.《景岳全书》

E.《类证治裁》

68. 治疗心阳不振心悸的代表方桂枝甘草龙骨牡蛎汤的作用是

A. 温补心阳,安神定悸

B. 益心气,温心阳

C. 补血养心,益气安神

D. 镇惊定志,养心安神

E. 清心化痰,宁心安神

69. 关于呕吐错误的是

A. 有物有声谓之呕

B. 有物无声谓之吐

C. 无物有声谓之干呕

D. 呕与吐常合称为呕吐

E. 也称反胃

70. 呕吐物酸腐量多,气味难闻者,多属

A. 饮食停滞

B. 胆热犯胃

C. 肝热犯胃

D. 痰饮中阻

E. 胃气亏虚

71. 呕吐不止伴腹胀,矢气减少,无大便者,应首先做

A. 胃镜

B. 小便化验

C. 肾功能检查

D. 上消化道钡餐

E. 腹部透视

72. 以下何种因素与呕吐最不相关

A. 外邪犯胃

B. 饮食不节

C. 情志失调

D. 病后体虚

E. 禀赋不足

73. 呕吐病名最早见于

A.《内经》

B.《金匮要略》

C.《诸病源候论》

D.《备急千金要方》

E.《丹溪心法》

74. 治疗肝气犯胃呕吐的主方是

A. 半夏厚朴汤合左金丸

B. 柴胡疏肝散

C. 越鞠丸

D. 启膈散

E. 温胆汤

75. 下列哪项不是呕吐实证的特点

A. 发病较急

B. 病程较短

C. 多由外邪及饮食所伤而发

D. 有邪实之象

E. 时发时止

76. 饥不欲食常为何证胃痛的表现

A. 寒邪客胃

B. 饮食伤胃
C. 肝气犯胃
D. 胃阴亏耗
E. 脾胃虚寒

77. 与情志因素关系最密切的胃脘痛是何证型
A. 饮食伤胃
B. 寒邪客胃
C. 湿热中阻
D. 瘀血停胃
E. 肝气犯胃

78. 何人首倡便秘分“虚”“实”两类
A. 李东垣
B. 张仲景
C. 张洁古
D. 张景岳
E. 王清任

79. 胃脘疼痛,固定不移,痛如针刺是何证的特点
A. 实证
B. 气滞
C. 瘀血
D. 实寒
E. 寒证

80. 瘀血停胃之胃痛且痛甚者常加
A. 木香、陈皮
B. 桃仁、红花
C. 川楝子、延胡索
D. 三棱、莪术
E. 延胡索、木香、郁金

81. 最常引起胃脘痛的外邪是
A. 风
B. 寒
C. 湿
D. 燥
E. 火

82. 胃脘痛的多发年龄为
A. 少年
B. 青年
C. 中青年
D. 中老年
E. 老年

83. 脾胃素虚,复为饮食所伤引起的呕吐常出现
A. 实证
B. 虚证
C. 真虚假实证
D. 虚实夹杂证
E. 真实假虚证

84. 湿热中阻之胃痛,伴恶心呕吐者,常加
A. 陈皮、半夏
B. 吴茱萸、干姜
C. 竹茹、陈皮
D. 生姜、丁香
E. 以上皆非

85. 寒邪客胃之胃痛,若兼恶寒、头痛表证者,常加
A. 防风、荆芥
B. 银花、连翘
C. 薄荷、菊花、桑叶
D. 藿香、苏叶
E. 白芷、细辛

86. 胃痛属寒邪客胃者,治法是
A. 散寒止痛
B. 消食导滞
C. 疏肝理气
D. 活血化瘀
E. 温中健脾

87. 胃痛的治疗,以下何者为主
A. 疏肝和胃止痛
B. 调和脾胃止痛
C. 理气和胃止痛
D. 理气活血止痛
E. 益气健脾止痛

88. 胃痛的病理特点是
A. 肝胃不和,胃气郁滞
B. 胃气上逆,失于和降
C. 胃气郁滞,失于和降
D. 肝郁化火,胃气郁滞
E. 脾胃不和,气机郁滞

89. 治疗瘀血停滞型胃痛的主方为
A. 失笑散
B. 丹参饮
C. 血府逐瘀汤
D. 桃红四物汤
E. 失笑散合丹参饮

90. 治疗瘀血停滞兼阴血不足胃痛的主方是
A. 调营敛肝饮
B. 复元活血汤
C. 加味四物汤
D. 当归补血汤
E. 桃仁红花煎
91. 古人将何表现称“泄”
A. 排便次数增多者
B. 大便清稀如水而势急者
C. 大便溏薄而势缓者
D. 五更泻
E. 粪质完谷不化,甚至泻如水样
92. 治疗泄泻初起不宜
A. 分利
B. 消导
C. 疏解
D. 清化
E. 固涩
93. 泄泻的主要病变在于
A. 肺、脾、肾
B. 肝、脾、肾
C. 肝、脾、胃
D. 脾、胃、大小肠
E. 肝、脾、大小肠
94. 治疗湿热泄泻的主方是
A. 藿香正气散
B. 胃苓汤
C. 葛根芩连汤
D. 参苓白术散
E. 保和丸
95. 便秘预防不包括
A. 多吃粗纤维的食物及水果
B. 勿过食辛辣厚味、饮酒过度
C. 按时登厕,定时排便
D. 保持心情舒畅,加强身体锻炼
E. 经常服用润肠通便药物
96. 气虚便秘的特点是
A. 大便不干硬,排便困难
B. 大便干结,面色无华
C. 大便干或不干,排出困难
D. 大便干结,伴潮热盗汗
E. 大便干结,面红身热
97. 便秘与何脏腑功能失调无关
A. 心
B. 肝
C. 脾、胃
D. 肺
E. 肾
98. 气虚便秘的治法为
A. 行气通便
B. 润肠通便
C. 益气润肠
D. 温阳通便
E. 理气导滞
99. 以下哪项不是便秘的主要病因病机
A. 阳虚体弱,阴寒内生
B. 素体阳盛,肠胃积热
C. 情志失和,气机郁滞
D. 肺气不宣,气化不行
E. 气血不足,下元亏损
100. 燥热便秘的治法为
A. 顺气导滞
B. 益气润肠
C. 养血润燥
D. 清热润下
E. 温阳通便
101. 下列胁痛的病机哪一项是错误的
A. 肝气郁结
B. 肝气上逆
C. 瘀血停着
D. 肝胆湿热
E. 肝阴不足
102. 治疗瘀血停着胁痛的主方是
A. 血府逐瘀汤
B. 丹参饮
C. 身痛逐瘀汤
D. 膈下逐瘀汤
E. 旋覆花汤
103. 胁痛虽有虚实之分,但其病变主要涉及
A. 气与血
B. 寒与热
C. 肝与胆

D. 肝与肺
E. 阴与阳

104. 胁痛的病理特点是
A. 肝胃不和,胃气郁滞
B. 肝气郁结,胃失和降
C. 肝胆湿热,络脉不和
D. 饮停胁下,肝肺失司
E. 肝失疏泄,络脉不和

105. 若胁痛,胁肋下有癥块,而正气未衰者,可用复元活血汤加下列哪组药物
A. 青皮、陈皮、香附
B. 柴胡、枳壳、白芍
C. 五灵脂、延胡索、三七粉
D. 延胡索、川楝子、莪术、地鳖虫
E. 三棱、莪术、地鳖虫

106. 胁痛的基本治则是
A. 滋阴降火
B. 清热解毒
C. 清热利湿
D. 活血化瘀
E. 疏肝和络止痛

107. 若胁痛兼见口苦口干,烦躁易怒,尿黄便秘,舌红,苔黄者,当辨证为
A. 痰火内扰
B. 气郁化火
C. 肝阳上亢
D. 肝阴不足
E. 瘀血阻络

108. 慢性肝胆病之胁痛的患者,饮食上应忌
A. 低脂饮食
B. 低蛋白饮食
C. 低糖饮食
D. 饮食清淡
E. 过度饮酒或嗜食辛辣肥甘

109. 下列关于眩晕的论述哪项不正确
A. 眩是眼花,晕是头晕,两者并见为之眩晕
B. 轻者闭目即止
C. 重者如坐车船
D. 甚则昏倒
E. 本病实者居多

110. 下列讨论眩晕病理的主张,哪一条是《丹溪心法》中提出的
A. 无火不作眩
B. 无虚不作眩
C. 无痰不作眩
D. 无风不作眩
E. 无瘀不作眩

111. 下列哪一项不是眩晕治标之法
A. 息风
B. 清火
C. 化痰
D. 疏散外邪
E. 潜阳

112. 眩晕,头痛,兼见健忘失眠,心悸,精神不振,耳鸣耳聋,面唇紫暗,舌暗,有瘀斑,脉涩,宜选用
A. 镇肝熄风汤
B. 复元活血汤
C. 血府逐瘀汤
D. 通窍活血汤
E. 补阳还五汤

113. 眩晕的治疗原则为
A. 化痰止呕,和胃降逆
B. 补气养血
C. 补虚泻实,调整阴阳
D. 补肾填精
E. 泻肝滋阴

114. 内伤头痛的发生,与下列哪些脏腑关系密切
A. 心、脾、肾
B. 肺、胃、肾
C. 心、肺、肾
D. 心、肝、肾
E. 肝、脾、肾

115. 首先将头痛分为内伤和外感两大类的是
A.《冷庐医话》
B.《临证指南医案》
C.《证治准绳》
D.《丹溪心法》
E.《东垣十书》

116. 除下列哪项外,均为外感头痛的表现
A. 掣痛
B. 跳痛
C. 灼痛

D. 胀痛
E. 空痛

117. 下列哪项不是头痛的病因病机
A. 外感六淫
B. 气郁化火
C. 痰浊内生
D. 气血亏虚
E. 肺气上逆

118. 瘀血头痛的特点为
A. 头痛经久不愈,痛处固定不移,痛如锥刺
B. 头痛如裹
C. 头痛而胀
D. 头痛且空
E. 头昏胀痛

119. 中风病位在脑,与哪些脏腑密切相关
A. 心、肺、脾、肝
B. 心、脾、肾、肺
C. 肝、脾、肺、肾
D. 心、肺、肾、肝
E. 心、肝、脾、肾

120. 中风脱证的临床表现除下列哪项外均是
A. 突然昏仆,不省人事
B. 目合口开,汗多不止
C. 手撒肢冷二便自遗
D. 肢体强痉
E. 舌萎,脉微欲绝

121. 中风闭证的病机是
A. 热入心包
B. 热结胃肠
C. 邪实内闭
D. 热动肝风
E. 痰湿内阻

122. 中风属阳闭者,治法除辛凉开窍外,宜并用下列哪一治法
A. 镇肝息风
B. 清肝息风
C. 豁痰息风
D. 通络息风
E. 平肝潜阳

123. 中风之中经络与中脏腑之分在于
A. 有无神志不清
B. 有无后遗症
C. 是外风还是内风
D. 夹痰还是夹瘀
E. 邪浅还是邪深

124. 将中风明确分为闭脱二证的医家是
A. 叶天士
B. 华岫云
C. 李中梓
D. 张景岳
E. 王清任

125. 阴闭可用何法治疗
A. 益气回阳,扶正固脱
B. 辛温开窍,豁痰息风
C. 祛风通络,养血和营
D. 育阴潜阳,镇肝息风
E. 辛凉开窍,清肝息风

126. 中风之发生,病理复杂,其根本在于
A. 气逆血滞
B. 肝火心火
C. 风痰湿痰
D. 肝肾阴虚
E. 肝风外风

127. 下列哪一项不属于中风的主症
A. 卒然昏仆,不省人事
B. 口眼㖞斜
C. 语言不利
D. 半身不遂
E. 醒后如常人

128. 下列除哪项外,均是辨别阳闭、阴闭二证的主要根据
A. 颜面潮红与面白唇暗
B. 躁动不安与静而不烦
C. 舌苔白腻与舌苔黄腻
D. 脉沉滑缓与脉弦滑数
E. 肢体软瘫与肢体强痉

129. 下列哪项不是中风中经络的症状
A. 半身不遂
B. 口眼歪斜
C. 语言不利
D. 神志不清
E. 意识清楚

130. 阳闭的病因是
A. 痰湿中阻
B. 痰热壅盛
C. 心火炽盛
D. 肝火上炎
E. 痰火瘀热

131. 下列哪项不是中风中脏腑的症状
A. 昏不知人
B. 神志昏蒙
C. 迷蒙
D. 肢体不用
E. 仆地时常口中作声

132. 根据发病特点,中风因与自然界六气中哪一种"气"的特征相似而得名
A. 风
B. 寒
C. 暑
D. 湿
E. 燥

133. 淋证的病位在
A. 膀胱和肾
B. 膀胱
C. 肾
D. 肝
E. 脾

134. 血淋与尿血的鉴别要点是
A. 有无排尿困难
B. 小便量多少
C. 有否砂石
D. 有无尿血
E. 有无尿痛

135. 将淋证分为气、石、膏、血、劳五淋的是哪部著作
A.《金匮翼》
B.《景岳全书》
C.《外治秘要》
D.《济生方》
E.《千金要方》

136. 淋证的基本治则是
A. 利水消肿
B. 实则清利,虚则补益
C. 活血化瘀
D. 疏肝理气
E. 行气止痛

137. 以下关于劳淋的论述哪一条是错误的
A. 可转化为实证的热淋、气淋、血淋
B. 治以八正散加固涩之品
C. 遇劳则发
D. 多见虚实夹杂
E. 可致脾肾两虚,甚则脾胃衰败,肾亏肝旺、肝风上扰等重证

138. 古人特别提出忌汗、忌补的疾病是
A. 癃闭
B. 关格
C. 尿血
D. 尿浊
E. 淋证

139. 若水肿反复发作,精神疲惫,腰酸遗精,口渴干燥,五心烦热,舌红,脉细弱,辨证为
A. 肝阴虚
B. 胃阴虚
C. 肾阳虚
D. 肾阴虚
E. 肺阴虚

140. 水肿变证,表现为头晕头痛,步履漂浮,肢体微颤,证属
A. 心火上扰
B. 胃火炽盛
C. 痰火上扰
D. 痰浊阻窍
E. 虚风扰动,神明不守

141. 治疗水肿,用攻下逐水法,常用方剂是
A. 十枣汤
B. 五苓散
C. 五皮饮
D. 大承气汤
E. 小承气汤

142. 水肿发病病机中,其本在肾,其标在肺,其制在
A. 肺
B. 脾
C. 肾
D. 三焦
E. 膀胱

143. 以下哪项不是湿热水肿的主症

A. 皮紧光亮
B. 发热恶风
C. 小便短赤
D. 大便干结
E. 脉濡数

144.《金匮要略》称水肿为“水气”,按病因、病证分五类,下列哪项不属于此五类

A. 风水
B. 皮水
C. 涌水
D. 石水
E. 黄汗

145. 症见手足肿甚,心悸胸闷,喘促难卧,咳吐清涎,舌淡胖,脉沉细数,辨证为

A. 水湿浸渍
B. 湿热壅盛
C. 水凌心肺,阳气衰微
D. 肾阳衰微
E. 脾阳衰微

146. 从病机而言,水肿一证是一种什么表现

A. 表里不和
B. 正虚邪实
C. 阴阳失调
D. 气血紊乱
E. 全身气化功能障碍

147. 阳水证属湿毒浸淫,主方为

A. 疏凿饮水
B. 越婢汤
C. 麻黄连翘赤小豆汤合五味消毒饮
D. 舟车丸
E. 实脾饮

148. 水肿的治疗原则是

A. 发汗、利尿、攻逐
B. 温肾、健脾、养心
C. 发汗、利尿、消肿
D. 健脾、疏肝、温肾
E. 发汗、利尿、疏肝

149. 下列哪项不是消渴病的变证

A. 肺痨
B. 白内障、雀盲、耳聋
C. 疮疖、痈疽
D. 中风偏瘫
E. 鼓胀

150. 消渴的常见并发症白内障、雀盲,常用何方治疗

A. 杞菊地黄丸
B. 金匮肾气丸
C. 六味地黄丸
D. 沙参麦冬汤
E. 麦味地黄汤

151. 对消渴明确提出按上、中、下分类的医家是

A. 张景岳
B. 张子和
C. 戴思恭
D. 朱丹溪
E. 李东垣

152. 消渴病变的脏腑以哪一脏最为关键

A. 心
B. 肺
C. 脾
D. 肝
E. 肾

153. 关于消渴病的防治,下列哪项不正确

A. 药物治疗
B. 避免精神紧张
C. 饮食清淡
D. 可不限饮食,但禁食辛辣刺激性食物
E. 可多食蔬菜、豆类、瘦肉、鸡蛋等

154. 下列哪项不是消渴的常见病因

A. 素体阴虚
B. 饮食不节
C. 情志失调
D. 感受热毒
E. 劳欲过度

155. 下列各项,哪一项不是消渴病的病机特点

A. 阴虚为本,燥热为标
B. 气阴两伤,阴阳俱虚
C. 阴虚燥热,变证百出
D. 痰火内阻,湿热阻滞
E. 消渴发病,有关血瘀

156. 下列哪项不属于消渴方的组成

A. 黄连、人乳汁

B. 天花粉
C. 生地黄、蜂蜜
D. 玉竹
E. 藕汁、姜汁

157. 下列关于虫类药在痹证治疗中的用法哪项不正确

A. 具有通络止痛、祛风除湿的作用
B. 适用于痹证病程较久的抽掣、疼痛、肢体拘挛者
C. 包括地龙、全蝎、蜈蚣、穿山甲、白花蛇、乌梢蛇
D. 药量宜大,可久服
E. 其中全蝎、蜈蚣二味可研末吞服

158. 痹证的治疗应重视

A. 祛风通络
B. 养血活血
C. 行气消郁
D. 散寒除湿
E. 健脾益气

159. 风湿热痹的治疗原则是

A. 散寒通痹,祛风除湿
B. 化痰行瘀,蠲痹通络
C. 清热通络,祛风除湿
D. 除湿通络,祛风散寒
E. 祛风通络,散寒除湿

160. 着痹的治则是

A. 祛风通络,散寒除湿
B. 除湿通络,祛风散寒
C. 散寒通络,祛风除湿
D. 搜风通络,燥湿化痰
E. 发表散寒,祛风除湿

161. 行痹的病机是

A. 寒邪兼夹风湿,留滞经脉,闭阻气血
B. 风邪兼夹寒湿,留滞经脉,闭阻气血
C. 风湿热邪壅滞经脉,气血闭阻不通
D. 湿邪兼夹风寒,留滞经脉,闭阻气血
E. 痰瘀互结,留滞肌肤,闭阻经脉

162. 痹证关节疼痛日久,肿胀局限或见皮下结节者为

A. 瘀
B. 热
C. 风
D. 湿
E. 痰

163. 下列关于川乌、草乌在痹证治疗中的用法哪项不正确

A. 两药皆为祛风除湿,温经止痛之品
B. 应用时,应从小剂量开始服用,逐渐增加
C. 适用于风寒湿痹疼痛剧烈者
D. 久煎或与甘草同煎可以缓和毒性
E. 服药后患者若出现唇舌麻木或手足麻木、恶心、心悸等症状时,可不减量继续服用

164. 下列除哪一项外,均为痹证初起的主要症状

A. 疼痛
B. 酸楚
C. 重着
D. 痿弱无力
E. 麻木

165. 痹证日久,肝肾亏损,首选方剂是

A. 蠲痹汤
B. 三痹汤
C. 桃仁饮
D. 独活寄生汤
E. 炙甘草汤

166. 下列关于痹证症状的描述,错误的是

A. 关节部位顽固性疼痛
B. 痹证日久,关节肿大或变形
C. 痹证日久,肢体肌肉瘦削枯萎
D. 痹证日久,肢体抽搐
E. 关节活动不灵

167. 下列各项中,除哪项外均可作为热痹辨证依据

A. 关节疼痛,局部灼热红肿
B. 关节疼痛,得冷稍舒
C. 发热、恶风、口渴
D. 关节酸痛、游走不定
E. 舌红、苔黄、脉滑数

168. 痹证日久,可由经络累及脏腑出现相应的脏腑病变,以哪一脏病变较为多见

A. 心
B. 肝
C. 脾
D. 肺
E. 肾

二、A2 型题

以下每一道考题下面有 A、B、C、D、E 五个备选答案，请从中选择一个最佳答案。

169. 患者，男，45 岁。发热 1 天，微恶风，汗少，肢体酸重，头昏重胀痛，咳嗽痰黏，鼻流浊涕，心烦口渴，渴不多饮，胸闷脘痞，泛恶，腹胀便溏，舌苔薄黄而腻，脉濡数。治疗应首选

A. 银翘散
B. 加减葳蕤汤
C. 荆防达表汤
D. 新加香薷饮
E. 参苏饮

170. 患者，男，54 岁。咳嗽气粗，痰多痰黄，面赤身热，口干欲饮，舌红苔黄，脉滑数。其证候是

A. 痰热郁肺
B. 肺阴亏耗
C. 风燥伤肺
D. 风热犯肺
E. 风寒袭肺

171. 某女，36 岁。昨日淋雨后出现喘逆上气，胸胀而痛，气粗鼻扇，咳而不爽，痰黄质黏，伴形寒无汗，舌红苔薄黄，脉滑而浮数。治法宜用

A. 宣肺泄热
B. 清泄痰热
C. 清热化痰
D. 化痰平喘
E. 化痰降逆

172. 患者，年轻女性，身热，微恶风寒，头昏，少汗，口渴咽干，心烦，干咳少痰，舌红苔少，脉细数，治法宜

A. 辛温解表
B. 辛凉解表
C. 清暑祛湿解表
D. 益气解表
E. 滋阴解表

173. 患者身热，微恶风，汗少，肢体酸重或疼痛，头昏重胀痛，咳嗽痰黏，鼻流浊涕，心烦口渴，或口中黏腻，渴不多饮，胸闷脘痞，泛恶，腹胀，大便或溏，小便短赤，舌苔薄黄而腻，脉濡数，当属

A. 风寒入里证
B. 暑湿表证
C. 风寒夹湿证
D. 脾虚湿盛证
E. 痰热阻肺证

174. 患者，女性，25 岁。咳嗽少痰，鼻干咽燥，喉痒时连声作呛，头痛微寒，身热，舌苔薄黄，其治宜

A. 养阴清肺，化痰止咳
B. 清润肺燥，化痰止咳
C. 散寒宣肺，润燥止咳
D. 疏风清肺，润燥止咳
E. 疏风清热，肃肺化痰

175. 患者肺虚久咳，兼有倦怠乏力之证，医生用六君子汤治疗后好转。此法符合中医哪种治则

A. 急则治其标，缓则治其本
B. 益火消阴
C. 开通表里
D. 通因通用
E. 虚补其母

176. 患者女性，48 岁，咳逆阵作，面赤咽干。痰滞咽喉，咯之难出，咳引胸胁痛，舌苔薄黄少津，脉象弦数。治法宜采用

A. 清肺平肝，顺气降火
B. 养阴清肝，化痰止咳
C. 清肺化痰，宣肃肺气
D. 疏风清热，润燥止咳
E. 疏风清热，肃肺化痰

177. 女性，27 岁。既往为冷哮患者，用小青龙汤治疗后，表解而哮喘渐平，现喘则面白汗出，四肢不温，疲惫无神，气短难续，舌质淡胖，脉沉弱。其治疗的主方是

A. 小青龙汤
B. 射干麻黄汤
C. 定喘汤
D. 苏子降气汤
E. 三子养亲汤

178. 男性患者，15 岁。昨日受凉后出现呼吸急促，喉中哮鸣，痰白而黏，胸膈满闷如塞，面色晦滞带青，发热，恶寒，无汗，舌苔白滑，脉象浮紧，其治疗主方为

A. 射干麻黄汤
B. 小青龙汤

C. 苏子降气汤
D. 杏苏散
E. 定喘汤

179. 患者气短声低,喉中时有轻度哮鸣,痰多质稀色白,自汗,恶风,乏力倦怠,食少便溏,舌淡,苔白,脉细弱,宜选用
A. 平喘固本汤
B. 六君子汤
C. 金匮肾气丸
D. 六味地黄汤
E. 生脉饮

180. 张某,男性,46岁。2天前突然喘急胸闷,咳嗽,咯痰稀薄而白,恶寒,头痛,无汗,舌苔薄白,脉象浮紧,其诊断为
A. 风寒咳嗽
B. 风寒袭肺型喘证
C. 饮犯胸肺型饮证
D. 虚寒型肺痿
E. 冷哮型哮病

181. 何某,女,34岁。平素精神抑郁,前日与人口角,即现呼吸喘促,咽中如窒,胸腹胀满,伴心悸,失眠,苔黄腻,脉弦。其诊断为
A. 气滞痰郁型郁证
B. 梅核气
C. 肝气郁结型郁证
D. 气郁伤肺型喘证
E. 痰浊阻肺型喘证

182. 某男,44岁。喘咳气涌,胸部胀痛,痰多色黄质稠,胸中烦热,有汗,面红尿赤,苔黄脉滑数。选方用
A. 麻杏石甘汤
B. 定喘汤
C. 麻杏蒌石汤
D. 桑白皮汤
E. 二陈汤

183. 患者,女,42岁。每于情绪刺激而诱发,发时突然呼吸短促,但喉中痰鸣不著,胸闷而痛,失眠心悸,苔薄,脉弦。宜用下列何治法
A. 宣肺散寒
B. 宣肺泄热
C. 清泄痰热
D. 化痰降气
E. 开郁降气

184. 患者,男,53岁,心悸不安,胸闷不舒,心痛时作,痛如针刺,唇甲青紫,舌质紫暗,脉涩而结,治法为
A. 温补心阳,安神定悸
B. 镇惊定志,养心安神
C. 疏肝理气,活血通络
D. 活血化瘀,理气通络
E. 益气活血,通脉止痛

185. 某女,53岁,素有糖尿病史,近日出现心前区疼痛,若针刺,并向左肩放射,常于夜间发作,伴有胸闷,舌质紫暗,苔薄白,脉弦涩。辨证为
A. 气滞心胸
B. 痰浊闭阻
C. 寒凝心脉
D. 心血瘀阻
E. 气阴两虚

186. 一男性患者,近日心悸,头晕,面色不华,倦怠,舌质淡红,脉象细弱,此治疗方法当
A. 温补心阳,安神定悸
B. 滋阴清火,养心安神
C. 镇惊定志,以安心神
D. 补血养心,益气安神
E. 活血化瘀,理气通络

187. 某男,50岁,心悸时发时止,受惊易作,伴胸闷烦躁,失眠多梦,口苦便干,尿短赤,苔黄腻,脉弦滑,治法为
A. 活血化瘀,理气通络
B. 滋阴降火,养心安神
C. 温补心阳,安神定悸
D. 清化痰热,和中安神
E. 清热化痰,宁心安神

188. 某女,25岁,2年前因暴受惊恐出现心悸失眠,多方治疗不能根治。现患者心烦失眠,常被恶梦惊醒,醒后难于入睡,伴心悸气短,自汗,舌淡,脉细。首选方剂为
A. 安神定志丸加减
B. 安神定志丸合酸枣仁汤加减
C. 归脾汤加减
D. 天王补心丹合朱砂安神丸加减

E. 六味地黄丸合交泰丸

189. 某男,55岁,近1年来,每晚睡眠时间5~6小时,以醒后不能再睡为主,伴头晕、乏力,应按何处理

A. 不寐

B. 一时性失眠

C. 生理性少眠

D. 老年生理状态

E. 心悸

190. 患者,男,40岁,呕吐时作时止已1年,现每因劳累之后,即眩晕作呕,喜暖畏寒,四肢不温,面色白,大便稀溏,舌质淡,脉濡弱。应诊断为

A. 脾胃虚寒型眩晕

B. 脾胃虚寒型胃痛

C. 脾胃虚寒型呕吐

D. 脾气虚型虚劳

E. 外邪犯胃型呕吐

191. 某女,25岁,呕吐日久,反复发作,多为干呕,时有嘈杂,口燥咽干,舌红苔少而无津,脉细数,应辨证为

A. 湿热中阻

B. 胃热证

C. 肝热犯胃

D. 胆热犯胃

E. 胃阴不足

192. 患者,男,48岁,呕吐清水痰涎,脘腹痞闷,不能进食,伴头晕头重,苔白腻,脉滑,应辨证为

A. 外邪犯胃

B. 食滞内停

C. 痰饮内阻

D. 脾胃气虚

E. 痰气郁结

193. 某患者胃脘疼痛,遇寒则重,得温痛减,空腹易发,喜按,辨为

A. 寒证

B. 虚证

C. 实寒证

D. 虚寒证

E. 气虚证

194. 男性患者,45岁,胃痛反复发作30年,近2天因饮酒后出现胃脘隐痛,口渴不欲饮,大便干结难解,舌质红,苔少,脉细。治疗最佳方剂是

A. 黄芪建中汤

B. 一贯煎合芍药甘草汤

C. 益胃汤

D. 归脾汤

E. 补中益气汤

195. 患者泄泻腹痛,泻而不爽,粪黄褐而臭,肛门灼热,烦渴口渴,小便黄,舌苔黄腻,脉濡数。证属

A. 脾虚泄泻

B. 肾虚泄泻

C. 食滞泄泻

D. 寒湿泄泻

E. 湿热泄泻

196. 患者,每因抑郁、恼怒或情绪紧张时出现腹痛泄泻,且多伴有胸胁胀闷,嗳气少食,舌淡红,脉弦。治当

A. 调和脾胃

B. 疏肝和胃

C. 抑肝扶脾

D. 解郁疏肝

E. 泄肝除湿

197. 一患者,2天前出现腹痛泄泻,经治无效。现泄泻清稀,甚者如水样,腹痛肠鸣,脘闷纳少,苔薄白或白腻,脉濡数。应诊断为

A. 湿热泄泻

B. 寒湿泄泻

C. 食滞泄泻

D. 脾虚泄泻

E. 肾虚泄泻

198. 某女,25岁,产后大便秘结难下,诊见心悸气短,唇舌色淡,苔白,脉细,治宜

A. 益气润肠

B. 养血润肠

C. 滋阴通便

D. 泄热导滞,润肠通便

E. 顺气导滞

199. 某男,40岁,大便干结3~4日一次,诊见口臭,面红心烦,小便黄赤,苔黄燥,脉滑数,宜用

A. 麻子仁丸加减

B. 六磨汤加减

C. 润肠丸加减

D. 增液汤加减
E. 大承气汤加减

200. 患者老年男性,大便艰涩,排出困难,四肢不温,腹中冷痛,腰膝酸冷,舌淡苔白,脉沉迟。最佳方案为
A. 润肠丸
B. 五仁丸
C. 黄芪汤
D. 济川煎
E. 补中益气汤

201. 女性,45岁。久病崩漏,大便秘结,数日一行,面色无华,唇甲色淡,头晕心悸,舌淡,脉细。最佳方剂为
A. 麻子仁丸
B. 更衣丸
C. 归脾汤
D. 润肠丸
E. 五广丸

202. 患者,女,32岁。胁隐痛日久,口干咽燥,心中烦热,头晕目眩,舌红少苔,脉弦细数。此属何类型胁痛
A. 瘀血停着
B. 肝胆湿热
C. 肝气郁结
D. 肝郁化火
E. 肝阴不足

203. 患者,34岁,产后出现眩晕,动则加剧,劳累即发,面色白,唇甲不华,发色不泽,心悸少寐,神疲懒言,饮食减少,舌质淡,脉细弱。证属
A. 肝阳上亢
B. 气血亏虚
C. 肾精不足
D. 痰浊中阻
E. 肾阳虚

204. 患者,男,56岁。刻下眩晕,精神萎靡,少寐多梦,健忘,腰膝酸软,遗精耳鸣,五心烦热,舌质红,脉弦细数。选方宜
A. 天麻钩藤饮
B. 归脾汤
C. 左归丸
D. 右归丸
E. 八珍汤

205. 患者眩晕动则加剧,劳累即发,面色苍白,神疲乏力,倦怠懒言,唇甲不华,发色不泽,心悸少寐,纳呆腹胀,舌淡,苔薄白,脉细弱,宜选用
A. 当归补血汤
B. 归脾汤
C. 八珍汤
D. 补中益气汤
E. 四君子汤

206. 患者,女,46岁。近日洗头后渐出现头痛如裹,肢体困重,纳呆胸闷,小便不利,大便溏泻,苔白腻,脉濡,治宜
A. 疏散风寒
B. 疏风清热
C. 祛风胜湿
D. 化痰降逆
E. 镇肝息风

207. 患者头痛且空,眩晕耳鸣,腰膝酸软,神疲乏力,滑精带下,舌红少苔,脉细无力,宜选用
A. 左归饮
B. 大补元煎
C. 金匮肾气丸
D. 杞菊地黄丸
E. 麦味地黄丸

208. 患者头痛经久不愈,痛处固定不移,痛如针刺,舌质紫暗,或有瘀斑、瘀点,苔薄白,脉细或细涩。宜选用
A. 膈下逐瘀汤
B. 川芎茶调散
C. 通窍活血汤
D. 复元活血汤
E. 身痛逐瘀汤

209. 患者头痛而胀,甚则头胀如裂,发热或恶风,面红目赤,口渴喜饮,大便不畅,溲赤便秘,舌尖红,苔薄黄,脉浮数,宜选用
A. 川芎茶调散
B. 通窍活血汤
C. 半夏白术汤
D. 通窍活血汤
E. 芎芷石膏汤

210. 患者头痛隐隐,时时昏晕,心悸失眠,面色少华,

遇劳加重，舌质淡，苔薄白，脉细弱，宜选用
A. 加味四物汤
B. 血府逐瘀汤
C. 通窍活血汤
D. 羌活胜湿汤
E. 荆防四物汤

211. 患者膏淋病久不已，反复发作，淋出如脂，涩痛不堪，形体日渐消瘦，头昏乏力，腰膝酸软，舌淡苔腻，脉细无力，此为脾肾两虚，气不固摄，宜选方
A. 小蓟饮子
B. 八正散
C. 知柏地黄丸
D. 程氏萆薢分清饮
E. 膏淋汤

212. 患者尿中夹砂石，排尿涩痛，尿道窘迫疼痛，少腹拘急，往往突发，一侧腰腹绞痛难忍，甚则牵及外阴，尿中带血，舌红，苔薄黄，脉弦，宜选方
A. 无比山药丸
B. 八正散
C. 石韦散
D. 膏淋汤
E. 补中益气汤

213. 患者小便不甚赤涩，但淋漓不已，时作时止，遇劳即发，腰膝酸软，神疲乏力，病程缠绵，舌质淡，脉细弱，宜选方
A. 参苓白术散
B. 无比山药丸
C. 补中益气丸
D. 归脾汤
E. 七味都气丸

214. 患者小便不通或通而不爽，情志抑郁，胁腹胀满，舌红，苔薄黄，脉弦，宜选方
A. 石韦散
B. 逍遥散
C. 柴胡疏肝散
D. 八正散
E. 沉香散

215. 患者遍体浮肿，面色萎黄，晨起头面较甚，动则下肢肿胀，能食而疲倦乏力，大便溏，小便反多，舌苔薄腻，脉软弱，辨证属
A. 水气凌心
B. 脾气虚弱
C. 肺气不宣
D. 肝气不舒
E. 肾虚不固

216. 患者身肿，腰以下为甚，面色萎黄，神倦肢冷，小便短少，脘腹胀闷，应用何方治疗
A. 黄芪建中汤
B. 实脾饮
C. 黄芪汤
D. 真武汤
E. 黄连温胆汤

217. 患者水肿，辨证属水毒内阻，胃失和降，症见神昏，嗜睡，泛恶呕吐，口有尿味，不思饮食，小便短少，舌苔浊腻，脉细数，宜选
A. 黄连温胆汤
B. 真武汤
C. 济生肾气丸
D. 六味地黄丸
E. 知柏地黄丸

218. 患者，男性，23 岁，因受寒出现下肢膝踝关节剧痛，痛处不移，得热减得寒，关节屈伸不利，无红肿发热等。舌暗苔薄白，脉弦紧。应治以
A. 乌头汤
B. 薏苡仁汤
C. 防风汤
D. 桂枝芍药知母汤
E. 犀角散

三、A3/A4 型题

以下提供若干个案例，每个案例下设若干考题。请根据各考题题干所提供的信息，在每题下面的A、B、C、D、E 五个备选答案中选择一个最佳答案。

(219～222 题共用题干)

患者，女，50 岁。干咳日久，痰少黏白，痰中夹血，声哑，口干咽燥，潮热盗汗，日渐消瘦，舌红少苔，脉细数。

219. 根据上述临床表现及中医辨证体系,最符合该患者的是下列哪种病证
A. 肺痨之阴虚火旺型
B. 咳嗽之肺阴亏耗型
C. 咳嗽之风燥伤肺型
D. 内伤发热之阴虚内热型
E. 咳血之阴虚火旺型

220. 若患者出现咳而气促之症,甚则张口抬肩,根据病情可酌加
A. 五味子
B. 功劳叶
C. 胡黄连
D. 银柴胡
E. 海蛤粉

221. 若患者病情日久不愈,出现痰中带血,可酌加
A. 青蒿、鳖甲、银柴胡、胡黄连
B. 黄芩、知母
C. 五味子、诃子
D. 丹皮、栀子、藕节
E. 乌梅、瘪桃干、浮小麦

222. 根据患者病史及辨证特点,此类疾病在临床辨证治疗时应注意
A. 忌敛涩留邪
B. 禁温补化燥
C. 宜见咳镇咳
D. 防宣散伤正
E. 宜峻下通里

(223～225题共用题干)

张某,男,20岁,症见发热,咽痛,头痛,咳嗽,痰黄口干欲饮,舌苔薄黄,舌边红,脉浮数。

223. 本病例诊断为
A. 风寒入里化热
B. 暑湿感冒
C. 风热感冒
D. 温燥感冒
E. 时行感冒

224. 本病例的治法为
A. 清热化痰
B. 清暑祛湿解表
C. 清肺润燥
D. 清肺散表
E. 辛凉解表,清热解毒

225. 本病例的代表方是
A. 桑菊饮
B. 银翘散
C. 沙参麦冬汤
D. 新加香薷饮
E. 荆防败毒散

(226～228题共用题干)

女性,56岁。平素体质较差,近一月来出现干咳,少痰色白,声哑,口咽干燥,神疲渐瘦,舌红少苔,脉细数。

226. 根据上述临床表现及中医辨证体系,下列哪种证型最符合该患者的病机
A. 痰湿蕴肺
B. 肝火犯肺
C. 肺阴亏耗
D. 风热犯肺
E. 风燥伤肺

227. 治疗时宜选用的治法为
A. 清肺润燥,化痰止咳
B. 疏风清肺,润燥止咳
C. 滋阴润肺,止咳化痰
D. 养阴清肺,化痰止咳
E. 清肺泻肝,顺气降火

228. 根据上述辨证类型,下列哪种方剂最适合该患者的治疗
A. 百合固金汤加减
B. 清燥救肺汤加减
C. 竹叶石膏汤加减
D. 二陈汤加减
E. 沙参麦冬汤加减

(229～231题共用题干)

某男性,32岁。咳嗽1周,逐渐加重,现症见咳嗽气粗,咯大量白黏痰,胸胁胀满而痛,面赤身热,口干欲饮,舌苔黄厚腻,舌质红,脉数。

229. 根据上述临床表现及中医辨证体系,下列哪种证型最符合该患者的病机
A. 痰湿蕴肺

B. 肝火犯肺
C. 痰热郁肺
D. 风热犯肺
E. 风燥伤肺

230. 根据上述辨证类型，下列哪种方剂最适合该患者的治疗
A. 麻杏石甘汤加减
B. 清金化痰汤加减
C. 泻白散加减
D. 竹叶石膏汤加减
E. 黛蛤散加减

231. 如患者兼见胸满咳逆，痰涌便秘等症可酌加
A. 黄连、半夏
B. 石膏、黄芩
C. 葶苈子，芒硝
D. 黄连、黄芩
E. 陈皮、半夏

(232～235 题共用题干)

某女性，47 岁。反复咳嗽 7 年，现咳声重浊，痰色白量多质稠，胸闷，脘痞，食少，体倦，苔白腻脉滑。

232. 根据上述临床表现及中医辨证体系，下列哪种证型最符合该患者的病机
A. 痰湿蕴肺
B. 肝火犯肺
C. 痰热郁肺
D. 风热犯肺
E. 风燥伤肺

233. 根据中医辨证论治，下列哪种方剂最适合该患者的治疗
A. 二陈汤、平胃散合三子养亲汤
B. 除湿丸加减
C. 麻杏蒌石汤加减
D. 麻杏石甘汤加减
E. 清金化痰汤加减

234. 若兼见恶寒背冷，四肢不温，怕冷喜温，痰黏白如沫者，舌淡苔白滑，可加
A. 附子、肉桂
B. 白术、陈皮
C. 干姜、白芥子
D. 生姜、半夏
E. 党参、黄芪

235. 如经治疗病情平稳后，服下列何药以资调理
A. 补中益气汤
B. 参苓白术散
C. 枳术丸
D. 玉屏风散
E. 六君子丸

(236～239 题共用题干)

吕某，男性，52 岁。气粗息涌，喉间痰鸣如吼，痰黄质黏，难以咯出，烦闷不安，口苦，口渴喜饮，舌红苔黄，脉滑数。

236. 根据患者上述临床表现，按照中医辨证理论，下列方剂最为恰当的是
A. 射干麻黄汤
B. 定喘汤
C. 小青龙汤
D. 苏子降气汤
E. 沙参麦冬汤

237. 若肺热内盛，口渴较甚，喜饮，口苦，烦躁不安，汗出，面赤，舌红，可加
A. 葶苈子
B. 大黄
C. 陈皮
D. 生石膏
E. 知母

238. 若兼见痰鸣息涌不能平卧，肺气壅实可加
A. 麻黄、桂枝
B. 荆芥、射干
C. 葶苈子、地龙
D. 干姜、细辛
E. 射干、前胡

239. 若哮证发作时以痰气壅实为主，寒热俱不显著者，必要时可采用下列何方以泻其壅痰
A. 控涎丹
B. 黑锡丹
C. 参蛤散
D. 紫金丹
E. 紫雪丹

(240~241 题共用题干)

某患者,女性。72 岁。自汗,怕风,常易感冒,哮证反复发作,发作前打嚏,气短声低,咳痰色白质稀,舌苔薄白,质淡,脉虚大。急性期缓解后

240. 应采用的最为恰当的治疗方法为

A. 益气固表
B. 补肺固卫
C. 益气健脾
D. 补益肺脾
E. 健脾补肺

241. 由此,采用的最为恰当的方剂为

A. 香砂六君子汤
B. 生脉饮
C. 四君子汤
D. 玉屏风散
E. 补中益气汤

(242~243 题共用题干)

一老年女性,久喘不愈,平素短气息促,动则为甚,吸气不利,心悸,脑转耳鸣,腰酸膝软,劳累后喘哮易发。

242. 根据患者的症状描述,按照中医的辨证理论,应采取的治疗方法为

A. 温补肾阳
B. 健脾益肾
C. 滋阴益肾
D. 益肾纳气
E. 补益精血

243. 由此,采用最为恰当的方剂应为

A. 补脾益肠丸
B. 六味地黄丸
C. 左归丸
D. 七味都气丸
E. 右归丸

(244~246 题共用题干)

李某,男,43 岁,哮喘反复发作 7 年,近 1 周来,频繁发作,喉中痰鸣如吼,喘而气粗,咯黏稠黄痰,排吐不利,胸闷胁胀,咳则尤甚,口干面赤自汗,指端微绀,舌红苔黄腻,脉滑数。

244. 本病例诊断为

A. 风痰哮
B. 冷哮
C. 热哮
D. 虚哮
E. 寒包热哮

245. 本病例的治法为

A. 清热化痰,宣肺定喘
B. 祛风涤痰,降气平喘
C. 补肺纳肾,降气化痰
D. 解表散寒,清热化痰
E. 宣肺散寒,化痰平喘

246. 本病例痰稠黄,需加下列哪组药物

A. 山萸肉、五味子、麦冬
B. 鱼腥草、射干、知母、海蛤壳
C. 射干、葶苈子、苏子
D. 厚朴、半夏、陈皮
E. 苏叶、蝉蜕、苍耳草

(247~249 题共用题干)

李某,女性,63 岁。久喘之人,现喘促短气,气怯声低,喉有鼾声,咳声低弱,痰吐稀薄,自汗畏风,舌淡脉弱。

247. 根据患者上述临床表现及中医辨证,采取最为恰当的治疗方法是

A. 补肺益气
B. 益气养阴
C. 补脾益肺
D. 益气健脾
E. 益气固表

248. 如此,根据治疗方法,方药宜用生脉散合

A. 玉屏风散
B. 养阴清肺汤
C. 沙参麦门冬汤
D. 补中益气汤
E. 补肺汤

249. 如患者病情较重兼见动则喘甚,呼多吸少,治疗上应注意适时加用

A. 益气养阴药
B. 补肾纳气药
C. 温补肾阳药
D. 益气健脾药

E. 化痰定喘药

(250～252 题共用题干)

患者,男,40岁,感冒5日未解,现症见形寒,身热咳嗽,气喘,胸胀痛,烦闷,息粗,鼻扇,烦闷口渴,吐痰稠黏,咳而不爽,舌尖边红,苔薄白罩黄,脉滑数。

250. 本病诊断为

A. 肺痿
B. 肺胀
C. 感冒
D. 喘证
E. 哮病

251. 本病例符合的证型为

A. 肺气郁痹证
B. 痰浊阻肺证
C. 痰热郁肺证
D. 风寒壅肺证
E. 表寒肺热证

252. 本病例应选方

A. 二陈汤
B. 三子养亲汤
C. 五磨饮子
D. 桑白皮汤
E. 麻杏石甘汤

(253～256 题共用题干)

辛某,男,67岁,患喘证20余年,每遇冬令发作加重,平素微喘而咳。近日因气候寒冷,咳喘加重,动则喘甚,痰多黏稠色白,喉中略有痰鸣,面色青黯,心慌,畏寒,足冷,形瘦神疲,舌淡暗,苔薄白而滑,脉沉弱。

253. 本病例属喘证哪个证型

A. 表寒肺热证
B. 风寒壅肺证
C. 肾虚不纳证
D. 肺气虚耗证
E. 正虚喘脱证

254. 本病例的证机可概括为

A. 风寒侵肺,肺气不宣
B. 痰浊壅肺,肺失肃降
C. 肺郁气逆,肺气不降
D. 肺肾两虚,气失摄纳
E. 肺气亏虚,气失所主

255. 本病例的治法是

A. 宣肺散寒
B. 补肾纳气
C. 补肺益气
D. 开郁降气平喘
E. 祛痰平喘

256. 本病例的基础方是

A. 金匮肾气丸合参蛤散
B. 生脉散合补肺汤
C. 二陈汤合三子养亲汤
D. 麻杏石甘汤
E. 五磨饮子

(257～259 题共用题干)

患者,女性,21岁。平素胆怯,前日晚间突闻惊凿之声后,有心悸不安,善惊易恐,晚间多梦,舌苔薄白,脉象弦。

257. 根据上述临床表现,按照中医辨证理论,该病例应诊断辨证为

A. 心虚胆怯之心悸
B. 心阳不足之心悸
C. 阴虚火旺之心悸
D. 肝火上炎之心悸
E. 水饮凌心之心悸

258. 患者失治日久,出现心中悸动,不能自控,面色不华,体倦乏力,舌淡红苔薄白,脉细弱无力,治疗方药宜选

A. 炙甘草汤加减
B. 归脾汤加减
C. 安神定志丸
D. 真武汤加减
E. 桂枝甘草龙骨牡蛎汤

259. 若患者过服温燥补剂,出现心悸不宁,心烦少寐,口干,五心烦热,梦遗腰酸,治疗方剂最宜选用

A. 归脾汤
B. 朱砂安神丸
C. 知柏地黄丸

D. 沙参麦冬汤

E. 六味地黄丸

(260～262题共用题干)

某男性患者,70岁,冠心病病史多年,2周来心中悸动不安,头眩,畏寒肢冷,下肢浮肿,渴不欲饮,恶心吐涎,舌质淡胖苔水滑,脉弦。

260. 根据上述临床表现,按照中医辨证理论,该病例应诊断辨证为

A. 痰湿中阻之心悸

B. 水饮凌心之心悸

C. 痰热扰心之心悸

D. 心阳不足之心悸

E. 心血不足之心悸

261. 根据上述辨证特点,治疗方法以下列何者为宜

A. 健脾化湿,安神定悸

B. 温补心阳,安神定悸

C. 补血养心,益气安神

D. 振奋心阳,化气行水

E. 清热化痰,以安心神

262. 如此,根据上述辨证类型及治疗原则,治疗本证的最佳方剂为

A. 桂枝甘草龙骨牡蛎汤加减

B. 苓桂术甘汤加减

C. 胃苓汤加减

D. 归脾汤加减

E. 炙甘草汤加减

(263～265题共用题干)

患者男性,58岁。胸闷痛反复发作2年,加重1日,现胸闷如窒而痛,气短,喘憋,心烦易怒,咯黄痰,头昏沉,大便干,夜寐不安,舌暗红苔黄腻,脉滑数弦。

263. 根据上述临床表现及病史,按照中医的辨证理论,考虑诊断及辨证分型为

A. 痰热瘀阻之胸痹

B. 痰浊壅塞之胸痹

C. 气滞血瘀之胸痹

D. 肝胆火盛之胸痹

E. 阴虚阳亢之胸痹

264. 如此,按照中医治疗体系,应相应的采取下列哪种治疗方法

A. 理气活血清热

B. 滋阴潜阳活血

C. 清肝泻火活血

D. 清热化痰活血

E. 理气化痰通络

265. 针对本病其最佳方剂应以下列何方为主

A. 龙胆泻肝汤合丹参饮

B. 镇肝熄风汤合丹参饮

C. 小陷胸汤合失笑散

D. 血府逐瘀汤

E. 柴胡疏肝散

(266～268题共用题干)

患者王某,男,68岁。因胸闷痛反复发作3年,近日加重,现胸前闷痛如窒,气短喘促,肢体沉重,头晕沉如裹,咯白痰,苔腻,脉沉滑。

266. 根据上述临床表现及病史,按照中医的辨证理论,考虑诊断及辨证分型为

A. 阴寒凝滞之胸痹

B. 痰浊壅塞之胸痹

C. 气滞血瘀之胸痹

D. 痰热中阻之胸痹

E. 心脾两虚之胸痹

267. 如此,按照中医治疗体系,应采取下列哪种治疗方法

A. 辛温通阳,开痹散寒

B. 理气活血,通络止痛

C. 通阳泄浊,豁痰开结

D. 清热化痰,理气止痛

E. 补益心脾,通阳止痛

268. 那么,针对本病最佳方剂应选

A. 瓜蒌薤白半夏汤

B. 小陷胸汤

C. 丹参饮

D. 瓜蒌薤白白酒汤

E. 归脾汤

(269～271题共用题干)

患者男性,68岁。胸闷痛反复发作10年,加重半小时,现胸闷痛彻背,心悸,大汗出,四肢厥冷,面

色唇甲青紫，脉沉微欲绝。

269. 根据上述临床表现及病史，按照中医的辨证理论，考虑诊断及辨证分型为
  A. 气阴两虚
  B. 阴寒凝滞
  C. 胸阳虚衰
  D. 心阳欲脱
  E. 心肾阳虚

270. 如此，按照中医治疗体系，应采取下列哪种治疗方法
  A. 益气养阴
  B. 辛温通阳
  C. 补益心肾
  D. 通阳豁痰
  E. 回阳救逆固脱

271. 那么，按照上述辨证特点及治疗原则，应选用的最佳方剂为
  A. 参附龙牡汤
  B. 参附汤合右归饮
  C. 参附汤合左归饮
  D. 生脉散
  E. 乌头赤石脂丸

(272～274 题共用题干)

患者女，18 岁。2 个月来因学习紧张压力较大，夜间经常难以入睡，有时眠中多梦，伴心悸健忘，肢倦乏力，纳少，面色少华，舌质淡，苔薄白，脉细弱。

272. 根据上述临床表现及病史，按照中医的辨证理论，考虑诊断及辨证分型为
  A. 心胆气虚之失眠
  B. 心脾两虚之失眠
  C. 阴虚火旺之失眠
  D. 血虚肝热之失眠
  E. 心肾不交之失眠

273. 如此，按照中医治疗体系，应采取下列哪种治疗方法
  A. 交通心肾，引火归原
  B. 滋阴降火，养心安神
  C. 补养心脾，以生气血
  D. 养血清肝，镇惊安神
  E. 益气镇惊，安神定志

274. 此时，根据上述辨证特点，应选用的最佳方剂为
  A. 黄连阿胶汤
  B. 朱砂安神丸
  C. 酸枣仁汤
  D. 归脾汤
  E. 安神定志丸

(275～277 题共用题干)

某患者，男性，57 岁，形体肥胖，1 周来心悸善惊，烦躁痰多，食少泛恶，舌苔黄腻，脉象滑数。

275. 根据上述临床表现，按照中医辨证理论，该病例应诊断辨证为
  A. 水饮凌心之心悸
  B. 痰热内扰之心悸
  C. 心阳虚衰之心悸
  D. 阴虚火旺之心悸
  E. 心神不宁之心悸

276. 根据上述辨证特点，治疗方法以下列何者为宜
  A. 清化痰热，以安心神
  B. 补血养心，益气安神
  C. 健脾化痰，定惊安神
  D. 滋阴清火，养心安神
  E. 振奋心阳，化气行水

277. 根据上述辨证类型及治疗原则，治疗本证的最佳方剂为
  A. 酸枣仁汤加减
  B. 甘麦大枣汤加减
  C. 黄连温胆汤加减
  D. 朱砂安神丸加减
  E. 苓桂术甘汤加减

(278～280 题共用题干)

某患者，男性，29 岁，近 3 天因生气后出现胃脘胀痛，攻窜不定，嗳气频作，大便不畅，舌苔薄白，脉弦。

278. 根据患者上述临床表现，此患者中医应辨为
  A. 肝气犯胃之胃痛
  B. 瘀血停滞之腹痛
  C. 肝胃郁热之胃胀
  D. 饮食停滞之便秘
  E. 寒邪客胃之胃痛

279. 那么,下列治疗方法中,哪种治法最符合本病的辨证类型

A. 疏肝理气
B. 调和脾胃
C. 理气和胃
D. 理气活血
E. 益气健脾

280. 如此按照中医辨证体系,下列方剂中对于治疗该病应以何方剂为宜

A. 逍遥散加减
B. 化肝煎加减
C. 柴胡疏肝散加减
D. 大柴胡汤加减
E. 枳实导滞丸加减

(281~283题共用题干)

患者胃部隐隐作痛,遇寒、饥饿、饮食生冷则疼痛加重,按之则舒,温熨,进食可使疼痛缓解。

281. 根据患者上述临床特点,此患者治疗应用何法为主

A. 温中健脾
B. 养阴益胃
C. 散寒止痛
D. 消食导滞
E. 疏肝理气

282. 若上证失治或误治,寒邪偏甚,症见胃脘疼痛加剧,呕吐肢冷,可选用何方治疗

A. 大建中汤
B. 香砂六君子汤
C. 黄芪建中汤
D. 六君子汤
E. 小建中汤

283. 若经上述治疗后,患者疼痛呕吐肢冷均消失,此时,可用何方调理以扶助正气

A. 四君子汤
B. 六君子汤
C. 香砂六君子汤
D. 补中益气汤
E. 香苏散

(284~286题共用题干)

患者,男,16岁,时日因饮酒饱食后,出现胃脘胀满疼痛,嗳腐吞酸,大便不通,舌苔厚腻,脉滑。

284. 根据患者上述临床表现,此患者中医辨证诊断为

A. 肝气郁结,气郁化火
B. 肝气郁结,气滞血瘀
C. 饮食停滞,腑气不通
D. 外有风寒,内有食滞
E. 湿热蕴结,胃气痞阻

285. 那么,下列治疗方法中,哪种治法最符合本病的辨证类型

A. 疏肝理气,清热泻火
B. 疏肝理气,理气活血
C. 消食导滞,通里攻下
D. 疏散风寒,消食导滞
E. 清化湿热,理气和胃

286. 前医予保和丸无效,而又见胃脘胀痛而便闭,现应考虑选用的方剂为

A. 大承气汤加减
B. 小承气汤加减
C. 保和丸加减
D. 大柴胡汤加减
E. 凉膈散加减

(287~289题共用题干)

患者,女,28岁。形体消瘦,平素性情急躁,急病胁痛口苦,纳呆泛恶,目黄溲赤,苔黄而腻,脉弦数。

287. 根据上述临床表现及发病特点,此病例中医辨证属

A. 肝胆湿热型胁痛
B. 肝阴不足型胁痛
C. 肝气郁结型胁痛
D. 瘀血停着型胁痛
E. 气滞血瘀型胁痛

288. 根据上述临床辨证证型,治疗此患者宜用下列何法为主

A. 疏肝理气
B. 祛瘀通络
C. 清热利湿
D. 养阴柔肝

E. 理气活血

289. 前医用大柴胡汤治疗未效,应改用何方治疗

A. 柴胡疏肝散

B. 血府逐瘀汤

C. 滋水清肝饮

D. 丹栀逍遥丸

E. 龙胆泻肝汤

(290~292 题共用题干)

患者,男,52 岁。近来胁肋隐痛,悠悠不休,遇劳加重,口干咽燥,心中烦热,头晕目眩,舌红少苔,脉细弦而数。

290. 根据患者上述临床特点,该患者应辨证属于胁痛哪一型

A. 肝气郁结

B. 肝胆湿热

C. 肝阴不足

D. 瘀血停着

E. 肝火炽盛

291. 根据上述证型特点,下列治法中宜选用

A. 疏肝理气

B. 祛瘀通络

C. 清热利湿

D. 养阴柔肝

E. 清肝泻火

292. 那么,治疗本病本证型最佳的方剂应是

A. 柴胡疏肝散

B. 滋水清肝饮

C. 化肝煎

D. 一贯煎

E. 栀子清肝汤

(293~295 题共用题干)

患者,男,54 岁,刻下眩晕耳鸣,头痛且胀,每因烦劳或恼怒而头晕、头痛加剧,面时潮红,急躁易怒,少寐多梦,口苦,舌质红,苔黄,脉弦。

293. 此患者应诊断为

A. 肾阴虚眩晕

B. 肾阳虚眩晕

C. 肝阳上亢眩晕

D. 气血亏虚眩晕

E. 痰浊中阻眩晕

294. 其治法宜为

A. 补养气血,健运脾胃

B. 平肝潜阳,滋养肝肾

C. 补肾滋阴

D. 补肾助阳

E. 化痰祛湿

295. 治疗方药宜选用

A. 天麻钩藤饮加减

B. 归脾汤加减

C. 左归丸加减

D. 右归丸加减

E. 四君子汤加减

(296~300 题共用题干)

患者,男,65 岁,刻下症见眩晕,精神萎靡,少寐多梦,健忘,腰膝酸软,遗精耳鸣,四肢不温,形寒怯冷,舌质淡,脉沉细无力。

296. 此患者应诊断为

A. 肝阳上亢眩晕

B. 气血亏虚眩晕

C. 肾阳虚眩晕

D. 肾阴虚眩晕

E. 痰浊中阻眩晕

297. 治法宜选

A. 平肝潜阳,滋养肝肾

B. 补养气血,健运脾胃

C. 补肾滋阴

D. 补肾助阳

E. 燥湿祛痰,健脾和胃

298. 治疗方药宜选

A. 天麻钩藤饮加减

B. 归脾汤加减

C. 右归丸加减

D. 左归丸加减

E. 半夏白术天麻汤加减

299. 若出现心烦,失眠,腰膝酸软等心肾不交症状可加用

A. 夜交藤、阿胶、酸枣仁、柏子仁

B. 鳖甲、知母、黄柏、牡丹皮

C. 沙参、麦冬、玉竹、熟地黄

D. 黄芪、党参、白术、茯苓
E. 五味子、当归、熟地黄、何首乌

300. 若眩晕较甚,阴虚阳浮,应注意预防发生下列哪种病
A. 头痛
B. 中风
C. 感冒
D. 心悸
E. 狂证

(301～303题共用题干)

患者,男,46岁,形体肥胖,倦卧乏力,刻下眩晕。头昏如蒙,胸闷恶心,食少多寐,苔白腻,脉濡滑。

301. 此患者应诊断为
A. 肝阳上亢眩晕
B. 气血亏虚眩晕
C. 肾精不足眩晕
D. 痰浊中阻眩晕
E. 瘀血阻窍眩晕

302. 治法宜选用
A. 燥湿祛痰,健脾和胃
B. 补肾滋阴
C. 补肾助阳
D. 补养气血,健运脾胃
E. 平肝潜阳,滋养肝肾

303. 方药宜选
A. 右归丸加减
B. 左归丸加减
C. 半夏白术天麻汤加减
D. 归脾汤加减
E. 天麻钩藤饮加减

(304～306题共用题干)

患者,男,56岁。平素咳嗽咳痰,刻下症见头痛,昏蒙,胸脘满闷,呕恶痰涎,苔白腻,脉滑。

304. 根据患者上述临床表现,中医辨证应诊断为
A. 肝阳头痛
B. 痰浊头痛
C. 肾虚头痛
D. 血虚头痛
E. 风湿头痛

305. 那么根据患者上述诊断特点,下列哪项为本病主要治法
A. 平肝潜阳
B. 化痰降逆
C. 养血为主
D. 养阴补肾
E. 祛风胜湿

306. 根据上述临床辨证特点及主要治疗方法,下列方药宜选用
A. 半夏白术天麻汤加减
B. 天麻钩藤饮加减
C. 大补元煎加减
D. 加味四物汤加减
E. 羌活胜湿汤加减

(307～311题共用题干)

阮某,女,23岁,小便涩痛如刺1天,尿频数而量少,小腹拘急胀痛,大便干,尿中白细胞满视野,苔黄脉滑数。

307. 其诊断为
A. 癃闭
B. 热淋
C. 腹痛
D. 血淋
E. 气淋

308. 其治法则为
A. 清利湿热,排石通淋
B. 清热利湿通淋
C. 理气疏导,通淋利尿
D. 清热通淋,凉血止血
E. 宣肺利水

309. 其选方为
A. 石韦散
B. 八正散
C. 小蓟饮子
D. 沉香散
E. 清肺饮

310. 患者大便秘结,腹胀,可加
A. 芒硝、厚朴
B. 大黄、枳实

C. 青皮、莱菔子
D. 当归、枳壳
E. 芦荟、川芎

311. 若因气滞引起者，可加
A. 青皮、乌药
B. 陈皮、茯苓
C. 柴胡、黄芩
D. 黄连、黄芩
E. 郁金、枳实

(312～314 题共用题干)

患者男，38 岁，平素多食肥甘厚味食物，近 2 周来出现小便混浊如米泔水，上有浮油，尿道有涩热感，口渴，苔黄腻，脉濡数。

312. 该患者应诊断为
A. 淋证
B. 膏淋
C. 尿浊
D. 血淋
E. 尿血

313. 该病治当以何法为主
A. 清热化湿，利尿通淋
B. 清热化湿
C. 清热化湿，分清泌浊
D. 清热化湿，凉血止血
E. 凉血止血

314. 该病治当以何方
A. 八正散
B. 小蓟饮子合导赤散
C. 知柏地黄丸
D. 膏淋汤
E. 程氏萆薢分清饮

(315～319 题共用题干)

患者，女，28 岁，昨起小便频急，涩痛而赤，腰酸，少腹胀痛，心烦，少寐，舌质红，苔黄，脉滑数。

315. 此患者诊断为
A. 淋证之热淋
B. 淋证之气淋
C. 淋证之血淋
D. 淋证之石淋
E. 淋证之劳淋

316. 该病治当以何为法
A. 清热通淋，凉血止血
B. 利尿疏导
C. 清热利湿，通淋排石
D. 清热利湿通淋
E. 健脾益肾

317. 该病治当以何方
A. 八正散
B. 石韦散
C. 沉香散
D. 小蓟饮子合导赤散
E. 无比山药丸

318. 若小便频急，出血多，涩痛较甚者，可另吞服
A. 参三七、琥珀粉
B. 白芍、甘草
C. 牡丹皮、赤芍
D. 黄芪、白术
E. 当归、鹿角胶

319. 若患者小便淋漓出血不止，可先用何药以止血
A. 黄柏、黄芩
B. 赤芍、牡丹皮
C. 黄芪、白术
D. 侧柏叶、仙鹤草
E. 熟地黄、当归

(320～324 题共用题干)

徐某，女，37 岁，感冒后，始觉眼睑浮肿，继则双下肢浮肿，腰部不适，咽痛，尿检有蛋白、红细胞，诊断为急性肾小球肾炎，舌红，苔薄黄，脉浮数。

320. 其诊断为
A. 风温
B. 外感风寒证
C. 湿毒浸淫证
D. 风水相搏证
E. 水湿浸渍证

321. 其治法是
A. 清热解毒
B. 宣肺散寒
C. 宣肺解毒，利湿消肿
D. 疏风清热，宣肺行水

E. 运脾化湿,通阳利水

322. 其选方为

A. 银翘散
B. 麻黄汤
C. 麻黄连翘赤小豆汤
D. 越婢加术汤
E. 实脾饮

323. 现患者咽喉肿痛,风热偏盛,可加

A. 牛蒡子、射干
B. 大黄、黄芩
C. 黄连、黄柏
D. 连翘、桔梗、芦根
E. 栀子、黄芩

324. 若见汗出恶风卫阳已虚,可改用

A. 归脾汤
B. 玉屏风散
C. 防已黄芪汤
D. 补中益气汤
E. 六君子汤

(325~329题共用题干)

王某,男,16岁,全身浮肿轻重不一已2年,2年前诊断为肾病综合征,先后用激素、雷公藤多苷、消炎活血等药治疗,病情仍反复不愈。现症见全身浮肿,按之没指,皮肤光亮,下肢明显,小便量少,身体困重,胸闷纳呆,苔白腻,脉沉缓。

325. 其诊断为

A. 风水相搏证
B. 水湿浸渍证
C. 湿毒浸淫证
D. 湿热壅盛证
E. 脾阳衰微证

326. 其治法是

A. 疏风清热,利水消肿
B. 运脾化湿,通阳利水
C. 宣肺解毒,利湿消肿
D. 分利湿热
E. 健脾温阳利水

327. 其选方为

A. 越婢加术汤
B. 五皮饮合胃苓汤
C. 麻黄连翘赤小豆汤
D. 疏凿饮子
E. 实脾饮

328. 若因外感风邪而诱发,肿甚而喘者,可加

A. 白芥子、杏仁
B. 麻黄、杏仁
C. 桑白皮、连翘
D. 炒苏子、黄芩
E. 百部、地龙

329. 若面肿,胸满不得卧,可加

A. 白芥子、莱菔子
B. 苏子、葶苈子
C. 杏仁、地龙
D. 木香、槟榔
E. 沉香、猪苓

(330~334题共用题干)

石某,女,6岁,感冒后突发颜面及四肢浮肿,皮肤光亮,恶风发热,舌质红,苔薄黄腻,脉沉数,尿蛋白(++++),小便短赤烦热口渴。

330. 其诊断为

A. 湿毒浸淫证
B. 风水相搏证
C. 水湿浸渍证
D. 湿热壅盛证
E. 脾阳衰微证

331. 其治法是

A. 宣肺解毒,利湿消肿
B. 疏风清热,宣肺行水
C. 运脾化湿,通阳利水
D. 分利湿热
E. 温阳利水

332. 其选方为

A. 越婢加术汤
B. 麻黄连翘赤小豆汤
C. 五皮饮
D. 疏凿饮子
E. 实脾饮

333. 若腹胀不减,大便不通者,可合用

A. 小承气汤
B. 调味承气汤

C. 己椒苈黄丸
D. 大承气汤
E. 桃仁承气汤

334. 若兼见喘粗不能干卧,可加
A. 沉香、干姜
B. 葶苈子、桑白皮
C. 苏子、槟榔
D. 肉桂、木香
E. 莱菔子、附子

(335~339 题共用题干)

患者,男性,61 岁。患消渴病,症见口渴多饮,多食,便溏,体瘦,精神萎靡,倦怠乏力,舌质淡红,苔白而干,脉弱。

335. 辨证属
A. 肺热伤津
B. 胃热炽盛
C. 气阴亏虚
D. 肾阴亏虚
E. 阴阳两虚

336. 治法是
A. 益气健脾,生津止渴
B. 滋阴固肾
C. 清热润肺,生津止渴
D. 清胃泻火,养阴增液
E. 滋阴温阳,补肾固涩

337. 宜选用
A. 生脉散
B. 七味白术散
C. 玉女煎
D. 增液汤
E. 六味地黄丸

338. 若患者以口渴为甚者,可加用
A. 地骨皮、知母
B. 天花粉、知母
C. 地骨皮、青蒿
D. 天花粉、生地黄
E. 玄参、生地黄

339. 若患者气短汗多者,可加用
A. 龙骨、牡蛎
B. 浮小麦、麻黄根
C. 五味子、山茱萸
D. 五味子、玄参
E. 山茱萸、酸枣仁

(340~344 题共用题干)

朱某,男,近几年来善饥能吃,1 年前发现糖尿病。1 年来体重下降,疲乏无力,口渴思饮,1 天约喝 8 斤水,多尿,控制饮食在每日 8 两左右,时感饥饿,大便干燥,苔黄燥,脉洪大。

340. 根据患者上述临床特点,此患者所患为消渴病,那么中医辨证的证型为
A. 气阴两伤,肺胃炽热
B. 气阴两伤,肺热炽盛
C. 气阴两伤,胃热炽盛
D. 气阴两伤,肾阴亏虚
E. 气阴两伤,肾阴阳两亏

341. 下列治疗方法中最适合上述临床辨证类型的是
A. 清泻肺胃,养阴增液
B. 清热润肺,生津止渴
C. 清胃泻火,养阴增液
D. 滋阴固肾
E. 温阳滋肾固涩

342. 下列方剂中哪项是治疗该患者的最佳选方
A. 消渴方加减
B. 玉女煎加减
C. 白虎加人参汤
D. 六味地黄丸
E. 金匮肾气丸

343. 若患者消渴日久不愈,发生疮疡,散在多处皮肤,时有溃烂,不易愈合,此病初起时宜选方
A. 黄芪六一散
B. 犀黄丸
C. 白虎加人参汤
D. 五味消毒饮
E. 二冬汤

344. 若该类型消渴病,出现烦渴不止,小便频数等肺肾气阴两虚症状突出者,可选方
A. 白虎加人参汤
B. 消渴方
C. 二冬汤
D. 玉女煎

E. 增液汤

(345～347 题共用题干)

王某,女性,45 岁,主因口渴多饮 3 月余来诊。烦渴多饮,尿频量多,口干舌燥,舌红,苔薄黄,脉洪数。中医诊断为消渴病。

345. 根据患者上述临床特点,该病例中医应辨证为
A. 胃热津伤
B. 肺热津伤
C. 肺胃热盛,伤津
D. 肺胃热盛,伤津耗气
E. 肺肾阴虚,热盛伤津

346. 那么,根据患者的临床特点及中医辨证,下列治疗方法中最为恰当的是
A. 清热润肺,生津止渴
B. 清胃泻火,生津止渴
C. 滋养肺肾,泄热生津
D. 清泻肺胃,益气生津
E. 清泻肺胃,生津止渴

347. 治疗该类型消渴,下列方剂中哪项是治疗该患者的最佳选方
A. 白虎加人参汤
B. 消渴方
C. 玉泉丸
D. 玉液汤
E. 二冬汤

(348～350 题共用题干)

患者,男,60 岁。有糖尿病病史 15 年。现症见小便频多,混浊如膏,夜尿尤多,伴有腰膝酸软,形寒畏冷,阳痿不举,双下肢轻度浮肿,舌淡有齿痕,苔白,脉沉细无力。

348. 根据患者上述临床特征,该患者中医诊断应为
A. 消渴病
B. 膏淋
C. 尿浊
D. 虚劳
E. 滑精

349. 那么,根据患者的临床特点及中医辨证,下列治疗方法中最为恰当的是
A. 滋阴补肾,固摄精微
B. 滋阴温阳,固肾摄精
C. 温阳补肾,固肾摄精
D. 益气养阴,固肾摄精
E. 益气补肾,固摄精微

350. 下列方剂中哪项是治疗该患者的最佳选方
A. 六味地黄丸合金锁固精丸
B. 参芪地黄汤合金锁固精丸
C. 金匮肾气丸加味
D. 六味地黄丸合真武汤
E. 消渴方

(351～355 题共用题干)

患者,女,52 岁,多个关节疼痛有 2 年余,且疼痛游走不定,局部灼热红肿,痛不可触,得热则舒,舌红,苔黄,脉滑数。

351. 该病属痹证哪型
A. 风寒湿痹
B. 风湿热痹
C. 痰瘀痹阻
D. 肝肾两虚
E. 脾胃虚弱

352. 该证治则为
A. 清热通络,祛风除湿
B. 祛风通络,散寒除湿
C. 活血化瘀,祛风通络
D. 除湿通络,化痰行瘀
E. 培补肝肾,舒筋止痛

353. 选方为
A. 补血荣筋丸
B. 双合汤
C. 乌头汤
D. 白虎加桂枝汤合宣痹汤
E. 防风汤

354. 若皮肤出现红斑者加
A. 牡丹皮、赤芍、生地黄
B. 茯苓、泽泻、白茅根
C. 地榆、侧柏叶
D. 巴戟天、乳香、没药
E. 杜仲、紫草

355. 若见口渴心烦者可加
A. 银柴胡、地骨皮

B. 赤芍、黄连
C. 知母、石膏
D. 玄参、麦冬
E. 生地黄、薄荷

(356～358 题共用题干)

患者,男性,57 岁,患痹证 5 年余,经久不愈,关节屈伸不利,肌肉瘦削,腰膝酸软,骨蒸潮热,心烦口干,舌质淡红,苔薄白少津,脉细数。

356. 该病的证候为
A. 肝阴虚
B. 肾阴虚
C. 肝肾两虚
D. 肾气虚
E. 肝血虚

357. 该病的治则为
A. 滋阴补肾,活血止痛
B. 滋补肝阴,舒筋止痛
C. 益气补肾,舒筋活络
D. 培补肝肾,舒筋止痛
E. 补血养肝,祛风止痛

358. 代表方剂是
A. 壮骨关节丸
B. 大活络丹
C. 补血荣筋丸
D. 左归丸
E. 一贯煎

四、B1 型题

以下提供若干组考题,每组考题共同在考题前列出 A、B、C、D、E 五个备选答案。请从中选择一个与问题关系最密切的答案。每个备选答案可能被选择一次、多次或不被选择。

(359～360 题共用备选答案)
A. 久咳,干咳少痰或痰中带血,午后潮热
B. 久咳气逆,干咳少痰,咳引胸胁痛
C. 久咳痰多,痰白易出,胸脘痞闷
D. 咳嗽新起,咽干鼻燥,咳声嘶哑,痰少稠黏,难以咳出
E. 咳嗽新起,咳声粗亢,痰稠色黄

359. 痰热咳嗽的主症是
360. 痰湿咳嗽的主症是

(361～362 题共用备选答案)
A. 呼吸急促,喉间痰鸣
B. 气短息促,胸胁胀痛,咳唾转侧,呼吸时加剧
C. 咳吐浊唾涎沫,咳声不扬,气急喘促
D. 咳嗽气急,咳吐脓痰,其味腥臭,壮热汗出
E. 呼吸困难,甚则张口抬肩,鼻翼扇动不能平卧

361. 喘证的特征是
362. 哮病的特征是

(363～364 题共用备选答案)
A. 痰少质黏或如絮条
B. 痰多黏腻色白
C. 痰稀薄而白
D. 痰黏稠而黄
E. 痰少而黏或带血丝

363. 肺阴亏耗证,咳痰的特点是
364. 风燥伤肺证,咳痰的特点是

(365～366 题共用备选答案)
A. 心
B. 肝
C. 脾
D. 肺
E. 肾

365. 哮证缓解期治疗要点是治
366. 哮证发作期治疗要点是治

(367～368 题共用备选答案)
A. 气血阴阳亏虚,心失所养
B. 邪扰心神,心神不宁
C. 痰气郁结,蒙蔽神机
D. 痰火上扰,神明失主
E. 阳盛阴衰,阴阳失交

367. 心悸实证的病机为
368. 心悸虚证的病机为

(369～370题共用备选答案)

A. 素体阳虚,阴寒凝滞,气血痹阻,心阳不振

B. 心气不足,阴血亏耗,血行瘀滞

C. 血行瘀滞,胸阳痹阻,心脉不畅

D. 肝失疏泄,气机郁滞,心脉不和

E. 阳气虚衰,胸阳不振,气机痹阻,血行瘀滞

369. 心肾阳虚证胸痹的主要病机为

370. 寒凝心脉证胸痹的主要病机为

(371～372题共用备选答案)

A. 涤痰汤

B. 黄连温胆汤

C. 柴胡疏肝散

D. 通窍活血汤

E. 桃仁红花煎合桂枝甘草龙骨牡蛎汤

371. 既治疗胸痹又治疗腹痛的方剂为

372. 治疗瘀阻心脉心悸的代表方为

(373～374题共用备选答案)

A. 清化热痰,和中安神

B. 疏肝泻火,镇心安神

C. 滋阴降火,交通心肾

D. 益气镇惊,安神定志

E. 补益心脾,养血安神

373. 心肾不交不寐的治法为

374. 心胆气虚不寐治法为

(375～376题共用备选答案)

A. 龙胆泻肝汤

B. 丹栀逍遥散

C. 黄连温胆汤

D. 导痰汤

E. 龙胆泻肝汤合涤痰汤

375. 治疗肝火扰心不寐的代表方为

376. 既治心悸,又治疗不寐的方剂为

(377～378题共用备选答案)

A. 痰火上扰,神明失主

B. 髓海空虚,神机失用

C. 湿食生痰,郁痰生热,扰动心神

D. 肝郁化火,上扰心神

E. 痰气郁结,蒙蔽神机

377. 肝火扰心不寐的病机为

378. 痰热扰心不寐的病机为

(379～380题共用备选答案)

A. 黄连温胆汤

B. 半夏秫米汤

C. 黄连阿胶汤

D. 天王补心丹

E. 交泰丸

379. 治疗阴虚火旺及热病后之心烦失眠者,宜选用

380. 治疗心肾不交,虚阳上扰之失眠者,宜选用

(381～382题共用备选答案)

A. 麦门冬汤

B. 益胃汤

C. 香砂六君子汤

D. 二陈平胃散

E. 小半夏汤合苓桂术甘汤

381. 治疗呕吐胃阴不足证的代表方为

382. 治疗呕吐痰饮内阻证的代表方为

(383～384题共用备选答案)

A. 四七汤

B. 柴胡疏肝散

C. 理中汤

D. 附子理中汤

E. 补中益气汤

383. 治疗呕吐脾胃阳虚证的代表方为

384. 治疗呕吐肝气犯胃证的代表方为

(385～386题共用备选答案)

A. 益胃汤

B. 丁香散

C. 保和丸

D. 藿香正气散

E. 柴胡疏肝散

385. 胃痛、泄泻均使用的方剂为

386. 既治疗胃痛又治疗腹痛的方剂为

(387～388 题共用备选答案)
A. 温胃散寒,行气止痛
B. 消食导滞,和胃止痛
C. 养阴益胃,和中止痛
D. 温中健脾,和胃止痛
E. 消食化滞,和胃降逆
387. 胃痛寒邪客胃证的治法为
388. 胃痛饮食伤胃证治法为

(389～390 题共用备选答案)
A. 麻子仁丸加减
B. 六磨汤加减
C. 五磨饮子
D. 温脾汤合半硫丸
E. 润肠丸
389. 血虚便秘宜用
390. 冷秘宜用

(391～392 题共用备选答案)
A. 黄芪汤加减
B. 润肠丸加减
C. 增液汤加减
D. 济川煎加减
E. 六磨汤加减
391. 气虚秘宜用
392. 阴虚秘宜用

(393～394 题共用备选答案)
A. 补阳还五汤
B. 血府逐瘀汤
C. 膈下逐瘀汤
D. 镇肝熄风汤
E. 牵正散
393. "中风"半身不遂证属气虚血滞,脉络瘀阻型宜选方
394. "中风"半身不遂证属肝阳上亢,脉络瘀阻型宜选方

(395～396 题共用备选答案)
A. 肝
B. 心
C. 脾
D. 肾
E. 肺
395. 若水肿较甚,咳喘较急,不能平卧者,病变部位多在
396. 水肿日久,纳食不佳,四肢无力,苔腻身重者,病变部位多在

(397～398 题共用备选答案)
A. 火
B. 热
C. 湿
D. 风
E. 疮毒
397. 水肿以头面为主,恶风头痛者,多属
398. 水肿以下肢为主,纳呆身重者,多属

(399～400 题共用备选答案)
A. 口干舌燥
B. 消谷善饥
C. 疲乏无力
D. 多尿而频
E. 烦渴引饮
399. 消渴病,肺热津伤证最突出的症状是
400. 消渴病,胃热炽盛证最突出的症状是

参考答案

1. D	2. B	3. C	4. B	5. D	6. E	7. B	8. E	9. C	10. A
11. C	12. A	13. A	14. E	15. C	16. C	17. E	18. A	19. C	20. D
21. B	22. A	23. D	24. A	25. C	26. C	27. C	28. B	29. D	30. D
31. C	32. E	33. C	34. A	35. B	36. C	37. B	38. A	39. B	40. D

41. A　42. B　43. A　44. D　45. C　46. D　47. E　48. A　49. D　50. D
51. D　52. B　53. E　54. D　55. E　56. D　57. E　58. D　59. B　60. E
61. B　62. C　63. D　64. B　65. B　66. E　67. C　68. A　69. E　70. A
71. E　72. E　73. A　74. A　75. E　76. D　77. E　78. C　79. C　80. E
81. B　82. C　83. D　84. C　85. D　86. A　87. C　88. C　89. E　90. A
91. C　92. E　93. D　94. C　95. E　96. C　97. A　98. C　99. D　100. D
101. B　102. E　103. C　104. E　105. E　106. E　107. B　108. E　109. E　110. C
111. D　112. D　113. C　114. E　115. E　116. E　117. E　118. A　119. E　120. D
121. C　122. B　123. A　124. C　125. B　126. D　127. E　128. E　129. D　130. E
131. E　132. A　133. A　134. E　135. D　136. B　137. B　138. E　139. D　140. E
141. A　142. B　143. B　144. C　145. C　146. E　147. C　148. A　149. E　150. A
151. C　152. E　153. D　154. D　155. D　156. D　157. D　158. B　159. C　160. B
161. B　162. E　163. E　164. D　165. D　166. D　167. D　168. A　169. D　170. A
171. A　172. E　173. B　174. D　175. E　176. A　177. D　178. A　179. B　180. B
181. D　182. D　183. E　184. D　185. D　186. D　187. E　188. B　189. A　190. C
191. E　192. C　193. D　194. B　195. E　196. C　197. B　198. B　199. A　200. D
201. D　202. E　203. B　204. C　205. B　206. C　207. B　208. C　209. E　210. A
211. E　212. C　213. B　214. E　215. B　216. B　217. A　218. A　219. B　220. A
221. D　222. D　223. C　224. E　225. B　226. C　227. C　228. E　229. C　230. B
231. C　232. A　233. A　234. C　235. E　236. B　237. D　238. C　239. A　240. B
241. D　242. D　243. D　244. C　245. A　246. B　247. A　248. E　249. B　250. D
251. E　252. E　253. C　254. D　255. B　256. A　257. A　258. B　259. C　260. B
261. D　262. B　263. A　264. D　265. C　266. B　267. C　268. A　269. D　270. E
271. A　272. B　273. C　274. D　275. B　276. A　277. C　278. A　279. A　280. C
281. A　282. A　283. C　284. C　285. C　286. B　287. A　288. C　289. E　290. C
291. D　292. D　293. C　294. B　295. A　296. C　297. D　298. C　299. A　300. B
301. D　302. A　303. C　304. B　305. B　306. A　307. B　308. B　309. B　310. B
311. A　312. B　313. C　314. E　315. C　316. A　317. D　318. A　319. D　320. D
321. D　322. D　323. D　324. C　325. B　326. B　327. B　328. B　329. B　330. D
331. D　332. D　333. C　334. B　335. C　336. A　337. B　338. D　339. C　340. A
341. A　342. C　343. D　344. C　345. B　346. A　347. B　348. A　349. B　350. C
351. B　352. A　353. D　354. A　355. D　356. C　357. D　358. C　359. E　360. C
361. E　362. A　363. E　364. E　365. E　366. D　367. B　368. A　369. E　370. A
371. C　372. E　373. C　374. D　375. A　376. C　377. D　378. C　379. C　380. E
381. A　382. E　383. C　384. A　385. C　386. E　387. A　388. B　389. E　390. D
391. A　392. C　393. A　394. D　395. E　396. C　397. D　398. C　399. E　400. B

中医内科学·西医常见疾病

一、A1 型题

以下每一道题有 A、B、C、D、E 五个备选答案，请从中选择一个最佳答案。

1. 慢性支气管炎最主要的并发症是
A. 肺出血
B. 支气管扩张
C. 小叶肺炎
D. 肺栓塞
E. 肺气肿、肺心病

2. 关于慢性支气管炎的体征，叙述正确的是
A. 早期即有明显体征
B. 有时在肺底部可闻及湿性和干性啰音
C. 早期可见肺气肿的体征
D. 可闻及中小水泡音
E. 常在背部出现固定性啰音

3. 诊断慢性支气管炎的主要依据是
A. 病史和症状
B. 阳性体征
C. 胸部 X 线检查
D. 心电图改变
E. 肺功能检查

4. 慢性支气管炎以咳嗽、咳痰为主要症状，诊断时排除其他心肺疾病后，在病程方面的规定是
A. 每年发病累计 2 个月，并连续 5 年或以上
B. 每年发病累计 3 个月，并连续 2 年或以上
C. 每年发病累计 2 个月，并连续 3 年或以上
D. 每年发病累计 6 个月，并连续 3 年或以上
E. 每年发病累计 3 个月，并连续 5 年或以上

5. 慢性支气管炎急性发作期，应首选的治疗措施是
A. 控制感染
B. 祛痰镇咳
C. 解痉平喘
D. 止咳
E. 氧疗

6. 慢性支气管炎急性发作是指症状加重的时间在
A. 1 周以内
B. 3 天以内
C. 2 周以内
D. 4 周以内
E. 8 周以内

7. 肺炎链球菌肺炎可出现以下体征，除了
A. 口角或鼻周单纯性疱疹
B. 肋间带状疱疹
C. 皮肤和黏膜出血点
D. 病变部位湿啰音
E. 病变部位支气管呼吸音

8. 治疗肺炎链球菌肺炎，停用抗生素的指征是
A. 体温降至正常后 3～5 天
B. 痰培养阴性
C. 血培养阴性
D. X 线检查炎症吸收
E. 血常规白细胞恢复正常

9. 肺炎链球菌肺炎最突出的表现是
A. 咳嗽、咳铁锈色样痰
B. 发热、咽痛
C. 胸痛、呼吸困难
D. 肌痛
E. 寒战、高热

10. 肺炎支原体肺炎患者咳嗽的特征是
A. 连续性干咳
B. 阵发性干咳
C. 晨起、夜间咳嗽
D. 偶然咳嗽
E. 阵发性刺激性呛咳

11. 下列哪组疾病属于慢性阻塞性肺疾病

A. 哮喘、支气管扩张
B. 慢性支气管炎、支气管扩张、哮喘
C. 有气流阻塞的慢性支气管炎、肺气肿
D. 慢性支气管炎、哮喘、肺气肿
E. 没有气流阻塞的慢性支气管炎、肺气肿

12. 阻塞性肺气肿支气管炎型的临床表现,下列哪项是正确的
A. 发病年龄较轻
B. 多无紫绀
C. 喘息明显,多呈持续性
D. X线胸片呈肺纹理减少
E. 静息时 PaO_2 轻度降低

13. 有关慢性支气管炎的体征,下列各项中不正确的是
A. 早期无异常体征
B. 急性期常有散在干湿啰音
C. 发音易变
D. 可有异常支气管呼吸音
E. 可有哮鸣音及呼气相延长

14. 慢性支气管炎最主要的病因是
A. 过敏因素
B. 环境污染
C. 气候因素
D. 长期吸烟
E. 真菌感染

15. 典型肺炎链球菌肺炎体征描述,不正确的是
A. 患侧呼吸运动减弱
B. 患侧语颤减弱
C. 患侧叩诊呈浊音
D. 患侧听诊有支气管呼吸音、湿性啰音
E. 累及胸膜时,可闻及胸膜摩擦音

16. 关于肺炎链球菌致病力正确的是
A. 产生溶血素
B. 产生内毒素
C. 产生胞壁酸
D. 产生血浆凝固酶
E. 荚膜对组织的侵袭力

17. 诊断支原体肺炎的最佳方法是
A. X线表现有多种形态的浸润影
B. 炎症呈段性分布
C. 外周血白细胞不增高
D. 起病2周后,冷凝集试验阳性,滴度大于1:32,且滴度逐步升高
E. 伴胸腔积液

18. 引起慢性肺脓肿大咯血的病理基础是
A. 支气管动脉血管瘤
B. 支气管官腔壁肉芽组织,血管被破坏
C. 支气管黏膜溃疡糜烂
D. 支气管黏膜肿胀充血
E. 支气管小静脉破裂

19. 下列哪项不是肺炎链球菌肺炎的并发症
A. 机化性肺炎
B. 风湿性心肌炎
C. 急性浆液纤维蛋白性胸膜炎
D. 败血症
E. 化脓性心包炎

20. 肺部疾病痊愈时,容易完全恢复组织正常的结构和功能的疾病是
A. 慢性支气管炎
B. 大叶性肺炎
C. 小叶性肺炎
D. 病毒性肺炎
E. 慢性肺气肿

21. 引起肺脓肿常见的厌氧菌都对青霉素敏感,除去下列哪一种
A. 脆弱类杆菌
B. 梭形菌
C. 胨球菌
D. 胨链球菌
E. 微需氧链球菌

22. 对肺炎的病原学诊断中,以下列哪种方法可提高细菌的检出率
A. 午后深咳留痰
B. PCR检测
C. 行咽拭子培养
D. 留取痰的浆液部分培养
E. 同时进行需氧菌和厌氧菌的培养

23. 急性病毒性咽炎的临床特征为
A. 咽部发痒、咽痛伴声嘶
B. 咽部发痒和灼热感、咽痛明显
C. 咽部发痒和灼热感、咽部剧痛
D. 咽部发痒和灼热感、咽痛不明显

E. 咽部发痒、咽痛、声嘶和咳嗽

24. 青霉素为下列哪种肺炎的首选药物

A. 肺炎球菌肺炎
B. 克雷伯杆菌肺炎
C. 肺炎支原体肺炎
D. 葡萄球菌肺炎
E. 军团菌肺炎

25. 肺炎合并感染性休克最常见的致病微生物是

A. 肺炎球菌
B. 克雷伯杆菌
C. 支原体
D. 病毒
E. 革兰阴性杆菌

26. 社区获得性肺炎常见的致病菌是

A. 肺炎克雷伯杆菌
B. 肺炎链球菌
C. 军团菌
D. 绿脓杆菌
E. 厌氧菌

27. 在我国,对于大多数慢性胃炎,主要病因为

A. 药物
B. 食物
C. 胆汁反流
D. 幽门螺杆菌
E. 物理因素

28. 治疗慢性萎缩性胃炎通常不宜选用的药物是

A. 甲硝唑
B. 呋喃唑酮
C. 胶体铋
D. 洛塞克
E. 吗丁啉

29. 慢性胃炎的临床表现一般不包括

A. 恶心、呕吐
B. 反酸、烧心
C. 贫血
D. 右季肋部痛
E. 上腹部痛

30. 慢性胃炎,有胆汁反流,治疗上最好用

A. 肾上腺糖皮质激素
B. 生胃酮
C. 三矽酸镁
D. 胃复安
E. 口服链霉素

31. 慢性胃窦炎最主要的病因是

A. 胆汁反流
B. 非甾体类消炎药物
C. 吸烟
D. 饮酒
E. 幽门螺杆菌感染

32. 以下哪项为慢性活动性胃炎的病理特征

A. 黏膜和黏膜下层大量淋巴细胞浸润
B. 黏膜和黏膜下层大量浆细胞浸润
C. 黏膜和黏膜下层大量中性粒细胞浸润
D. 腺体破坏减少、黏膜变薄
E. 腺体基本上保持完整

33. 幽门螺杆菌根除后复查首选的方法是

A. 快速尿素酶试验
B. 组织学检查
C. 黏膜涂片染色
D. ^{13}C 或 ^{14}C – 尿素呼气试验
E. 血清抗幽门螺杆菌抗体检测

34. 慢性萎缩性胃炎出现哪种情况应考虑手术治疗

A. 经内科治疗 1 个月症状全部缓解
B. 伴有假幽门腺化生
C. 胃酸分泌量偏低
D. 血清促胃液素浓度下降
E. 胃黏膜有重度异型增生

35. 有关瘢痕性幽门阻塞的治疗,下列哪项是错误的

A. 术前做好充分准备
B. 纠正脱水和代谢性碱中毒
C. 年轻高胃酸患者做胃大部切术手术
D. 高龄、一般情况差的患者可作胃空肠吻合
E. 可采用选择性胃迷走神经干切断术

36. 判断慢性胃炎是否属活动性的病理依据是

A. 幽门螺杆菌感染的程度
B. 黏膜糜烂的程度
C. 脓性分泌物的多少
D. 黏膜充血水肿的程度
E. 黏膜有无中性细胞浸润

37. 对于胃黏膜有肠腺化生和轻度不典型增生的患者,下列哪项治疗措施不必采取

A. β 胡萝卜素

B. 维生素 C 和叶酸
C. 定期随访
D. 预防性胃切除手术
E. 耐性解释消除恐癌心理

38. 下列有关萎缩性胃炎的预后判断,哪项是错误的
A. 萎缩性胃炎的胃癌发病率较高
B. 萎缩性胃炎可逆转为浅表性胃炎
C. 慢性胃炎患者溃疡病发病率高
D. 慢性胃窦炎迟早要发生癌变
E. 胃黏膜肠腺化生并非癌前病变

39. 不宜用于慢性胃炎治疗的药物是
A. 消胆胺
B. 解痉药
C. 制酸药
D. 肾上腺糖皮质激素
E. 抗生素

40. 胃大部切除术后吻合口溃疡好发于
A. 吻合口的空肠侧
B. 吻合口的内侧
C. 胃小弯
D. 近端空肠
E. 远端空肠

41. Ⅰ型胃溃疡的最佳手术方式是
A. 胃大部切除,行胃十二指肠吻合术
B. 胃大部切除,行胃空肠吻合术
C. 高选择性迷走神经切断术
D. 胃窦切除,选择性迷走神经切断术
E. 迷走神经干切断术

42. 根据部位,下列那种胃溃疡最为多见
A. 高胃溃疡
B. 小弯溃疡
C. 后壁溃疡
D. 幽门前溃疡
E. 复合溃疡

43. 胃、十二指肠溃疡急性穿孔,最常见于
A. 胃或十二指肠后壁的穿透性溃疡
B. 幽门附近的胃或十二指肠前壁溃疡
C. 胃小弯前壁或十二脂肠球部外侧壁溃疡
D. 胃窦部或十二指肠球部内侧溃疡
E. 高位胃溃疡或球后壁溃疡

44. 胃切除术后呕吐的原因不包括
A. 胃排空延迟
B. 输入段梗阻
C. 吻合段梗阻
D. 输出段梗阻
E. 倾倒综合征

45. 有关胃空肠吻合术后输出袢梗阻的叙述,下列哪项是错误的
A. 临床表现特点是呕吐物含大量胆汁
B. 主要是机械因素造成的
C. 治疗以非手术为主
D. 持续时间一般在 7 ~ 10 天
E. 手术探查的目的是解除机械性梗阻的原因

46. 消化性溃疡患者发生夜间痛和背部放射痛最突出的是
A. 胃大弯溃疡
B. 胃小弯溃疡
C. 幽门管溃疡
D. 十二指肠球后溃疡
E. 食管溃疡

47. 鉴别良恶性溃疡最重要的方法是
A. 溃疡大小
B. 大便潜血
C. 胃液分析
D. 胃黏膜组织病理学检查
E. 幽门螺杆菌检查

48. 瘢痕性幽门梗阻的临床表现,错误的是
A. 呕吐量大,一次可达 1000 ~ 2000mL
B. 呕吐物多为宿食,有酸臭味,含有胆汁
C. 上腹隆起,可有蠕动波
D. 可有振水音
E. 可有低钾低氯性碱中毒

49. 治疗消化性溃疡患者上腹部疼痛效果最好的药物是
A. 黏膜保护剂
B. 质子泵抑制剂
C. H_2 受体拮抗剂
D. 抗酸剂
E. 促动力剂

50. 胃、十二指肠溃疡引起大出血的原因是
A. 溃疡基底血管破裂
B. 溃疡侵及胰腺

C. 胃窦部黏膜广泛糜烂
D. 胃酸使出血不易凝固
E. 胃、十二指肠壁微血管不断渗血

51. 胃小弯溃疡大出血时,破损的血管是
A. 胃网膜左动脉
B. 胃十二指肠动脉
C. 胰十二指肠上动脉
D. 胃右动脉
E. 肝固有动脉

52. 有关非甾体抗炎药哪项是正确的
A. 诱发消化性溃疡与剂量和疗程无关
B. 长期服用者约50%有消化性溃疡
C. 可穿透上皮细胞而破坏黏膜屏障
D. 微弱酸性水溶性药物
E. 可促进胃液分泌致消化性溃疡

53. 西咪替丁的作用是
A. 抑制迷走神经
B. 抑制胃黏液分泌
C. 抑制胃酸分泌
D. 促进胃泌素分泌
E. 中和胃酸

54. 高血压伴心绞痛及哮喘者,出现肾功能不全时,下列最适合的是
A. 拉托普利
B. 普萘洛尔
C. 硝苯地平
D. 氢氯噻嗪
E. 哌唑嗪

55. 在我国,高血压病最常见的并发症是
A. 尿毒症
B. 高血压危象
C. 心力衰竭
D. 主动脉夹层
E. 脑血管意外

56. 下列继发性高血压,哪种临床最常见
A. 慢性肾脏病
B. 原发性醛固酮增多症
C. 主动脉弓狭窄
D. 肾血管性高血压
E. 嗜铬细胞瘤

57. 老年人原发性高血压中部分为单纯收缩期高血压,而舒张压不高,主要因为
A. 大动脉弹性减退
B. 小动脉阻力增加
C. 合并主动脉瓣关闭不全
D. 合并肾动脉狭窄
E. 水钠潴留

58. 下列哪种因素与高血压病发病关系最密切
A. 遗传因素
B. 血浆肾素水平
C. 吸烟
D. 胰岛素抵抗
E. 高钠盐摄入

59. 高血压患者进行选择性手术时,以下注意事项何者是错误的
A. 术前1周停用利血平类降压药,可改用卡托普利等
B. 尽量避免硬膜外及蛛网膜下腔麻醉,以免引起血压急剧下降
C. 不宜选用氯胺酮麻醉,以免血压升高
D. 术前服用β受体阻滞剂者均需停用
E. 术中出现血压下降可先用麻黄碱

60. 原发性高血压和肾性高血压的区别主要在于
A. 尿常规
B. 肾功能
C. 心脏大小
D. 高血压的程度
E. 有无明显贫血

61. 高血压伴肾功能不全、高血钾时,选用哪类药物应慎重
A. 利尿剂
B. ACEI
C. β受体阻滞剂
D. α_1受体阻滞剂
E. 钙拮抗剂

62. 在高血压的心脏并发症中首选出现的是
A. 心绞痛
B. 心律不齐
C. 左心室肥厚
D. 左心室扩大
E. 心力衰竭

63. 患者初次测血压达180/110mmHg,应建议多长

时间内随访处理

A. 2 个月内

B. 1 个月内

C. 6 个月内

D. 立即处理

E. 2 周内

64. 高血压病引起的主要病理改变为

A. 主动脉硬化

B. 周身微血管硬化

C. 小动脉玻璃样变

D. 冠状动脉粥样硬化

E. 主动脉夹层动脉瘤

65. 高血压危象降低血压宜首选用

A. 硝苯地平口服

B. 卡托普利口服

C. 硝普钠静滴

D. 哌唑嗪口服

E. 呋塞米稀释后静注

66. 高血压早期病理变化主要是

A. 早期出现动脉内膜增生,管腔变窄

B. 高血压出现即有各脏器缺血改变

C. 周身细小动脉痉挛

D. 动脉内膜钙化

E. 小动脉内膜粥样硬化斑块的出现

67. 目前冠心病心绞痛的诊断主要依据

A. 胸痛发作

B. 年龄 >60 岁

C. 有冠心病的易患因素

D. 心电图有显著的 ST 段压低

E. 放射性核素心血池显影

68. 急性心肌梗死早期(24 小时内)死亡主要由于

A. 心力衰竭

B. 心源性休克

C. 心律失常

D. 心脏破裂

E. 脑栓塞

69. 下列哪一项不是我国冠心病的主要易患因素

A. 高血压病

B. 高脂血症

C. 吸烟

D. 甲状腺功能低下

E. 糖尿病

70. 急性局限性前壁心肌梗死,心电图特征性改变见于

A. V_1、V_2、V_3

B. V_3、V_4、V_5

C. $V_1 \sim V_5$

D. Ⅰ、V_1、V_5、V_6

E. Ⅱ、Ⅲ、aVF

71. 心电图上Ⅰ和 aVL 导联出现急性心肌梗死的特异性改变,其梗死部位是心脏的

A. 下壁

B. 前壁

C. 后壁

D. 高侧壁

E. 前间壁

72. 急性心肌梗死后,心肌坏死组织逐渐纤维化,形成瘢痕需

A. 4 周以内

B. 6 ~ 8 周

C. 3 个月

D. 6 个月

E. 1 年以上

73. 中间综合征不同于急性心肌梗死的最主要特点是

A. 疼痛剧烈

B. 持续时间长

C. ST 段下降

D. 不出现异常 Q 波

E. T 波倒置

74. 近 3 个月同等程度劳累所诱发的胸痛次数、程度及持续时间均增加,应诊断为

A. 初发劳力性心绞痛

B. 稳定型劳力性心绞痛

C. 恶化型劳力性心绞痛

D. 自发性心绞痛

E. 变异性心绞痛

75. 以下哪组症状临床上可诊断为劳力型心绞痛

A. 经常在心尖部刺痛,瞬间消失,诱因不详

B. 晚间胸骨后压榨性疼痛,每次持续半小时,含速效救心丸有效

C. 在劳力时或情绪激动时胸骨后压榨性痛,经

休息3～10分钟缓解,或含硝酸甘油5分钟内缓解

D. 劳动后胸骨后疼痛,持续数分钟自行缓解

E. 情绪激动后胸痛,部位不固定,范围呈点状或条状分布,含硝酸甘油15分钟缓解

76. 不符合冠心病心绞痛的特点是

A. 在体力活动或情绪激动当时发作

B. 部位在胸骨体中上段的后面

C. 呈压榨样疼痛

D. 有压迫感及紧缩感

E. 常放射至右肩、右臂内侧

77. 急性心肌梗死发病后12天血清检查仍可能高于正常的指标是

A. 肌酸磷酸激酶的同工酶CK－MB

B. 天门冬氨酸基转移酶

C. 肌钙蛋白I

D. 肌酸磷酸激酶

E. 肌钙蛋白T

78. 使急性闭塞的冠状动脉再通,心肌得到再灌输,缩小心肌梗死面积的治疗措施是

A. 卧床休息

B. 镇静止痛

C. 静脉点滴硝酸甘油

D. 口服阿司匹林

E. 溶解血栓疗法

79. 引起急性前间壁心肌梗死闭塞的冠状动脉分支是

A. 左冠状动脉前降支

B. 右冠状动脉后降支

C. 左冠状动脉主干

D. 左冠状动脉回旋支

E. 右冠状动脉右室前支

80. 小脑幕切迹疝最有意义的临床定位体征是

A. 患侧肢体活动减少或消失

B. 对侧腹壁反射消失

C. 患侧瞳孔放大

D. 对侧肢体腱反射亢进

E. 患侧下肢病理反射

81. 蛛网膜下腔出血最常见的病因是

A. 脑外伤

B. 出血性疾病

C. 抗凝治疗

D. 脑血管畸形

E. 腰椎穿刺损伤

82. 下述疾病中起病最急的是

A. 脑血栓形成

B. 脑栓塞

C. TIA

D. 脑出血

E. 蛛网膜下腔出血

83. 脑出血后脑水肿的高峰期一般出现在发病后的

A. 7天

B. 24小时

C. 48小时

D. 72小时

E. 2小时

84. 蛛网膜下腔出血后,一侧眼睑下垂,瞳孔散大,光反应消失,考虑下列哪个部位的脉动瘤破裂

A. 大脑中动脉

B. 前交通动脉

C. 后交通动脉

D. 基底动脉

E. 大脑前动脉

85. 对鉴别颈内动脉系统和椎－基底动脉系统短暂性脑缺血发作(TIA)有意义的症状是

A. 感觉障碍

B. 运动障碍

C. 跌倒发作

D. 视觉障碍

E. 痛性发作

86. 高血压病脑出血时,最常见的出血部位是

A. 小脑齿状核

B. 小脑皮质

C. 桥脑

D. 基底节

E. 延脑

87. 下列哪项不属于脑栓塞的临床表现

A. 起病急

B. 年轻人群多见

C. 多有脑膜刺激征

D. 常见局限性抽搐、偏瘫、失语

E. 多有心房颤动

88. 脑血栓形成患者出现运动性失语是病变损害了

A. 优势半球额中回后部

B. 优势半球中央前回下部

C. 优势半球角回

D. 优势半球额下回后部

E. 颞上回后部

89. 高血压病脑出血破裂的血管多为

A. 大脑中动脉

B. 大脑基底动脉

C. 豆纹动脉

D. 内囊动脉

E. 大脑前动脉

90. 下述哪项不属于溶栓治疗的并发症

A. 梗死灶继发出血

B. 再灌注损伤

C. 再闭塞

D. 血管痉挛

E. 脑水肿

91. 脑出血患者,出现病灶侧瞳孔散大,昏迷加深,提示

A. 脑室出血

B. 枕骨大孔疝

C. 海马沟回疝

D. 小脑幕裂孔上疝

E. 压迫脑皮质

92. 空腹血糖及糖耐量正常,尿糖为阳性,空腹血糖 5.3mmo1/L,饭后 2 小时血糖 7.1mmol/L,考虑为

A. 药物性糖尿

B. 应激性糖尿

C. 肾性糖尿

D. 肝病性糖尿

E. 糖尿病

93. 糖尿病酮症酸中毒患者,过多、过快补充碳酸氢钠可能产生的不良影响,下列哪项不正确

A. 脑脊液 pH 值反常升高

B. 血 pH 值骤升使血红蛋白和氧的亲和力上升

C. 可诱发或加重脑水肿

D. 促进钾离子向细胞内转移

E. 反跳性碱中毒

94. 下列关于口服降血糖药物的临床应用哪一项是正确的

A. 糖尿病合并严重感染时,宜增加口服降血糖药物的剂量

B. 1 型糖尿病宜用磺脲类和双胍类联合治疗

C. 磺脲类药物可延长双胍类药物的生物半衰期,增加发生低血糖反应的可能

D. 磺脲类药物可能诱发乳酸性酸中毒

E. 中年肥胖的 2 型糖尿病患者,在饮食治疗的基础上加用双胍类药物

95. 糖尿病并发神经系统病变最常见的是

A. 神经根

B. 自主神经

C. 中枢神经

D. 多发生周围神经病变

E. 运动神经

96. Somogyi 现象是指

A. 夜间胰岛素作用不足

B. 清晨胰岛素拮抗激素分泌增多

C. 低血糖后反应性高血糖

D. 黎明现象

E. 胰岛素抗药性

97. 有助于糖尿病肾小球硬化症早期诊断的是

A. 尿蛋白阳性,镜检发现大量白细胞和管型

B. 尿白蛋白排出率增加

C. 肾脏缩小,肾小球滤过率增加

D. 血 BUN 增高

E. CCr 降低

98. 尿糖检测的临床意义,错误的是

A. 尿糖阳性是诊断糖尿病的重要线索,阴性不能除外糖尿病

B. 并发肾小球硬化时,肾糖阈可升高,肾小管损伤为主时或妊娠时肾糖阈降低

C. 根据 24 小时尿糖的变化,可以判断一天内血糖总的控制水平

D. 尿糖阳性但随机血糖正常的人,应该检测糖化血红蛋白和 OGTT

E. 尿糖阳性应诊断糖尿病

99. 关于糖尿病的胰岛素治疗,正确的是

A. 肥胖的糖尿患者较适宜胰岛素治疗

B. 1 型糖尿患者可不用胰岛素治疗

C. 清晨高血糖而半夜有饥饿感、出冷汗的糖尿

患者应增加胰岛素剂量

D. 因感染发热而厌食的糖尿患者应将胰岛素剂量加倍

E. 经一段时间的胰岛素治疗后，可产生胰岛素抗体

100. 关于糖尿病并发症叙述正确的是

A. 肺结核是糖尿病并发症中发病率最高的病变

B. 高渗性非酮症性昏迷是近年来糖尿病的主要死亡原因

C. 糖尿病酮症酸中毒的发病率最高

D. 心血管病变为糖尿病患者最严重而突出的问题，占该病死亡原因的70%

E. 肾小球硬化症是2型糖尿病患者死亡的首位原因

101. 以下哪项是目前糖尿病患者死亡的主要原因

A. 酮症酸中毒

B. 糖尿病肾病尿毒症

C. 心脑血管病变

D. 高渗性非酮症糖尿病昏迷

E. 并发重度感染

102. 关于高渗性非酮症糖尿病昏迷患者，下述描写哪一项是错的

A. 老年患者多

B. 约一半患者发病前无糖尿病史或糖耐量减退史

C. 脱水严重

D. 如血糖 >33.3mmol/L(60mg/dL)即可诊断

E. 本症死亡率很高

103. 1型糖尿病与2型糖尿病的主要区别在于

A. 发病年龄不同

B. 对胰岛素的敏感性不同

C. 胰岛素基础水平与释放曲线不同

D. 发生酮症酸中毒的倾向不同

E. 是否存在胰岛素抵抗

104. 依据糖尿病诊断标准，确诊糖尿病应根据

A. 全血血糖

B. 血浆血糖

C. 糖化血红蛋白

D. 尿糖定性

E. 24小时尿糖定量

105. 药物治疗泌尿系统感染的最终目的是

A. 使症状消失

B. 使症状好转

C. 尿培养菌落计数被抑制在500个/mL

D. 尿培养菌落计数被抑制在5000个/mL

E. 达到尿液无菌，尿培养阴性

106. 下列无症状细菌尿患者中，不需要治疗的是

A. 老年人

B. 学龄前儿童

C. 妊娠妇女

D. 肾移植者

E. 有尿路梗阻者

107. 判断慢性肾盂肾炎疗效最重要的检查方法是

A. 临床症状消失

B. 肾区叩痛

C. 尿白细胞计数

D. 尿酚红排泄试验

E. 尿培养菌落计数

108. 尿路感染发病率较高人群不包括

A. 已婚女性

B. 男性50岁以上

C. 更年期后妇女

D. 青少年女性

E. 孕期妇女

109. 慢性肾盂肾炎的易感因素有

A. 胸膜炎

B. 胃炎

C. 甲状腺机能亢进

D. 糖尿病

E. 药物性皮炎

110. 尿路感染的易感因素不包括

A. 女性患者，尿道短而宽，且尿道口距肛门近

B. 长期大量应用免疫抑制剂

C. 合并重度尿路梗阻

D. 女性同时伴发附件炎

E. 男性患者伴发细菌性前列腺炎

111. 除下列哪项以外，都是慢性肾盂肾炎最容易反复发作的主要原因

A. 患者身体可能有缺陷，如泌尿系畸形

B. 尿路梗阻

C. 肾盂肾盏肾乳头有瘢痕或变形

D. 产生L型菌株(原浆型菌株)
E. 反复血行感染

112. 急性肾盂肾炎正确的治疗措施是
A. 口服环丙沙星3天
B. 口服复方磺胺甲基异噁唑7天
C. 根据细菌药物敏感试验选用有效的抗生素治疗2周
D. 联合应用2种以上抗生素进行治疗
E. 应用中药治疗

113. 孕妇患急性肾盂肾炎应首选
A. 青霉素
B. 氨苄青霉素
C. 红霉素
D. 四环素
E. 庆大霉素

114. 急性肾盂肾炎的治疗疗程是
A. 3天
B. 5天
C. 1周
D. 2周
E. 2周或更长

115. 临床上以下列哪种前列腺炎最常见
A. 急性细菌性前列腺炎
B. 慢性细菌性前列腺炎
C. 慢性非细菌性前列腺炎
D. 无症状的炎症前列腺炎
E. 前列腺痛

116. 急性肾炎发病4~8周血 C_3 水平
A. 增加
B. 降低
C. 不变
D. 与IgG成比例
E. 无一定规律

117. 急进性肾小球肾炎临床
A. 以早期出现少尿性急性肾功能衰竭为特征
B. 主要以急性起病,重症血尿为特征
C. 以进行性贫血为特征
D. 以高度水肿为特征
E. 以高血压脑病为特征

118. 急性肾小球肾炎循环充血状态多发生于
A. 1月内
B. 3~5日
C. 2周
D. 1周
E. 3周

119. 急性肾小球肾炎临床治愈的主要指标是
A. 自觉症状完全消失
B. 水肿消失
C. 血压恢复正常
D. 肉眼血尿消失
E. 尿常规恢复正常

120. 急性肾小球肾炎的电镜检查特点
A. 肾小球系膜区可见大块状电子致密物沉积
B. 肾小球上皮下可见驼峰状电子致密物沉积
C. 肾小球基膜内可见驼峰状电子致密物沉积
D. 肾小球系膜区及内皮下可见大块状电子致密物沉积
E. 肾小球无电子致密物沉积

121. 与急性肾小球肾炎有关的细菌是
A. 金黄色葡萄球菌
B. 大肠杆菌
C. β溶血性链球菌
D. 绿脓杆菌
E. 表皮葡萄球菌

122. 最常见的肾盂肾炎病原菌是
A. 葡萄球菌
B. 粪肠球菌
C. 大肠杆菌
D. 变形杆菌
E. 白色念珠菌

123. 下列肾小球疾病的临床分型和临床综合征中,哪种病理改变可能不是肾病
A. 急性肾小球肾炎
B. 慢性肾小球肾炎
C. 隐匿性肾炎
D. 肾病综合征
E. 急性肾炎综合征

124. 下列哪项是加速肾小球疾病肾功能损害最重要的原因
A. 水肿
B. 蛋白尿
C. 血尿

D. 贫血

E. 高血脂

125. 关于急性肾炎实验室检查不正确的是

A. 尿沉渣镜检均有红细胞增多

B. 早期尿白细胞可增高,并非感染

C. 常有轻度贫血

D. ASO 滴度与肾炎严重程度呈正相关

E. 总补体及 C_3 补体于起病 2 周内明显下降

126. 急性肾炎饮食中可以不限制食盐摄入的时机是

A. 症状消失,血沉正常

B. 水肿消退,血压正常

C. 水肿消退,肉眼血尿的消失

D. 镜下血尿消失

E. 血清补体恢复正常

127. 下列哪项不是肾病性水肿的机制

A. 血浆胶体渗透压下降

B. 激活肾素 - 血管紧张素 - 醛固酮系统

C. 肾小管重吸收增加

D. 肾小球滤过率下降

E. 抗利尿激素分泌增加

128. 成年人引起肾性高血压最常见的疾病是

A. 肾动脉狭窄

B. 慢性肾盂肾炎

C. 肾动脉硬化

D. 急性肾小球肾炎

E. 慢性肾小球肾炎

129. 慢性肾炎高血压的治疗哪项是错误的

A. 低钠饮食

B. 噻嗪类药物常用作基本治疗药物

C. 可采用几种降压药物联合应用

D. 可用钙通道阻滞剂

E. 血压降到 150 ~ 160/90mmHg 为宜

130. 慢性肾炎高血压与高血压肾病鉴别,后者较突出的表现是

A. 高血压

B. 肾小管功能受损早于肾小球功能受损

C. 贫血

D. 肾功能减退

E. 少量蛋白尿

131. 关于慢性肾炎的临床表现下列哪项是错误的

A. 中等程度蛋白尿

B. 轻、中度水肿

C. 高血压

D. 不导致尿毒症

E. 贫血

132. 慢性肾炎合并高血压尿毒症,同时有水肿,下列药物应先用

A. 氢氯噻嗪与氨苯蝶啶

B. 甘露醇

C. 氢氯噻嗪

D. 呋塞米

E. 利尿合剂

133. 有关慢性肾炎,下列哪一项是正确的

A. 发病与链球菌感染有明确关系

B. 大部分与急性肾炎之间确定的因果关系

C. 发病机制的起始因素为免疫介导性炎症

D. 不同的病例其肾小球的病变是相同的

E. 可发生于任何年龄,其中女性居多

134. 慢性肾小球肾炎的综合治疗不包括

A. 积极控制高血压

B. 限制食物中蛋白和磷的摄入量

C. 抗血小板治疗

D. 避免感染及肾毒性药物

E. 糖皮质激素及环磷酰胺治疗

135. 下列哪项是慢性肾炎与急性肾炎重要鉴别特征

A. 贫血

B. 低蛋白血症

C. 低比重尿

D. 持续性高血压

E. 抗“O”持续上升

136. 不属于促进慢性肾炎恶化因素的是

A. 肾脏基础病变活动

B. 高血压

C. 高蛋白饮食

D. 高脂血症

E. 遗传因素

二、A2型题

以下每一道考题下面有A、B、C、D、E五个备选答案,请从中选择一个最佳答案。

137. 患者,男,65岁。咳嗽、咳痰20余年,近3年来出现气喘。在肺底部可闻及湿啰音,双肺广泛哮鸣音。其诊断是

A. 支气管肺癌

B. 支气管哮喘

C. 支气管扩张症

D. 慢性支气管炎喘息型

E. 肺结核

138. 患者确诊为肺炎链球菌肺炎,病程中出现心悸、气短、心脏扩大、奔马律、心脏收缩期杂音,应考虑出现的并发症是

A. 感染性休克

B. 胸膜炎

C. 心肌炎

D. 脓胸

E. 急性肾衰竭

139. 老年患者突然发生寒战、高热、咳嗽、咳痰,痰黏稠,砖红色,胶冻状,引起感染最可能的病原菌是

A. 葡萄球菌

B. 克雷伯杆菌

C. 铜绿假单胞菌

D. 流感嗜血杆菌

E. 嗜肺军团杆菌

140. 男性,38岁,已诊断为肺炎链球菌肺炎,现神志模糊,血压76/40mmHg,体温36℃,口唇发绀,HR124次/分钟,律整,心音弱,无杂音,最恰当的治疗是

A. 应用碱性药、血管活性药

B. 大剂量青霉素、链霉素、西地兰、吸氧、血管活性药、氢化可的松

C. 补充血容量,大剂量青霉素,纠正酸中毒,糖皮质激素,防治心肾合并症

D. 大剂量青霉素+庆大霉素、血管活性药

E. 红霉素、氧疗

141. 女,24岁,餐后上腹不适、隐痛2年余,加重1周。查体无阳性体征。胃镜示胃黏膜红白相间,以红为主,病变以胃窦部为重。可能的诊断是

A. 慢性萎缩性胃炎

B. 慢性浅表性胃炎

C. 急性糜烂性胃炎

D. 急性化脓性胃炎

E. 急性腐蚀性胃炎

142. 女性,31岁,上腹部疼2年,疼痛发作与情绪、饮食有关,查见上腹部轻压痛,胃镜:胃窦皱襞平坦,透见黏膜下血管分布,此病例可诊断为

A. 消化性溃疡

B. 胃黏膜脱垂症

C. 慢性浅表性胃炎

D. 胃癌

E. 慢性萎缩性胃炎

143. 男,50岁,2年来上腹部胀满感,半年来有食欲不振,胃镜检查:胃窦黏膜呈灰白色,有血管网透见。初步诊断

A. 慢性浅表性胃窦炎

B. 慢性萎缩性胃窦炎

C. A型胃炎

D. 早期胃癌

E. 急性胃黏膜病变

144. 男性,45岁,上腹部间断疼痛5年,胃镜检查诊断为慢性萎缩性胃炎,有重度不典型增生,最恰当的治疗为

A. 手术治疗

B. 甲氰咪胍

C. 多潘立酮

D. 甲硝唑+法莫替丁

E. 奥美拉唑

145. 女,40岁,体重50kg,胃大部切除术后2天,HCO_3^- 16mmol/L,输液时应首选

A. 5%葡萄糖氯化钠溶液

B. 含5%碳酸氢钠50mL的葡萄糖溶液

C. 含5%碳酸氢钠100mL的葡萄糖溶液

D. 含5%碳酸氢钠150mL的葡萄糖溶液

E. 含5%碳酸氢钠200mL的葡萄糖溶液

146. 男性,38岁,3日来上腹隐痛,4小时前突发上腹部剧烈疼痛,持续性无放射,呼吸时加剧,伴恶心,全腹压痛和肌紧张,以上腹部最为明显,

肝浊音界缩小,无移动性浊音,应首先考虑

A. 急性胆囊炎

B. 急性胰腺炎

C. 小肠急性扭转

D. 溃疡病急性穿孔

E. 急性阑尾炎

147. **男性,58 岁,进餐后突发性上腹刀割样剧痛 2 小时。全腹压痛,板状腹,肝浊音界及肠鸣音消失。X 线显示肠下新月形游离气体。既往有胃溃疡史 25 年。下列治疗中,最佳的手术方式是**

A. 胃大部切除术

B. 大网膜覆盖、穿孔缝合术

C. 迷走神经切断加胃窦切除术

D. 高选择性迷走神经切断术

E. 缝合穿孔后行迷走神经切断加胃空肠吻合术

148. **男性,38 岁,胃大部切除、毕Ⅱ式吻合术后 20 天,进食后 30 分钟上腹突然胀痛,喷射性呕吐大量不含食物的胆汁,吐后腹痛消失,最可能的原因是**

A. 吻合口梗阻

B. 急性完全性输入段梗阻

C. 慢性不完全性输入段梗阻

D. 输出段梗阻

E. 倾倒综合征

149. **男,28 岁,查血压 160/95mmHg(21.3/12.6kPa),Hb 85g/L,蛋白(+),颗粒管型 2~3/HP,BUN 10mmol/L,Cr 220μmol/L,对该患者不宜采取**

A. 低蛋白饮食

B. 高蛋白饮食

C. 低钠饮食

D. 根据尿量多少适当限水

E. 低磷饮食

150. **女性,25 岁,血压 220/111mmHg,可疑肾血管性高血压,下列哪项检查对诊断最有意义**

A. 有高血压家族史

B. 上腹部听到连续性高调血管杂音

C. 眼底检查发现动静脉交叉受压

D. 血浆肾素水平升高

E. 尿蛋白(++),尿 RBC 0~5/HP

151. **男性,40 岁,头晕、头痛 5 个月,水肿、少尿 1 月余,血压 190/135mmHg。全身水肿,尿蛋白(++++),尿红细胞(+++),尿素氮 2mmol/L,诊断为**

A. 急进型高血压

B. 原发性高血压Ⅲ期

C. 原发性高血压Ⅱ期

D. 高血压脑病

E. 高血压危象

152. **男性,45 岁,1 个月来先后 2 次平静状态下测得血压 140/90mmHg,最可能诊断为**

A. 轻度原发性高血压

B. 肾性高血压

C. 正常血压高值

D. 正常血压

E. 原发性醛固酮增多症

153. **男性,74 岁,糖尿病史 10 余年,平时无胸痛史,今日进食油腻早餐后 1 小时突然面色苍白、烦躁、出汗,有恐惧感、胸闷,无胸痛,心率 100 次/分钟,血压 86/64mmHg,首先应考虑**

A. 糖尿病酮症酸中毒

B. 急性心肌梗死

C. 低血糖

D. 变异型心绞痛

E. 缺血性脑卒中

154. **男性,60 岁,胸痛 4 小时急诊。心电图检查:胸导联 $V_1 \sim V_3$ 出现 QS 波群,ST 抬高,并有频发室性期前收缩。除吸氧镇痛外还应尽快应用**

A. 普萘洛尔

B. 利多卡因

C. 消心痛

D. 洋地黄

E. 硝酸甘油

155. **女性,57 岁。高血压、冠心病患者。近日心前区闷痛发作频繁,伴头痛,测血压为 20/13.3kPa(150/100mmHg),发作时心电图示相关导联 ST-T 段抬高,应采取何种药物治疗最为适宜**

A. 洋地黄

B. 硝苯地平

C. 利多卡因

D. 硝酸甘油

E. 硝酸异山梨酯

156. 男性,60岁,因急性心肌梗死收入院。住院第二天心尖部出现2/6~3/6级粗糙的收缩期杂音,间断伴喀喇音,经抗缺血治疗后心脏杂音消失。该患者最可能的诊断为

A. 心脏乳头肌功能失调

B. 心脏乳头肌断裂

C. 心脏游离壁破裂

D. 心脏二尖瓣穿孔

E. 心室膨胀瘤

157. 男性,58岁,6个月前急性心肌梗死,心电图V_1~V_5导联ST段持续抬高3mm,近3个月偶于快跑时出现胸闷,持续1小时。体检:心界向左侧扩大,心尖搏动弥散。该患者最可能的诊断是

A. 急性心包炎

B. 心室膨胀瘤

C. 变异性心绞痛

D. 梗死后心绞痛

E. 急性心肌梗死

158. 患者,女性,28岁,跳舞时突感剧烈头痛、呕吐、检查脑膜刺激征阳性、无肢瘫,应首先作何种辅助检查来确定诊断

A. 脑电图

B. 脑超声血流

C. 脑动脉造影

D. 腰穿

E. 头颅CT

159. 男性,70岁。因右侧肢体活动障碍3周入院。体检发现患者右侧中枢性面、舌瘫,右侧肢体肌力Ⅲ度,腱反射亢进。除上述体征外,最可能出现的体征还有

A. 肌张力下降(患侧肢体)

B. 病理反射阳性(健侧肢体)

C. 病理反射阳性(患侧肢体)

D. 反射亢进(健侧肢体)

E. 反射消失(健侧肢体)

160. 男性,65岁。因椎基动脉系统脑血栓形成入院,其临床表现中哪项不应出现

A. 交叉性瘫痪

B. 多数颅神经麻痹

C. 交叉性感觉障碍

D. 眩晕

E. 运动性失语

161. 男,67岁,身高170cm,体重80kg,因肺部肿瘤准备近日手术切除。术前查空腹血糖10.2~11.8mmol/L,既往无糖尿病史,针对血糖最合理的处理是

A. 饮食控制

B. 服双胍类降血糖药物

C. 服磺脲类降血糖药物

D. 胰岛素治疗

E. 不需要治疗

162. 男性,65岁,身高160cm,体重70kg,尿糖(-),糖耐量试验结果为空腹5.0mmol/L,1小时7.6mmol/L,2小时7.0mmol/L,3小时5.4mmol/L。应考虑

A. 诊断为糖尿病

B. 可排除糖尿病

C. 糖耐量低减

D. 无临床意义

E. 肾性糖尿

163. 男,48岁,2年前因“胃溃疡穿孔”行胃大部切除术。近5个月常于清晨空腹时出现精神症状,进食后缓解。今晨被家人发现神志不清送来急诊。查血糖2.2mmol,静脉注射葡萄糖溶液后逐渐清醒。低血糖最可能的原因是

A. 自主神经功能紊乱

B. 营养不良

C. 胃大部切除术后

D. 胰岛素瘤

E. 反应性低血糖

164. 42岁,男性,平素多食,肥胖,2次尿糖阳性,空腹血糖5.4mmol/L,饭后2小时血糖7.6mmol/L,考虑为

A. 药物性尿糖

B. 应激性糖尿

C. 肾性糖尿

D. 肿瘤性糖尿

E. 甲亢致糖尿

165. 男,60岁,患高血压病及糖尿病3年,糖尿病单用饮食控制,于咳嗽发热2天后出现昏迷。检

查瞳孔等大。无嘴歪肢瘫,皮肤弹性差,肺有湿啰音,心律整,脉率110次/分,血压为130/60mmHg,左侧Bahinski征可疑。WBC15×10^9/L,Hb150g/L,尿糖(+++),尿酮(±),BUN17.9mmol/L,血钠150mmol/L,血钾4.0mmol/L,CO_2CP17.6mmol/L。本例昏迷最可能的原因是

A.脑血管意外

B.感染性休克

C.糖尿病酮症酸中毒

D.高渗性非酮症糖尿病昏迷

E.尿毒症

166.**女,40岁。间断腰痛,尿频5年,2年来夜尿2~3次,近2周来头痛、头晕,颜面及下肢轻度水肿,血压22.7/14.7kPa,尿蛋白(+),尿白细胞20~30/HP,尿红细胞0~2/HP,颗粒管型偶见,尿比重1.010,以下诊断哪个正确**

A.慢性肾炎

B.高血压病,肾小动脉硬化

C.隐匿性肾炎

D.肾小管酸中毒

E.慢性肾盂肾炎

167.**女性,25岁,结婚3个月,反复尿频、尿急、尿痛2个月,应诊断为**

A.急性肾盂肾炎

B.肾结核

C.尿道膀胱炎

D.膀胱结石

E.滴虫性阴道炎

168.**男性,67岁。外出旅游中突发高热、寒战,伴腰痛、尿痛,最先考虑的检查是**

A.尿常规、尿培养

B.尿细菌培养

C.泌尿系统超声

D.静脉肾盂造影

E.血常规

169.**男性,20岁,感冒发热2周后发现眼睑及双下肢浮肿伴头痛、纳差。血压150/90mmHg。肝肋下可及,化验血红蛋白110g/L,尿蛋白(++),沉渣红细胞25~30/HP。其原因最可能是**

A.肝硬化

B.缩窄性心包炎

C.急性肾炎

D.营养不良

E.二尖瓣狭窄致右心衰

170.**男性,30岁,颜面水肿3天,无力,尿400mL/24h,血压130/80mmHg,血红蛋白130g/L,尿蛋白(+++),红细胞20~40/HP,颗粒管型0~2/HP,可能性最大的诊断是**

A.隐匿性肾炎

B.急进性肾炎

C.急性肾炎

D.慢性肾炎

E.肾盂肾炎

171.**患者急性肾炎2周,血压160/100mmHg,尿红细胞散在满视野。首先选用**

A.降压对症治疗

B.抗炎治疗应用抗菌药物

C.应用止血药物治疗

D.强的松

E.中药治疗

172.**女性,21岁患肾炎4年,2天来发热咳嗽,查体:T38℃,重症贫血貌,心界向左下扩大,心率130次/分钟,右肺满布湿性啰音,肝在肋下1cm,无明显水肿,肾功能严重损害,胸透右肺炎症,应选下列哪种抗生素**

A.多黏菌素

B.卡那霉素

C.青霉素

D.庆大霉素

E.四环素

173.**女性,47岁,慢性肾炎病史多年,近2年经常出现双下肢浮肿,一直服潘生丁及氢氯噻嗪。近1周感觉腰痛,乏力,双下肢无力。首先必须考虑的是**

A.肾功能严重减退

B.低钾血症

C.肾盂肾炎

D.潘生丁中毒

E.氢氯噻嗪中毒

174.**男性,26岁。反复颜面及双下肢水肿5年,血压升高3年,近半年反复牙龈出血,2天前出现**

解柏油样稀大便,并感口渴,呼吸困难,2小时前出现昏迷,儿童时患过急性肝炎并治愈。为尽快确诊,应首选下列哪项检查

A. 血尿素氮测定

B. 血肌酐测定

C. 肝功能检查

D. 血糖及尿酮检查

E. 血常规检查

三、B1型题

以下提供若干组考题,每组考题共同在考题前列出A、B、C、D、E五个备选答案。请从中选择一个与问题关系最密切的答案。每个备选答案可能被选择一次、多次或不被选择。

(175~176题共用备选答案)

A. 咳嗽咳痰,时轻时重

B. 咳嗽咳痰,喘息哮鸣

C. 咳嗽声嘶,不能平卧

D. 咳嗽声嘶,躁扰不宁

E. 咳嗽短气,动则尤甚

175. **慢性支气管炎单纯型的主要临床表现是**

176. **慢性支气管炎喘息型的主要临床表现是**

(177~178题共用备选答案)

A. 支气管哮喘

B. 喘息型慢性支气管炎

C. 支气管肺癌

D. 肺炎支原体肺炎

E. 克雷伯杆菌肺炎

177. **刺激性咳嗽,伴气急,痰中带血,支气管解痉药效果欠佳**

178. **常于秋季发病,儿童和青少年多见,起病缓慢,阵发性干咳,发热,肌痛,胸片示下叶间质性肺炎改变**

(179~180题共用备选答案)

A. 青霉素

B. 红霉素

C. 氯霉素

D. 头孢他啶

E. 苯唑西林

179. **在这些药物中,针对肺炎支原体肺炎的首选抗生素为**

180. **在这些药物中,针对铜绿假单胞菌的首选抗生素为**

(181~182题共用备选答案)

A. 克雷伯杆菌

B. 金黄色葡萄球菌

C. 肺炎链球菌

D. 肺炎支原体

E. 嗜肺军团菌

181. **引起大叶性肺炎最常见的致病菌为**

182. **引起肺外表现最多的致病菌为**

(183~184题共用备选答案)

A. 血氨升高

B. 血清促胃液素升高

C. 血淀粉酶升高

D. 胃液酸度可不减少

E. 胃液酸度明显减少

183. **重度胃体萎缩性胃炎可见**

184. **胃泌素瘤可见**

(185~186题共用备选答案)

A. 右上腹绞痛伴压痛、黄疸,Murphy征阳性

B. 脐周阵痛,伴有压痛、肠鸣亢进,有肠型

C. 上腹压痛,板样强直,肝浊音界消失

D. 上腹部胀痛,伴有胃型及振水音

E. 胸骨下持续钝痛,腹部无体征

185. **胆石症及急性胆囊炎**

186. **急性心肌梗死**

(187~188题共用备选答案)

A. 铁锈色痰

B. 粉红色泡沫痰

C. 砖红色胶冻状痰

D. 脓性痰

E. 粉红色乳状痰

187. **葡萄球菌肺炎可见**

188. 克雷伯杆菌肺炎可见

（189～190 题共用备选答案）
A. β 受体阻滞剂
B. 利尿剂
C. 血管紧张素转换酶抑制剂
D. 钙通道阻滞剂
E. 强心剂

189. 高血压病患者，心率常在 110 次/分钟左右，查血浆肾素活性增高。最适宜用
190. 高血压病患者，有高脂血症和高尿酸血症，血浆肾素活性降低。最适宜用

（191～192 题共用备选答案）
A. 中度危险组
B. 低度危险组
C. 高度危险组
D. 极高危险组
E. 超高危险组

191. 女性患者，65 岁。血压 179/110mmHg，伴有心绞痛型冠心病。此患者高血压危险度分层正确的是
192. 男性患者，55 岁。血压 165/105mmHg，伴有糖尿病和心血管病家族史。此患者高血压危险度分层正确的是

（193～194 题共用备选答案）
A. 噻嗪类利尿剂
B. β 受体阻滞剂
C. 袢利尿剂
D. 钙通道阻滞剂
E. 保钾利尿药

193. 上述药物中，易引起血尿酸升高的是
194. 上述药物中，不宜与 ACEI 抑制剂合用的是

（195～196 题共用备选答案）
A. 1 级高血压
B. 临界高血压
C. 2 级高血压
D. 收缩期高血压
E. 3 级高血压

195. SBP165mmHg，DBP110mmHg，其高血压分类为
196. SBP150mmHg，DBP100mmHg，其高血压分类为

（197～198 题共用备选答案）
A. 非同步直流电除颤
B. 阿托品 0.5～1.0mg 肌内注射或静脉注射
C. 静脉输注利多卡因
D. 补充血容量及实用升压药物
E. 安装起搏器

197. AMI 出现频发室早形成短阵室速
198. 急性前壁心肌梗死伴房室传导阻滞药物治疗无效者

（199～200 题共用备选答案）
A. 氯性心肌梗死（AMI）后心尖部出现Ⅳ级收缩期吹风样杂音
B. AMI 发病 6 个月后心电图 ST 段持续抬高
C. AMI 后胸骨左缘第 4 肋间响亮的收缩期吹风样杂音伴震颤
D. AMI 发病 3 天后出现心包摩擦音
E. 出现室性奔马律

199. 室壁瘤可表现为
200. 室间隔穿孔可表现为

（201～202 题共用备选答案）
A. 阿司匹林
B. 血管成形术或血管内支架植入术
C. 氯吡格雷
D. 肝素
E. 华法林

201. 血管造影证实颈动脉狭窄的程度为中至重度（50%～99%）的患者，可考虑
202. 通过不可逆结合血小板表面二磷酸腺苷（ADP）受体、抑制血小板聚集

（203～204 题共用备选答案）
A. 高血压
B. 动脉粥样硬化
C. 脑血管畸形
D. 颅内动脉瘤
E. 心房纤颤

203. 脑血栓形成最常见的病因是

204. 脑栓塞最常见的病因是

(205～206 题共用备选答案)

A. 椎基底动脉系统 TIA
B. 颈内动脉血栓形成
C. 大脑前动脉血栓形成
D. 大脑中动脉血栓形成
E. 大脑后动脉血栓形成

205. 病灶侧单眼失明可能是由于
206. 病灶对侧下肢中枢性瘫可能是由于

(207～208 题共用备选答案)

A. 空腹高血糖
B. 甘油三酯升高
C. 消瘦、乏力
D. 反应性低血糖
E. 餐后高血糖

207. 肝糖输出过多引起
208. 第一时相胰岛素分泌不足引起

(209～210 题共用备选答案)

A. 消瘦
B. 肥胖
C. 40 岁前发病
D. 伴家族性神经性耳聋
E. GAD 抗体阳性

209. 上述哪项是诊断 1 型糖尿病最重要的实验室指标
210. 上述哪项是线粒体基因突变糖尿病最典型的临床特征

(211～212 题共用备选答案)

A. 环磷酰胺
B. 肝素
C. 糖皮质激素
D. 抗生素
E. 双嘧达莫

211. 肾病综合征首选
212. 急性肾盂肾炎适用

(213～214 题共用备选答案)

A. 敏感抗生素分组轮流使用
B. 用药后症状消失即停药
C. 用药 72 小时无效应换药,疗程 2 周
D. 用糖皮质激素
E. 应用消炎痛

213. 急性肾盂肾炎的治疗原则为
214. 慢性肾盂肾炎的治疗原则为

(215～216 题共用备选答案)

A. 肾皮质
B. 肾盂
C. 肾间质
D. 肾髓质
E. 肾盏

215. 血行感染,细菌最先侵犯
216. 上行感染,细菌最先侵犯

(217～218 题共用备选答案)

A. 毛细血管内增生性肾小球肾炎
B. 系膜增生性肾小球肾炎
C. 新月体性肾小球肾炎
D. 膜性肾病
E. 轻微病变性肾小球肾炎

217. 急性肾小球肾炎
218. 毛细血管壁增厚呈车轨状或分层状见于

(219～220 题共用备选答案)

A. 120/70mmHg 以下
B. 125/75mmHg 以下
C. 130/80mmHg 以下
D. 140/90mmHg 以下
E. 140/85mmHg 以下

219. 慢性肾小球肾炎患者,尿蛋白≥1g/d,血压应控制在
220. 慢性肾小球肾炎患者,尿蛋白＜1g/d,血压应控制在

参考答案

1. E	2. B	3. A	4. B	5. A	6. A	7. B	8. A	9. A	10. E
11. C	12. A	13. D	14. D	15. B	16. E	17. D	18. A	19. B	20. B
21. A	22. B	23. D	24. A	25. E	26. B	27. D	28. D	29. D	30. D
31. E	32. C	33. D	34. E	35. E	36. E	37. D	38. D	39. D	40. A
41. A	42. B	43. B	44. A	45. D	46. D	47. D	48. B	49. B	50. A
51. D	52. C	53. C	54. C	55. E	56. A	57. A	58. E	59. D	60. E
61. B	62. C	63. D	64. C	65. C	66. C	67. D	68. C	69. D	70. B
71. D	72. B	73. D	74. C	75. C	76. E	77. E	78. E	79. A	80. C
81. D	82. B	83. C	84. C	85. C	86. D	87. C	88. D	89. C	90. D
91. C	92. C	93. A	94. E	95. D	96. C	97. B	98. E	99. E	100. D
101. C	102. D	103. C	104. B	105. E	106. A	107. E	108. D	109. D	110. D
111. E	112. C	113. B	114. E	115. C	116. B	117. A	118. B	119. E	120. B
121. C	122. C	123. A	124. B	125. D	126. B	127. E	128. E	129. E	130. B
131. D	132. D	133. C	134. E	135. C	136. E	137. D	138. C	139. B	140. C
141. B	142. E	143. B	144. A	145. A	146. D	147. A	148. C	149. B	150. B
151. A	152. A	153. B	154. B	155. B	156. A	157. B	158. E	159. C	160. E
161. D	162. B	163. E	164. C	165. D	166. E	167. C	168. A	169. C	170. C
171. A	172. C	173. B	174. B	175. A	176. B	177. C	178. D	179. B	180. D
181. C	182. E	183. E	184. B	185. A	186. E	187. E	188. C	189. A	190. D
191. D	192. C	193. A	194. E	195. E	196. C	197. C	198. E	199. B	200. C
201. B	202. C	203. B	204. E	205. B	206. C	207. A	208. E	209. E	210. D
211. C	212. D	213. C	214. A	215. A	216. B	217. A	218. D	219. B	220. C

中医内科学·常见肿瘤

一、A1型题

以下每一道题有A、B、C、D、E五个备选答案,请从中选择一个最佳答案。

1. 治疗肺癌痰湿蕴肺证,首选
   A. 血府逐瘀汤
   B. 二陈汤合瓜蒌薤白半夏汤
   C. 沙参麦冬汤合五味消毒饮
   D. 生脉散合百合固金汤
   E. 葶苈大枣泻肺汤
2. 早期中心型肺癌的常见症状是
   A. 高热、胸痛
   B. 声音嘶哑
   C. 上肢及颜面部肿胀
   D. 咳嗽、血痰
   E. 胸闷、呼吸困难
3. 肺癌压迫喉返神经引起的表现是
   A. 声音嘶哑
   B. 偏瘫
   C. 哮鸣音
   D. 胸闷气急
   E. 刺激性干咳
4. 肺癌远处转移可出现的表现是
   A. 锁骨上淋巴结肿大
   B. Horner综合征
   C. 肥大性骨关节病
   D. 上腔静脉压迫综合征
   E. 咽下困难
5. 对肺癌诊断最有价值的表现是
   A. 声音嘶哑
   B. 刺激性干咳
   C. 肺部局限性哮鸣音
   D. 胸腔积液
   E. 肺内高密度块影
6. 下列疾病出现咯血时,最常表现为持续痰中带血的疾病是
   A. 心力衰竭
   B. 肺血栓栓塞症
   C. 肺炎
   D. 肺癌
   E. 支气管扩张
7. 刺激性咳嗽,伴气急、痰中带血,支气管解痉药效果欠佳,应考虑的诊断
   A. 支气管哮喘
   B. 喘息型慢性支气管炎
   C. 支气管肺癌
   D. 肺炎支原体肺炎
   E. 克雷伯杆菌肺炎
8. 早期肺癌,首选的治疗方法,是
   A. 药物治疗
   B. 放射疗法
   C. 放疗加化疗
   D. 手术切除病肺
   E. 免疫疗法
9. 肝癌肝阴亏虚型的治法是
   A. 滋养肝肾,凉血化瘀
   B. 养血柔肝,凉血解毒
   C. 滋阴清热,疏肝理气
   D. 滋阴柔肝,养血通络
   E. 疏肝理气,活血化瘀
10. 不属于肝癌病因的是
    A. 外感时邪
    B. 酒食不节
    C. 痰湿内阻
    D. 情志郁怒
    E. 正气亏虚

11. 原发性肝癌中最常见的首发临床表现是
A. 恶心、呕吐
B. 食欲减退
C. 体重下降
D. 肝脏肿大
E. 胁痛

12. 原发性肝癌主要应鉴别的疾病是
A. 肝硬变
B. 慢性肝炎
C. 肝内胆管结石
D. 多囊肝
E. 肝肉瘤

13. 原发性肝癌肝内转移最常见的途径为
A. 肝动脉
B. 肝静脉
C. 门静脉
D. 胆管系
E. 淋巴管

14. 原发性肝癌按大体形态分型下述哪项不正确
A. 巨块型的肿块直径 >10cm
B. 直径 <3cm 的癌结节称为小肝癌
C. 巨块型易发生坏死引起肝破裂
D. 结节型易发生癌结节破裂出血
E. 弥漫型往往因肝功能衰竭而死亡

15. 关于原发性肝癌的临床特点不正确的是
A. 肝内胆道受压，导致黄疸
B. 肝内门静脉迂曲产生血管杂音
C. 肝内血管瘤栓导致门静脉高压症
D. 肝瘤生长缓慢，可以无痛
E. 肝脏肿大，包膜紧张，导致疼痛

16. 我国发生肝癌最常见的病因是
A. 长期饮酒
B. 肝炎
C. 肝硬化
D. 肝血管瘤
E. 肝吸虫病

17. 下列哪项对诊断原发性肝癌有较高特异性
A. B 超检查
B. 甲胎蛋白测定
C. 碱性磷酸酶
D. 核素显像
E. 乙肝病毒感染标志

18. 肝脏体征对肝癌的诊断最有价值是
A. 大小
B. 质地
C. 表面是否有结节
D. 压痛程度
E. 肝表面可听到血管杂音

19. 对原发性肝癌相对专一的化验检查是
A. 癌胚抗原
B. 甲胎蛋白
C. γ 谷氨酰转肽酶
D. 碱性磷酸酶
E. 乳酸脱氢酶

20. 下列哪一项不属于原发性肝癌的主要并发症
A. 肝性脑病
B. 上消化道出血
C. 肝癌结节破裂出血
D. 继发感染
E. 浮肿

21. 根治原发性肝癌最好的办法是
A. 化学抗癌药物治疗
B. 手术切除治疗
C. 放射治疗
D. 中医治疗
E. 生物和免疫治疗

22. 原发性肝癌转移最早的淋巴结是
A. 主动脉旁淋巴结
B. 腋下淋巴结
C. 胰腺附近淋巴结
D. 肝门淋巴结
E. 锁骨上淋巴结

23. 早期胃癌的定义是
A. 癌浸润不超过肌层，无局部淋巴结转移
B. 癌肿 <2cm，无淋巴结转移
C. 癌肿 <1cm，无淋巴结转移
D. 癌浸润不超过黏膜下层，不论有无局部淋巴转移
E. 癌浸润黏膜层、黏膜下层及肌层

24. 原位癌是指
A. 早期癌
B. 原发癌

C. 癌前病变
D. 未发生转移的癌
E. 未突破基底膜的癌

25. 治疗胃癌气血亏虚证,首选
A. 八珍汤
B. 四君子汤
C. 益胃汤
D. 香砂六君子汤
E. 黄芪建中汤

26. 胃癌最常见的转移途径是
A. 直接蔓延
B. 腹腔内种植
C. 血行转移
D. 胃肠道播散
E. 淋巴转移

27. 便潜血试验呈持续阳性常提示
A. 急性胃黏膜病变
B. 胃溃疡
C. 十二指肠球部溃疡
D. 慢性萎缩性胃炎
E. 胃癌

28. 目前唯一比较有效的治疗胃癌的方法是
A. 放射治疗
B. 心理治疗
C. 支持治疗
D. 抗癌化疗
E. 手术切除

29. 下列哪项不是胃癌远处转移的常见部位
A. 肝脏
B. 直肠膀胱陷凹
C. 左锁骨上淋巴结
D. 卵巢
E. 右锁骨上淋巴结

30. 胃癌的好发部位依次为
A. 胃窦,胃体,贲门
B. 贲门,胃窦,胃大弯
C. 胃体,贲门,胃窦
D. 胃小弯,胃窦,胃大弯
E. 胃窦,贲门,胃体

31. 胃癌已侵犯黏膜下层,并向胃腔突出,高于黏膜表面 8cm 应属
A. 早期隆起型胃癌
B. 早期浅表型胃癌
C. 进展期块状胃癌
D. 进展期弥漫型胃癌
E. 进展期息肉型胃癌

32. 胃癌最好发的部位是
A. 幽门管
B. 胃窦大弯侧
C. 胃体大弯侧
D. 胃窦小弯侧
E. 贲门小弯侧

33. 有关胃癌在下列哪种情况下可考虑手术探查
A. 上腹可扪及一肿块
B. 左锁骨上可触及质硬肿大的淋巴结
C. 直肠指诊盆腔内有硬结
D. 肝脏触及肿块伴有腹水
E. 肺出现转移灶

34. 胃癌淋巴转移的部位常为
A. 左侧腋下
B. 右侧腋下
C. 左锁骨上窝
D. 右锁骨上窝
E. 纵隔

35. 关于慢性萎缩性胃炎与胃癌的关系,下述哪项是正确的
A. 慢性萎缩性胃炎等于胃癌
B. 小部分慢性萎缩性胃炎可发展成胃癌
C. 慢性萎缩性胃炎最终可发展为胃癌
D. 慢性萎缩性胃炎与胃癌无关
E. 大部分慢性萎缩性胃炎可发展成胃癌

36. 胃癌治疗首先是
A. 手术治疗
B. 内镜治疗
C. 联合化疗
D. 放疗
E. 支持治疗

37. X 线钡餐检查显示“皮革胃”,多见于
A. 浅表性胃炎
B. 萎缩性胃炎
C. 肿块型胃癌
D. 溃疡型胃癌

E. 浸润型胃癌

38. 直肠癌最主要的转移途径是

A. 直接蔓延

B. 肠腔内种植转移

C. 腹腔内播散

D. 淋巴转移

E. 血行转移

39. 直肠癌切除术能否保留肛门,主要取决于

A. 肿瘤距肛门的距离

B. 肿瘤的病理类型

C. 肿瘤是否已侵犯肠管周围

D. 肿瘤有无远处转移

E. 左半结肠的长度

40. 大肠癌组织学分类最多见的是

A. 管状腺癌

B. 黏液腺癌

C. 乳头状腺癌

D. 腺鳞癌

E. 鳞状细胞癌

41. 直肠癌的最主要症状是

A. 便鲜血

B. 脱出

C. 大便习惯的改变

D. 疼痛

E. 瘙痒

42. 关于直肠癌的扩散与转移,错误的是

A. 直肠癌主要的扩散途径是淋巴转移

B. 直肠癌很少直接种植在腹膜上

C. 血行转移的几率与癌肿的恶性程度有关

D. 直肠癌向上可沿腹主动脉周围淋巴结转移

E. 癌肿绕肠管1周约需6个月

43. 直肠癌生长绕直肠一周需多长时间

A. 3~6个月

B. 6~12个月

C. 12~18个月

D. 18~24个月

E. 24个月以上

44. 下列关于左、右半结肠癌的叙述,错误的是

A. 右侧癌肿病理以溃疡型为主

B. 菜花型结肠癌好发于右半结肠

C. 左侧癌肿病理以浸润型为主

D. 右半结肠癌临床表现以大便带血、贫血、腹部包块为主

E. 左半结肠癌临床表现以梗阻症状为主

45. 治疗大肠癌肝肾阴虚证的代表方是

A. 槐角丸

B. 膈下逐瘀汤

C. 大补元煎

D. 知柏地黄丸

E. 葛根芩连汤

46. 右侧大肠癌的临床表现应除外的是

A. 肠功能紊乱

B. 贫血

C. 粪便隐血阳性

D. 腹部肿块

E. 肠梗阻

47. 直肠癌的治疗原则是

A. 早期手术

B. 中药治疗

C. 放射治疗

D. 化学治疗

E. 灌肠

48. 中年或中年以上患者,近期出现排便习惯改变或血便,最有意义的检查是

A. 粪便隐血检查

B. 直肠指检

C. 结肠镜检查

D. X线钡餐灌肠检查

E. 癌胚抗原

49. 下列表现中不是左侧大肠癌常见症状的是

A. 粪便形状变细

B. 血便或脓血便

C. 进行性贫血

D. 腹绞痛

E. 直肠指检扪到肿块

50. 较早出现食管阻塞的食管癌,病理类型常是

A. 溃疡型

B. 硬化型

C. 蕈伞型

D. 髓质型

E. 癌侵及周围组织

51. 早期食管癌患者治疗,首选是

A. 化学疗法
B. 放射疗法
C. 激光疗法
D. 手术疗法
E. 免疫疗法

52. 食管癌好发于食管
A. 颈段
B. 上段
C. 中段
D. 下段
E. 腹段

53. 食管癌早期临床表现为
A. 锁骨上窝淋巴结转移
B. 声音嘶哑
C. 持续性胸背痛
D. 吞咽困难
E. 食管异物感和梗噎感

54. 关于食管癌的治疗,下列哪项是错误的
A. 手术治疗是首选方法
B. 综合治疗效果好
C. 颈段癌长度 <3cm,胸上段 <4cm,胸下段 <5cm者,切除机会大
D. 切除长度应距癌瘤上下缘3cm以上
E. 切除长度应包括癌瘤周围的纤维组织及所有淋巴结

55. 早、中期食管癌常用的手术方法是
A. 食管胃转流术
B. 食管癌切除,用结肠食管重建术
C. 食管癌切除,用胃食管重建术
D. 食管癌切除,用空肠食管重建术
E. 胃造瘘术

56. 关于中晚期食管癌哪项是正确的
A. 髓质型恶性程度最高
B. 蕈伞型为低分化癌
C. 溃疡型转移较晚
D. 缩窄型较多见
E. 腔内型少见糜烂

57. X线钡餐检查见食管狭窄,黏膜消失,管壁僵硬,狭窄与正常食管段逐渐过渡,边缘整齐,无钡影残缺征,可能为
A. 食管癌
B. 胃食管反流病
C. 食管良性狭窄
D. 纵隔肿瘤
E. 食管平滑肌瘤

58. 关于早期食管癌,说法错误的是
A. 临床症状不明显
B. 多为原位癌
C. 绝大多数为鳞状细胞癌
D. 出现局部淋巴转移
E. 及早手术预后好

59. 食管癌起于食管的
A. 黏膜层
B. 膜下层
C. 环行肌层
D. 纵行肌层
E. 肌膜层

60. 对怀疑有膀胱癌的患者应进行下列检查,除了
A. 脱落细胞学检查
B. B超
C. 膀胱造影
D. 膀胱镜
E. B超引导下的膀胱壁随机活检

61. 一般情况下,膀胱移行细胞癌的最大特点是
A. 易复发
B. 预后差
C. 转移快
D. 肾功能衰竭发生早
E. 早期处理困难

62. 膀胱癌最常见的临床表现是
A. 排尿困难
B. 尿中有腐肉样物排出
C. 全程无痛性肉眼血尿
D. 尿频
E. 尿流中断

63. 决定膀胱肿瘤预后的是
A. 浸润深度
B. 治疗方法
C. 细胞分化程度
D. 血尿的轻重程度
E. 肿瘤生长部位

64. 以下因素与非肌层浸润性膀胱癌的复发密切相

关,除了

A. 肿瘤大小

B. 肿瘤数目

C. 肿瘤位置

D. 肿瘤复发频率

E. 肿瘤分级

65. 膀胱癌最常见的组织学类型是

A. 非上皮性肿瘤

B. 鳞状细胞癌

C. 腺癌

D. 绒毛膜上皮癌

E. 移行细胞癌

66. 以下方法中诊断膀胱癌最可靠的方法是

A. B 超

B. CT

C. 尿脱落细胞学检查

D. 膀胱镜

E. MRI

67. 关于膀胱癌的叙述,错误的是

A. 膀胱癌的分级与膀胱癌的复发和侵袭行为密切相关

B. 膀胱原位癌属于低度恶性的肿瘤

C. TNM 分期中 T2 以上称为肌层浸润性膀胱癌

D. 膀胱癌的分期指肿瘤浸润深度及转移情况

E. 应将原位癌与 Ta、T1 期膀胱癌加以区别

二、A2 型题

以下每一道考题下面有 A、B、C、D、E 五个备选答案,请从中选择一个最佳答案。

68. 患者,男,48 岁。支气管肺癌术后 3 个月,配合中药治疗。现症见咳嗽不畅,咯痰不爽,胸胁胀痛、刺痛,面青唇暗,大便秘结,舌质暗紫,舌下有瘀斑,脉弦。其中医治法是

A. 行气活血,散瘀消结

B. 祛湿化痰,清热解毒

C. 养阴清热,解毒散结

D. 益气养阴,化痰散结

E. 行气化滞,清热解毒

69. 患者,男,58 岁。有肺癌病史。症见咳嗽痰少,气短喘促,神疲乏力,纳差腹胀,口干少饮,盗汗,大便干结,舌质红,脉细弱。治疗选用

A. 血府逐瘀汤

B. 导痰汤

C. 六君子汤

D. 六味地黄汤

E. 生脉散合百合固金汤

70. 男性,49 岁。刺激性咳嗽 5 个月,视物不清 10 天。胸片示左肺上叶尖段边缘直径 8cm 不规则块状阴影。此病变造成的颈交感神经综合征不包括

A. 面部无汗

B. 瞳孔缩小

C. 眼球内陷

D. 声音嘶哑

E. 上眼睑下垂

71. 患者男性,46 岁。乙型肝炎 10 年,现出现持续性肝区疼痛,消瘦,发热,食欲不振,乏力,营养不良。应考虑

A. 慢性迁延性肝炎

B. 肝癌

C. 肝硬化

D. 肝脓肿

E. 肝血管瘤

72. 男,56 岁,原发性肝癌手术后 3 个月,门诊复查,下列哪一项是不必要的

A. 癌胚抗原

B. 胸部 X 线片

C. 肝功能检查

D. 肝 B 超检查

E. 甲胎蛋白测定

73. 男性,40 岁,9 个月持续黄疸,伴皮肤瘙痒,查体:体温 39℃,肝肋下 5cm,中等硬度,表面稍不平,压痛(+),甲胎蛋白(-),为明确诊断,哪项检查最有价值

A. 白细胞计数及分类

B. 血 γ 谷氨酰转肽酶测定

C. 胸部透视

D. 放射性核素扫描

E. 腹部 B 超检查

74. 男性,36岁,单位健康体检发现AFP升高>500μg/L,肝功能正常,HBsAg(+),HBeAg(+),HBcAb(+),最可能的诊断是
A. 生殖腺胚胎瘤
B. 慢性活动性肝炎
C. 肝硬化晚期
D. 肝癌二期
E. 亚临床肝癌

75. 胃癌早期患者症见胃脘胀满,时而痛窜两胁,嗳气呃逆,呕吐反胃,心烦,食少纳差。舌淡红,苔薄白,脉弦。其证型是
A. 气血亏虚证
B. 痰食交阻证
C. 痰瘀内结证
D. 脾胃虚寒证
E. 肝胃不和证

76. 女性,40岁,上腹部隐痛7个月,发现上腹部包块2个月余。腹部探查见:胃窦部有一6cm×5cm肿块,与胰腺浸润固定,左、右肝叶均可扪及1.5cm×1.5cm大小结节。此患者应行
A. 姑息性胃肿瘤切除术
B. 腹部探查后关腹
C. 胃癌根治术
D. 胃空肠吻合术
E. 胃癌根治及肝叶切除

77. 男性,46岁,胃痛十余年,近半年症状加重持续上腹痛,尚能进食,上腹部偏右可扪及5cm×6cm肿块,移动浊音阳性,肛诊检查,直肠前壁触及质坚硬节,临床诊断胃癌,下列哪种治疗是合理的
A. 胃癌根治术
B. 胃大部切除术
C. 姑息性胃癌切除术
D. 胃、空肠吻合术
E. 不宜手术

78. 女,60岁。诊断为晚期胃癌,既往无妇科病史,影像学检查发现附件肿物,应考虑
A. 血行转移
B. 淋巴道转移
C. 直接浸润
D. 重复癌
E. 种植转移

79. 男,60岁。患胃溃疡已10年,近3个月来上腹痛变为无规律,食欲减退,体重下降,有胃溃疡恶变可能。考虑溃疡型胃癌,做X线钡餐检查,下列最有助于诊断的表现是
A. 胃壁僵硬
B. 龛影突出胃腔之外
C. 龛影>2.5cm
D. 龛影边缘不整齐
E. 向溃疡聚集的皱襞有融合中断现象

80. 女性,47岁,直肠指诊发现距肛门7cm处环形肿物,术中发现肿物巨大,与盆壁及骶部固定,最适宜的手术是
A. 腹会阴联合直肠癌根治术
B. 拉下式直肠癌切除术
C. 经腹直肠癌切除术
D. 乙状结肠造口术
E. 扩大直肠癌根治术

81. 患者,56岁,直肠癌,距肛门5cm,未侵出浆膜,经病理检查病理类型为腺癌,应选择哪种治疗
A. 拉下式直肠癌切除术
B. 经腹直肠癌切除术
C. 经腹会阴联合直肠癌根治术
D. 保留肛门,直肠癌切除,腹壁造瘘
E. 姑息乙状结肠造瘘术

82. 男,72岁。因乏力、消瘦近1年而来就诊。查体贫血貌、消瘦,右下腹可扣及一4cm×3cm大小的肿块,界清,质硬,无明显压痛。纤维结肠镜检查提示为盲肠癌。对该患者行根治性右半结肠切除术应除外
A. 右半横结肠
B. 升结肠
C. 盲肠
D. 左半横结肠
E. 长15~20cm的回肠末段

83. 患者,男,50岁,轻微食管不适,胸膈满闷,两胁胀痛,嗳气,口干,舌质偏红,苔黄腻,脉弦滑。其证型是
A. 痰湿内蕴
B. 痰气交阻
C. 瘀毒内结
D. 津亏热结

E. 阴枯阳衰

84. 男性,60 岁,进行性吞咽困难 3 个月,体重下降 5 公斤,查体无阳性所见,首选的检查方式是

A. 胸部 CT

B. 食管镜检查和活检

C. 胸部 MRI

D. 食管拉网检查

E. 食管超声波检查

85. 女性,45 岁。肉眼血尿,膀胱镜检见右侧壁有一 1.5cm×1cm 乳头状新生物,有蒂,病理检查分期为 T1 期,首选治疗方法是

A. 膀胱全切除

B. 化疗

C. 电切

D. 放疗

E. 膀胱部分切除

86. 男,66 岁,尿频、排尿困难 4 年余,一直以前列腺增生服药治疗,近半年来间断出现肉眼血尿,膀胱镜检查发现膀胱颈部 5 点、7 点处有 2 个菜花样肿物,直径 1.0cm 和 2.0cm,宽基底,膀胱后壁黏膜多处散在充血,分别取活检病理证实为“移行细胞癌Ⅱ级和分化不良的膀胱黏膜原位癌”。该患者最佳的治疗方法是

A. 经尿道膀胱肿瘤切除术

B. 根治性膀胱全切,尿流改道

C. 经尿道膀胱电灼术后膀胱内灌注化疗

D. 行全身化疗后经尿道膀胱肿瘤切除术

E. 膀胱局部进行放疗后行经尿道膀胱肿瘤切除术

87. 女,66 岁,间歇性全程肉眼血尿半年,不伴尿频、尿急、尿痛,尿细胞学 2 次阳性,B 超示膀胱三角区肿物 3.0cm×2.5cm,无蒂,侵犯膀胱壁超过 1/2,IVP 未见异常,该患者适宜的治疗是

A. 膀胱部分切除术

B. 经尿道电切术

C. 放疗

D. 膀胱全切 + 尿流改道

E. 化疗

三、B1 型题

以下提供若干组考题,每组考题共同在考题前列出 A、B、C、D、E 五个备选答案。请从中选择一个与问题关系最密切的答案。每个备选答案可能被选择一次、多次或不被选择。

(88～89 题共用备选答案)

A. 化学药物治疗

B. 放射治疗

C. 手术治疗

D. 免疫治疗

E. 中医中药治疗

88. 局限性非小细胞性肺癌首选的治疗方法是

89. 发生转移的小细胞肺癌首选的治疗方法是

(90～91 题共用备选答案)

A. 肝局部切除

B. 左半肝切除

C. 肝动脉结扎和插管

D. 肿瘤局部无水酒精注射

E. 中医等治疗

90. 男性,47 岁,明确诊断为肝左外叶肝癌 7cm。肝肾功能正常,治疗方案首选

91. 男性,55 岁,体格检查发现,肝右叶中央 10cm 占位,肝肾功能正常,治疗方案首选

(92～93 题共用备选答案)

A. <5mm

B. 5～10mm

C. 10～15mm

D. 15～20mm

E. >20mm

92. 早期胃癌中,小胃癌是指直径

93. 早期胃癌中,微小胃癌是指直径

(94～95 题共用备选答案)

A. 乏力

B. 上腹痛

C. 恶心

D. 发热

E. 饱胀感

94. 同属于胃癌能量消耗与代谢障碍和胃癌机械性

作用的症状是

95. 属于胃癌溃烂而引起的症状是

(96~97 题共用备选答案)

A. 腹会阴联合直肠癌根治术

B. 癌经腹腔直肠癌切除术

C. 经腹直肠癌切除、人工肛门、远端封闭术

D. 拉下式直肠癌切除术

E. 乙状结肠造口术

96. 直肠癌块下缘距肛门

97. 直肠癌患者发生急性肠梗阻时适用

(98~99 题共用备选答案)

A. 四妙散合白头翁汤

B. 木香顺气丸

C. 参苓白术散合吴茱萸汤

D. 导痰汤

E. 益气固本解毒汤

98. 治疗直肠癌湿热瘀毒证应首选

99. 治疗直肠癌脾肾寒湿证应首选

(100~101 题共用备选答案)

A. 缩窄型或硬化型

B. 髓质型

C. 溃疡型

D. 蕈伞型

E. 腔内型

100. 上述哪一型食管癌较早引起梗阻

101. 上述哪一型食管癌梗阻程度较轻

参 考 答 案

1. B	2. D	3. A	4. A	5. E	6. D	7. C	8. D	9. B	10. C
11. E	12. A	13. C	14. D	15. B	16. C	17. B	18. C	19. B	20. E
21. B	22. D	23. D	24. E	25. A	26. E	27. E	28. E	29. E	30. E
31. A	32. D	33. A	34. C	35. B	36. A	37. E	38. D	39. A	40. A
41. C	42. E	43. D	44. A	45. D	46. E	47. A	48. C	49. C	50. B
51. D	52. C	53. E	54. D	55. C	56. A	57. C	58. D	59. A	60. D
61. A	62. C	63. C	64. C	65. E	66. D	67. B	68. A	69. E	70. D
71. B	72. A	73. E	74. E	75. E	76. D	77. E	78. E	79. E	80. D
81. C	82. D	83. B	84. B	85. C	86. B	87. D	88. C	89. A	90. A
91. C	92. B	93. A	94. C	95. B	96. B	97. E	98. B	99. C	100. A
101. C									

中医内科学·急诊与急救

一、A1 型题

以下每一道题有 A、B、C、D、E 五个备选答案，请从中选择一个最佳答案。

1. 神志淡漠，声低息微，倦怠乏力，汗漏不止，四肢微冷，舌淡，苔白润，脉微弱。属于

A. 热厥

B. 寒厥

C. 阳脱

D. 气脱

E. 阴脱

2. 在治疗低血容量性休克中补充血容量时，最恰当的晶体液为

A. 5% 葡萄糖溶液

B. 5% 葡萄糖盐水

C. 乳酸钠林格液

D. 10% 葡萄糖溶液

E. 4% 碳酸氢钠溶液

3. 决定休克患者补液量最可靠的依据是

A. 血压

B. 尿量

C. 中心静脉压

D. 脉搏

E. 精神状态

4. 对诊断急性心肌梗死最有价值的心电图改变是

A. 冠状 T

B. ST 段明显压低

C. ST 段抬高

D. 异常 Q 波

E. T 波倒置

5. 心脏骤停一旦确诊，应立即

A. 尝试捶击复律及清理呼吸道

B. 气管内插管

C. 人工呼吸

D. 口对口呼吸

E. 心脏按压

6. 成人心肺复苏的合理顺序是

A. 胸外按压 – 人工呼吸 – 开放气道

B. 开放气道 – 人工呼吸 – 胸外按压

C. 开放气道 – 人工呼吸 – 胸外按压

D. 人工呼吸 – 胸外按压 – 开放气道

E. 胸外按压 – 开放气道 – 人工呼吸

7. 随意活动完全消失，对各种刺激皆无反应，各种生理反射消失，呼吸不规则，血压下降，这种意识状态称为

A. 谵妄

B. 嗜睡

C. 浅昏迷

D. 极度昏迷

E. 深昏迷

8. 急性心力衰竭患者频繁咳嗽、咳痰，常见的痰液性状是

A. 铁锈色痰

B. 粉红色泡沫样痰

C. 白色泡沫样黏痰

D. 灰白色浆液痰

E. 棕红色痰

9. 治疗心衰痰瘀内阻证，首选

A. 血府逐瘀汤合苓桂术甘汤

B. 葶苈大枣泻肺汤合五苓散

C. 麻杏石甘汤

D. 桂枝去芍药加附子汤

E. 真武汤合五苓散

10. 下列临床表现最有利于有机磷农药中毒诊断的是

A. 发绀

B. 昏迷

C. 气急
D. 蒜臭
E. 腹泻

11. 对急性乙醇中毒下列处理错误的是
A. 1%碳酸氢钠洗胃
B. 静脉注射50%葡萄糖
C. 10%葡萄糖静脉点滴
D. 吗啡催吐
E. 严重中毒者血液透析

12. 中毒的一般处理方法不包括
A. 清除未吸收的毒物
B. 加速药物排泄,减少药物吸收
C. 对昏迷状态的患者催吐
D. 使用特殊解毒剂
E. 支持对症治疗

13. 有机磷农药中毒的主要发病机制是毒物
A. 对呼吸系统的损害
B. 抑制乙酰胆碱酯酶
C. 对泌尿系统的损害
D. 对肝脏的损害
E. 对血液系统的损害

14. 胆碱酯酶复活剂对各类有机磷杀虫药中毒的疗效不尽相同,对下列哪项中毒疗效好
A. 乐果
B. 3911
C. 敌百虫
D. 敌敌畏
E. 谷硫磷

二、A2 型题

以下每一道考题下面有A、B、C、D、E五个备选答案,请从中选择一个最佳答案。

15. 患者,男,64岁。胆结石术后5天突发呼吸困难1小时,有COPD史20余年。查体:BP 110/80mmHg,端坐呼吸,烦躁不安,大汗,口唇发绀,双肺可闻及少量干湿啰音,心率120次/分。该患者呼吸困难最可能的原因是并发
A. 急性呼吸窘迫综合征
B. 急性左心衰竭
C. 继发肺部感染
D. 自发性气胸
E. 右心衰竭

16. 女性,40岁,突然昏迷,抽搐,呼气有大蒜味,瞳孔明显缩小,皮肤冷汗,两肺湿啰音,下列哪种疾病可能性大
A. 一氧化碳中毒
B. 安定中毒
C. 脑出血
D. 有机磷农药中毒
E. 蛛网膜下腔出血

三、B 型题

以下提供若干组考题,每组考题共同在考题前列出A、B、C、D、E五个备选答案。请从中选择一个与问题关系最密切的答案。每个备选答案可能被选择一次、多次或不被选择。

(17~18题共用备选答案)
A. 参附汤
B. 菖蒲郁金汤
C. 回阳救逆汤
D. 生脉散
E. 炙甘草汤

17. 治疗亡阴证,首选

18. 治疗亡阳证,首选

参考答案

1. D　2. C　3. C　4. D　5. E　6. E　7. E　8. B　9. A　10. D
11. D　12. C　13. B　14. B　15. B　16. D　17. D　18. A

中医外科学

一、A1 型题

以下每一道题有 A、B、C、D、E 五个备选答案，请从中选择一个最佳答案。

1. 发生在肌肤浅表部位、范围较小的急性化脓性疾病是

A. 痈
B. 疔
C. 疖
D. 有头疽
E. 无头疽

2. 下列不属于疖的是

A. 有头疖
B. 无头疖
C. 蝼蛄疖
D. 疖病
E. 痤疮

3. 脾胃气虚、体虚毒恋型疖的中医治法是

A. 清热利湿解毒
B. 托毒生肌
C. 补益气血
D. 祛风清热利湿
E. 健脾和胃，清化湿热

4. 下列哪项不是疖病的临床特点

A. 好发于项后发际部、臀部
B. 好发于夏、秋季节
C. 好发于消渴患者
D. 可发生于身体各处
E. 此愈彼起，日久不愈，反复发作

5. 生疖于头顶皮肉较薄之处，引流不畅，头皮串空，其诊断是

A. 痈
B. 有头疽
C. 附骨疽
D. 蝼蛄疖
E. 多发性疖

6. 有头疽初起的局部症状是

A. 粟粒样脓头
B. 肿硬如钉丁
C. 漫肿而无头
D. 腐烂如莲蓬
E. 色如丹涂脂染

7. 有头疽切开引流常作

A. 对口引流
B. 一字形切口
C. 十字形切口
D. 梭形切口
E. S 型切口

8. 发于体表皮肉之间的急性化脓性疾患是

A. 疖
B. 有头疽
C. 疔
D. 附骨疽
E. 痈

9. 下列哪项不是丹毒的临床特点

A. 病起缓慢，恶寒发热
B. 局部皮肤焮热肿胀，迅速扩大
C. 局部皮肤忽然变赤
D. 好发于小腿部
E. 容易复发

10. 丹毒的治疗原则是

A. 疏风清热，凉血活血
B. 疏肝理气，泻火解毒
C. 清利湿热，消肿止痛
D. 凉血清热，解毒化瘀
E. 化痰消肿，清热解毒

11. 下列各项,不属下肢丹毒防护要点的是
A. 患者应卧床休息
B. 患者所用敷料、器械须严格消毒
C. 积极治疗脚湿气
D. 多饮开水,床边隔离
E. 保持患肢下垂位,以防热毒上攻

12. "一切体表浅显外科疾患的总称"是指
A. 疡
B. 疮疡
C. 肿疡
D. 溃疡
E. 痈疽

13. 有头疽切开时常用切口
A. 顺皮纹切口
B. 弧形切口
C. 纵形切口
D. 横形
E. "井"字形

14. 走黄与内陷病机的主要区别是
A. 正气盛衰
B. 邪毒盛衰
C. 毒入血分或气分
D. 内攻脏或腑
E. 邪气外感或内生

15. 有头疽最常见的并发症是
A. 走黄
B. 内陷
C. 流注
D. 损骨
E. 伤筋

16. 引发疮疡的最常见外邪是
A. 风温、风热
B. 气郁、火郁
C. 热毒、火毒
D. 寒湿、湿热
E. 瘀血、痰湿

17. 疖病发生的主要原因是
A. 湿邪缠绵
B. 瘀血阻滞
C. 正气不足
D. 肾气亏损
E. 火毒内蕴

18. 乳癖预防护理应注意以下各项,除了
A. 保持心情舒畅,情绪稳定
B. 适当控制脂肪类食物的摄入
C. 应及时抗结核治疗
D. 对发病的高危人群要定期检查
E. 治疗月经失调等妇科疾病和其他内分泌疾病

19. 乳痈最常见的原因是
A. 哺乳不洁
B. 未哺乳
C. 妇女多产
D. 乳汁郁积
E. 胃火炽盛

20. 以下关于乳癖的论述除哪项外均正确
A. 乳癖是乳腺组织的非炎症非肿瘤的良性增生病
B. 肿块生长与月经无关
C. 肿块可表现出不同形态
D. 症状与情志变化关系密切
E. 好发于25~45岁中青年妇女

21. 乳房与哪些经脉相关
A. 肝经、胆经
B. 脾经、肾经、督带脉
C. 肝经、肾经、带脉、督脉
D. 肝经、肾经、脾经、冲任脉
E. 脾经、胃经、带脉、督脉

22. 以下诸方均可用于治疗乳痈,除了
A. 瓜蒌牛蒡汤
B. 透脓散
C. 托里消毒散
D. 桃红四物汤
E. 四逆散

23. 乳痈多发生在产后
A. 1~2周
B. 3~4周
C. 5~6周
D. 1~2个月
E. 1年

24. 下列哪项与乳痈关系最为密切
A. 是乳房深部的化脓性感染
B. 治宜疏肝清胃,软坚散结
C. 以初产妇多见,好发于产后第3~4周

D. 多由于火毒外侵以及肝、胃二经湿热蕴结乳房而成
E. 治宜泻火清热利湿为主

25. 关于"传囊之变"的意义，以下正确的是
A. 乳岩发生远处转移
B. 乳岩直接蔓延
C. 乳痨之肿块蔓延胸胁，破溃流稀脓白汁而内实相通
D. 乳痈失治，脓出不畅，身热不适，肿痛不消，脓液窜及其他乳络
E. 乳发正虚邪盛，毒邪内攻

26. 以下均为乳房检查望诊的内容，除了
A. 乳房形状、对称与否
B. 乳房表面有无突起和凹陷
C. 乳头有无内陷，有无溢液等
D. 乳房皮肤有无发红、水肿和橘皮样改变
E. 腋窝淋巴结有无肿大

27. 乳核肿物特点是
A. 生长迅速，常与周围组织粘连
B. 多发肿物，随月经周期发生变化
C. 如丸卵大小，表面光滑，推之活动
D. 常伴有乳头溢液，不痛不痒
E. 乳房局部肿胀疼痛，皮色不红

28. 下列哪项与乳岩的临床表现不符
A. 肿块坚硬
B. 肿块和皮肤粘连
C. 乳头凹陷
D. 肿块疼痛周期性改变
E. 橘皮样改变

29. 触诊乳房肿块时应注意肿块下列情况，除了
A. 有无破溃
B. 肿块大小、形状、数目
C. 肿块质地、边界
D. 肿块光滑与否
E. 肿块活动度等

30. 以下除哪项外均为乳核特点
A. 乳核是发生在乳房的良性肿瘤
B. 常见于20~25岁青年妇女
C. 相当于西医乳腺纤维腺瘤
D. 肿块表面光滑，推之活动
E. 可见乳头溢液

31. 乳痈气滞热壅证方选
A. 瓜蒌牛蒡汤
B. 透脓散
C. 托里消毒散
D. 四逆散加鹿角片、山甲、丹参
E. 四妙勇安汤

32. 与妇女乳房发育关系最密切的脏腑是
A. 肝
B. 脾
C. 肾
D. 女子胞
E. 脑

33. 中年妇女乳房肿块界限不清，经期乳房胀痛，应首先考虑
A. 乳痈
B. 乳癖
C. 乳痨
D. 乳癌
E. 乳疬

34. 以下为乳核肿块特点除了
A. 生长缓慢
B. 活动度好，表面光滑
C. 按之如橡皮球
D. 乳房皮肤有橘皮样改变
E. 妊娠期可迅速增大，应排除恶变者

35. 乳癖的治疗要点为
A. 切除肿块
B. 调畅情志
C. 及早切除，防止转移
D. 抗痨治疗
E. 止痛、消块

36. 乳痈成脓后应及时切开排脓，根据不同情况应选用以下切口，其中不正确的是
A. 循乳络方向作放射状切口
B. 乳晕部做弧形切口
C. 后位脓肿于乳房下部皱褶处切开
D. 脓肿稍低处
E. 脓肿顶端

37. 治疗乳癖冲任失调证方用
A. 二仙汤合四物汤
B. 逍遥散合四物汤

C. 加味逍遥散
D. 桃红四物汤合小柴胡汤
E. 柴胡疏肝散

38. 乳痈初起可选用哪种外用药
A. 八二丹
B. 七三丹
C. 白玉膏
D. 金黄散
E. 红灵膏

39. 良性前列腺增生症的临床症状下列哪项是错误的
A. 夜尿次数增多、小便点滴而出
B. 尿频、尿急、尿痛
C. 慢性尿潴留
D. 尿失禁
E. 血尿

40. 前列腺增生合并尿潴留时不可应用
A. 中药
B. 针灸
C. 抗生素
D. 西药利尿
E. 导尿

41. 前列腺炎的病因病机是
A. 湿热、血热、瘀滞
B. 肾虚、痰浊、瘀滞
C. 肾虚、湿热、瘀滞
D. 肾虚、血热、湿热
E. 肾虚、血热、瘀滞

42. 诊断慢性前列腺炎时,前列腺镜检白细胞数为
A. 0~5个/视野
B. >10个/视野
C. <10个/视野
D. 5~10个/视野
E. 满视野

43. 前列腺指诊慢性前列腺炎的特点
A. 前列腺缩小,质坚韧光滑无压痛
B. 前列腺增大,中央沟消失,无压痛
C. 前列腺增大,质不均,无弹性及压痛
D. 前列腺肿胀饱满,并有明显压痛
E. 前列腺大小正常,或稍大或稍小,硬度增加或有结节可有压痛

44. 前列腺增生症早期最常见的症状是
A. 尿闭
B. 尿失禁
C. 膀胱胀痛
D. 小便障碍
E. 夜尿次数增多

45. 有关肠痈的叫法,下列哪一项是错误的
A. 大肠痈
B. 小肠痈
C. 结肠痈
D. 缩脚肠痈
E. 盘肠痈

46. 以下肠痈的病因,哪一项是错误的
A. 饮食不节
B. 寒温不适
C. 忧思抑郁
D. 房劳过度
E. 跌仆损伤

47. 贯穿结扎法最适用的是
A. 内痔嵌顿
B. 静脉曲张性外痔
C. 血栓性外痔
D. 赘皮外痔
E. Ⅱ、Ⅲ期内痔

48. 好发于儿童的癣是
A. 白癣、手癣
B. 黄癣、白癣
C. 体癣、花斑癣
D. 脚癣、花斑癣
E. 黄癣、体癣

49. 下列关于疥疮的叙述,正确的是
A. 传染性极强,夏季多见
B. 好发于头面部、头发和掌跖部
C. 皮损处有灰白色、浅黑色或普通皮色的隧道
D. 患者常有奇痒,遇冷会加重
E. 刮取皮损部位,不能找到疥螨或虫卵

50. 我国第一部论述梅毒的专书是
A.《霉疮秘录》
B.《世医得效方》
C.《疡科心得集》
D.《理瀹骈文》
E.《外科全生集》

51. 关于绞窄性肠梗阻的临床表现,下列哪项是错误的

A. 持续性剧烈腹痛

B. 呕吐频繁

C. 有腹膜刺激征

D. 腹胀对称

E. 肠音减弱或消失

52. 关于肠痈的病因病理论述,哪一项是错误的

A. 热壅

B. 瘀凝

C. 气滞

D. 湿阻

E. 瘀血

53. 以下哪一项不是胆道感染的鉴别疾病

A. 消化道穿孔

B. 急性胃肠炎

C. 急性阑尾炎

D. 急性胰腺炎

E. 胆道蛔虫病

54. 诊断肠痈最有意义的体征是

A. 体温升高

B. 右下腹固定而明显压痛

C. 腹部气胀

D. 肠鸣音减弱或不规律

E. 阑尾穴压痛试验阳性

55. 以下哪一项不是肠梗阻的主要临床表现

A. 发热

B. 腹胀

C. 腹痛

D. 呕吐

E. 停止排便排气

56. 肠痈患者外敷药物时,常选用以下哪一种药物

A. 紫草膏

B. 玉红膏

C. 青黛散

D. 金黄散

E. 二黄散

57. 成人重度烧伤是指Ⅱ度烧伤的总面积在

A. 6% ~15%

B. 15% ~20%

C. 10% ~30%

D. 20% ~30%

E. 30% ~40%

58. 对严重冻伤的患者如何施以正确复温

A. 用雪搓,令其恢复正常体温

B. 浸泡在38℃ ~42℃温水中20分钟

C. 用火烤,助其快速恢复正常体温

D. 静脉滴注温溶液(超过37℃)

E. 冷水浴,使其缓慢恢复正常体温

59. 烧伤治愈后,皮肤无瘢痕,无色素沉着的烧伤为

A. Ⅰ度烧伤

B. 浅Ⅱ度烧伤

C. 深Ⅱ度烧伤

D. Ⅲ度烧伤

E. Ⅳ度烧伤

60. 头、面、颈、手或会阴的烧伤,电灼伤或化学烧伤等均属于

A. 轻度烧伤

B. 中度烧伤

C. Ⅱ度烧伤

D. Ⅲ度烧伤

E. 重度烧伤

61. 在重度烧伤的辨证论治中,以下哪一项证候是错误的

A. 阴虚火热证

B. 阴伤阳脱证

C. 火毒内陷证

D. 气血两伤证

E. 脾胃虚弱证

62. 冻疮的主要致病因素是指

A. 寒邪外袭,耗伤阳气

B. 气血衰弱,寒邪侵袭

C. 元气虚弱,不耐其寒

D. 命门火衰,阳气不足

E. 肾阳虚损,阴盛及阳

63. 烧伤深度达到真皮浅层时,称为

A. Ⅰ度烧伤

B. 浅Ⅱ度烧伤

C. 深Ⅱ度烧伤

D. Ⅲ度烧伤

E. Ⅳ度烧伤

64. 对严重冻伤患者的急救处理,以下哪一项是错误的

A. 用雪搓,令其恢复正常体温

B. 浸泡在38℃～42℃温水中20分钟
C. 给予热饮料(茶、姜糖茶)
D. 静脉滴注温溶液(不超过37℃)
E. 纠正血液循环障碍和血糖不足

65. 肌肉强直性痉挛是破伤风的典型症状之一，其首先出现的部位是
A. 上肢
B. 下肢
C. 头面
D. 颈项
E. 躯干

66. 我国外科最早的手术器械是
A. 角
B. 砭针
C. 银针
D. 骨针
E. 刀

67. 所谓“敷贴”，指的是
A. 掺药
B. 膏药
C. 箍围药
D. 平胬药
E. 腐蚀药

68. 结扎疗法可用于多种病症，但不宜用于
A. 瘤
B. 赘疣
C. 内痔
D. 脱疽
E. 血瘤

69. 术后尿潴留的首选处理方法是
A. 导尿留置尿管
B. 下腹部热敷
C. 针刺疗法
D. 给镇痛药
E. 氨甲酰胆碱肌内注射

70. 外科营养中的TPN是指
A. 肠外营养
B. 肠内营养
C. 完全胃肠外营养
D. 营养均衡
E. 复合性营养

71. 术后尿潴留常见于
A. 脾切除术后
B. 胃次全切除术后
C. 胆囊切除术后
D. 腹股沟斜疝修补术后
E. 全身麻醉后

72. 外科患者营养状况的评定哪一项是错误的
A. 上臂肌周径
B. 血清白蛋白
C. 红细胞总数
D. 血清转铁蛋白
E. 淋巴细胞总数

73. 肠痈外治时，以下哪一项是错误的
A. 灌肠
B. 大蒜糊剂
C. 金黄散
D. 玉露散
E. 青黛散

74. 无菌手术切口感染的预防，下列哪项是不必要的
A. 术中严格遵守无菌技术
B. 术中操作精细
C. 术前后注意纠正贫血、低蛋白血症
D. 大量应用抗生素
E. 术中注意止血，消灭死腔

75. 以下哪一项不是术后常见的症状
A. 疼痛
B. 发热
C. 恶心呕吐
D. 切口感染
E. 腹胀

76. 伤口一期愈合的时间为
A. 3～5天
B. 5～7天
C. 7～9天
D. 9～11天
E. 11～13天

77. 以下哪一项不是营养支持的适应证
A. 胃肠道梗阻
B. 非消化道手术患者
C. 高代谢状态
D. 接受化疗的肿瘤患者

E. 大手术围手术期

78. 应用提脓祛腐法主要适应证是

A. 溃疡脓腐未尽

B. 溃疡脓腐将尽

C. 溃疡脓腐已净

D. 溃疡腐肉已脱,脓水将尽

E. 阴证溃疡,腐肉难脱

79. 疔疮初起外治用

A. 生肌散

B. 玉露散

C. 九一丹

D. 太乙膏

E. 白玉膏

80. 下列各项,不属于溻渍法适应证的是

A. 阳证疮疡初起

B. 阴证疮疡

C. 美容

D. 保健

E. 创面干燥,僵而不敛

二、A2 型题

以下每一道考题下面有 A、B、C、D、E 五个备选答案,请从中选择一个最佳答案。

81. 患者,女,38 岁。一个月前右颧旁突然红、肿、热、痛。查体:检查肿胀部突起根浅,肿势局限,范围在 3cm 左右,易脓,易溃,易敛。其诊断应是

A. 痈

B. 疔

C. 疖

D. 有头疽

E. 无头疽

82. 患者,男,34 岁。下腹部生疮,初起肿块上有粟粒样脓头,抓破之后,肿痛加重,色红灼热,脓头相继增多,溃后如蜂窝状,范围约 4cm×4cm,兼有发热头痛,食欲不振,便秘尿赤,舌红苔黄,脉弦数。诊断应是

A. 疔

B. 疖

C. 有头疽

D. 脐痈

E. 胯腹痈

83. 患者,男,50 岁。右颜面部红肿疼痛伴发热 2 天,皮色鲜红,色如涂丹,压之褪色,扪之灼手,边界清楚,触痛明显,大便 2 日未行。治疗应首选

A. 萆薢渗湿汤加减

B. 五味消毒饮加减

C. 普济消毒饮加减

D. 黄连解毒汤加减

E. 犀角地黄汤加减

84. 患者,女,40 岁。双乳肿块界限不清,经前乳房胀痛,伴有月经不调,腰酸乏力,舌质淡红,苔白,脉细。治疗应首选

A. 左归丸

B. 开郁散

C. 逍遥贝蒌散

D. 二仙汤合四物汤

E. 六味地黄汤

85. 前列腺炎患者以少腹、会阴、睾丸、腰骶隐痛为主,舌暗,脉沉涩,辨证为

A. 肾阳不足证

B. 阴虚火动证

C. 湿热壅阻证

D. 湿瘀互阻证

E. 气滞血瘀证

86. 某男,62 岁,进行性排尿困难 5 月余,伴头晕目眩,腰膝酸软,失眠多梦,咽干。舌红苔黄,脉细数。前列腺指诊:前列腺Ⅱ度增大,中央沟变浅,光滑有弹性,诊断为精癃,治宜

A. 八正散

B. 萆薢分清饮

C. 补中益气汤

D. 知柏地黄汤

E. 龙胆泻肝汤

87. 患者,男,46 岁。稍劳后尿道即有白浊溢出,伴头晕,精神不振,腰膝酸软,阳痿,早泄,舌淡胖苔白,脉沉细。实验室检查:前列腺液卵磷脂小体明显减少。其治法是

A. 活血散瘀

B. 补肾滋阴
C. 温肾固精
D. 温补脾肾
E. 补中益气

88. 患者,男,43岁。尿道中有白色分泌物滴出3年,劳累后更为明显,伴腰膝酸冷,放射至会阴部。形寒肢冷,精神不振,头晕。治疗应首选
A. 龙胆泻肝丸
B. 知柏地黄丸
C. 左归丸
D. 济生肾气丸
E. 独活寄生汤

89. 患者,男,39岁。尿道中有白色分泌物滴出3年,伴腰膝酸软,头晕眼花,失眠多梦,遗精,舌红少苔,脉细数。治疗应首选
A. 右归丸
B. 左归丸
C. 大分消饮
D. 龙胆泻肝丸
E. 知柏地黄丸

90. 肛瘘患者,脓出稀薄不臭,淋漓不尽,伴低热盗汗,面色萎黄,神疲纳呆。检查:局部疮口潜形,周围有空腔。治疗应首选
A. 二妙丸
B. 革薢渗湿汤
C. 黄连解毒汤
D. 青蒿鳖甲汤
E. 补中益气汤

91. 患者,男,60岁。腰胁部出现红色成簇丘疹、水疱3天,疼痛剧烈,舌红苔薄,脉弦数。应首先考虑的是
A. 隐疹
B. 热疮
C. 丹毒
D. 药毒
E. 蛇串疮

92. 患者,男,30岁。两大腿内侧可见3枚钱币形红斑,边界清楚,中心消退,外围扩张,无明显疼痛,瘙痒感明显,多在夏季加重,入冬减轻。应首先考虑的是
A. 圆癣
B. 紫白癜风
C. 白秃疮
D. 鹅掌风
E. 肥疮

93. 患者,男,27岁。颈项部皮肤增厚,瘙痒反复发作1年余,局部皮肤成苔藓化。其诊断是
A. 风热疮
B. 风瘙痒
C. 牛皮癣
D. 白屑风
E. 慢性湿疮

94. 患者,男,40岁。患慢性淋病,小便短涩,淋漓不尽,腰酸腿软,五心烦热,食少纳差,舌红,苔少,脉细数。其证候是
A. 湿热毒蕴
B. 脾肾阳虚
C. 阴虚毒恋
D. 脾虚肝旺
E. 阴虚火旺

95. 患者烧伤后壮热烦渴,躁动不安,口干唇焦。舌质红、苔黄燥,脉弦数等,其证属
A. 火热伤阴证
B. 阴伤阳脱证
C. 火毒内陷证
D. 气血两伤证
E. 脾胃虚弱证

96. 一名冻伤患者,冻伤部位疼痛、微红,喜暖怕冷,舌淡苔白,脉沉细。其证属
A. 阴盛阳衰证
B. 血虚寒凝证
C. 气血两虚证
D. 瘀滞化热证
E. 阴虚血瘀证

97. 患者,女,30岁。左手背不慎被热汤灼伤,皮肤色红肿胀,疼痛剧烈,间有大小不等水疱,基底部潮红。其烧伤深度为
A. Ⅰ度
B. 浅Ⅱ度
C. 深Ⅱ度
D. 浅Ⅲ度
E. 深Ⅲ度

三、A3/A4 型题

以下提供若干个案例，每个案例下设若干考题。请根据各考题题干所提供的信息，在每题下面的A、B、C、D、E 五个备选答案中选择一个最佳答案。

(98～99 题共用题干)

患者，女，25 岁。乳房肿块随喜怒消长，伴有胸闷胁胀，善郁易怒，失眠多梦，心烦口苦。苔薄黄，脉弦滑。

98. 其诊断为

A. 乳癖
B. 乳发
C. 乳痨
D. 乳痈
E. 乳核

99. 治疗应首选

A. 左归丸
B. 开郁散
C. 逍遥蒌贝散
D. 二仙汤合四物汤
E. 六味地黄汤

(100～102 题共用题干)

患者女性，30 岁，哺乳期，诉突发左侧乳房肿块 3 天，迅速发展到全乳房，T38℃，左乳较右乳明显增大，皮肤发红灼热，触诊：整个乳房发硬，有明显压痛，未触及局限性肿块和波动感，左腋窝可触及肿大淋巴结。

100. 本病例首先考虑的诊断是

A. 乳发
B. 乳痈
C. 乳核
D. 炎性乳岩
E. 乳癖

101. 本病例进一步的确诊检查是

A. 切除活检
B. 穿刺活检
C. X 线检查
D. B 超检查
E. 乳房造影

102. 本病例的进一步治疗是

A. 手术治疗
B. 放疗化疗
C. 免疫治疗
D. 中医药治疗
E. 内分泌治疗

(103～106 题共用题干)

患者 65 岁，男性，近 8 年来夜尿由 2～3 次渐增至 4～5 次，排尿涩滞不畅，昨晚发生小便欲解不能，小腹急满胀痛，舌黯、脉细涩，直肠指诊前列腺增大约 5.5cm×4.1cm×3.3cm，中央沟消失，质韧有弹性，光滑无结节。

103. 首先考虑的疾病是

A. 泌尿系结核
B. 前列腺炎
C. 良性前列腺增生症
D. 膀胱结石
E. 神经源性膀胱

104. 应辨证为

A. 中气下陷，膀胱失约
B. 肾阴不足，水道不利
C. 肾阳虚弱，气化无权
D. 湿热下注，膀胱滞涩
E. 下焦蓄血，瘀阻膀胱

105. 选择的治则应为

A. 补中益气，制约膀胱
B. 滋肾养阴，清利膀胱
C. 补肾温阳，化气行水
D. 活血化瘀，通气利水
E. 清热化湿，通利膀胱

106. 方药应为

A. 活血散瘀汤加萹蓄、瞿麦
B. 补中益气汤加萹蓄、瞿麦
C. 代抵当汤加萹蓄、瞿麦
D. 前列腺汤加萹蓄、瞿麦
E. 八正散或龙胆泻肝汤加减

(107～108 题共用题干)

体格检查：指诊检查前列腺增大，光滑无结节，质硬有弹性，边清无压痛，中央沟消失。肛门括约肌张力、肛门随意收缩、球海绵体肌反射均正常。尿常规和肾功能正常，血清 PSA 2.0ng/mL，最大尿

流率11.3mL/s,残余尿量39mL。B超显示前列腺4.8cm×4.6cm×3.0cm,未见结节回声。

107. 在下列各种检查中,与前列腺增生症关系不大的是

A. 直肠指诊
B. 尿常规
C. 尿流率
D. 残余尿量
E. CT

108. 前列腺增生症被确定,患者对是否会变为前列腺癌及引起尿毒症表示关注。应告知患者

A. 目前尚可安心但需定期检查
B. 应用了药物治疗就不必担心了
C. 只要能尿出来就不必担心发生尿毒症
D. 目前必须手术
E. 摘除了前列腺就可预防前列腺癌的发生

(109~110题共用题干)

患者男性,40岁,主诉终末尿痛,尿频,会阴及腰骶部胀痛1月余,晨起后发现尿道口有白色分泌物,乏力,腰酸。前列腺液WBC满视野,磷脂小体减少。舌紫暗,苔黄,脉沉涩。诊断为精浊。

109. 辨证为

A. 气滞血瘀
B. 湿热蕴结
C. 阴虚火旺
D. 肾阳虚损
E. 热毒蕴结

110. 选方为

A. 五味消毒饮
B. 知柏地黄汤
C. 滋阴除湿汤
D. 前列汤
E. 金锁固精丸

四、B1型题

以下提供若干组考题,每组考题共同在考题前列出A、B、C、D、E五个备选答案。请从中选择一个与问题关系最密切的答案。每个备选答案可能被选择一次、多次或不被选择。

(111~112题共用备选答案)

A. 通腑泻热,利湿解毒
B. 通腑排脓,养阴清热
C. 行气活血,通腑泻热
D. 清热解毒,通腑排脓
E. 通腑排脓,清利湿热

111. 肠痈湿热壅滞证的治法是

112. 肠痈气血瘀滞证的治法是

参考答案

1. C	2. E	3. E	4. B	5. D	6. A	7. C	8. E	9. A	10. D
11. E	12. B	13. E	14. A	15. B	16. C	17. C	18. C	19. D	20. B
21. D	22. D	23. B	24. C	25. D	26. E	27. C	28. D	29. A	30. E
31. A	32. C	33. B	34. D	35. E	36. E	37. A	38. D	39. E	40. D
41. C	42. B	43. E	44. E	45. C	46. D	47. E	48. B	49. C	50. A
51. D	52. E	53. B	54. B	55. A	56. D	57. C	58. B	59. A	60. E
61. A	62. B	63. B	64. A	65. C	66. B	67. C	68. E	69. B	70. C
71. E	72. C	73. E	74. D	75. D	76. B	77. B	78. A	79. B	80. E
81. C	82. C	83. C	84. D	85. E	86. D	87. C	88. D	89. E	90. D
91. E	92. A	93. C	94. E	95. C	96. B	97. B	98. A	99. C	100. D
101. A	102. B	103. C	104. E	105. D	106. C	107. E	108. A	109. A	110. D
111. A	112. C								

中医妇科学

一、A1 型题

以下每一道题有 A、B、C、D、E 五个备选答案，请从中选择一个最佳答案。

1. 下列各项，女子胞指的是

A. 小阴唇
B. 大阴唇
C. 输卵管
D. 阴道
E. 子宫

2. 下列关于月经初潮年龄的描述，错误的是

A. 一般为 13～15 岁
B. 平均 14 岁
C. 可早至 11～12 岁
D. 迟至 16 岁
E. 最迟不超过 18 岁

3. 下列哪项不是血瘀型月经过少的主症

A. 月经量少
B. 经色紫黑有块
C. 小腹胀痛拒按
D. 舌正常
E. 脉沉细

4. 关于肾阴虚型绝经前后诸证的主症，错误的是

A. 腰膝酸冷
B. 头晕耳鸣
C. 烘热汗出
D. 五心烦热
E. 皮肤干燥

5. 月经停闭，五心烦热，两颧潮红，盗汗，治疗的最佳方剂是

A. 加减一阴煎
B. 一贯煎
C. 归肾丸
D. 知柏地黄丸
E. 左归丸

6. 治疗胃虚型妊娠恶阻的最佳方剂是

A. 苏叶黄连汤加味
B. 生脉散合增液汤
C. 香砂六君子汤
D. 小半夏加茯苓汤
E. 橘皮竹茹汤

7. 治疗肝肾亏损型痛经的最佳方剂是

A. 归肾丸
B. 左归丸
C. 杞菊地黄丸
D. 调肝汤
E. 一贯煎

8. 下列哪项不是月经后期的常见病因

A. 血寒
B. 气虚
C. 血虚
D. 虚寒
E. 气滞

9. 治疗阳虚内寒型痛经的最佳方剂是

A. 少腹逐瘀汤
B. 金匮肾气丸
C. 右归丸
D. 理中汤
E. 金匮温经汤

10. 下列除哪项外，均属于肾虚月经先后无定期的主症

A. 经行或先或后
B. 月经量少色淡
C. 小腹冷痛拒按
D. 舌质淡脉沉弱
E. 头晕腰酸如折

11. 以下哪项不是肝肾亏损型痛经的主症
A. 经后一二日小腹隐痛
B. 腰部酸胀
C. 阴部空坠
D. 经色暗淡
E. 头晕耳鸣

12. 宫腔容量为
A. 3mL
B. 5mL
C. 7mL
D. 9mL
E. 10mL

13. 下列哪项说法是错误的
A. 分泌晚期的子宫内膜厚度可达12mm
B. 分泌期相当于黄体形成阶段
C. 黄体分泌大量孕激素及雌激素
D. 孕激素只作用于已增殖的子宫内膜
E. 月经周期的第15~24天为分泌期

14. 下列哪项不属于外生殖器
A. 阴阜
B. 巴氏腺
C. 处女膜
D. 阴道
E. 阴道前庭

15. 下列骨盆测量数据中哪项是正确的
A. 坐骨棘间径9cm
B. 骨盆倾斜度80°
C. 骶耻外径18~20cm
D. 耻骨弓角度小于80°
E. 坐骨切迹容纳两横指

16. 下列哪项不是胎盘的功能
A. 母体与胎儿进行气体交换
B. 供给胎儿发育的营养物质
C. 排除胎儿的代谢产物
D. 具有内分泌功能而产生数种激素
E. 防御一切病毒、细菌对胎儿的伤害

17. 关于基础体温测定,不正确的说法是
A. 排卵前基础体温略低
B. 单相型为无排卵
C. 排卵后体温上升0.6℃~0.7℃
D. 如未妊娠,经前体温下降
E. 如早孕,体温持续在37℃上下

18. 关于新产后和哺乳期的生理特点哪一项是错误的
A. 有恶露排出,1个月左右干净
B. 可见恶寒、怕风、微热自汗等
C. 下腹轻微阵痛
D. 12小时可开始哺乳
E. 生理性闭经

19. 中药人工周期疗法,针刺调治促进排卵,其功能为
A. 调补脏腑
B. 调养胞宫
C. 调治冲任督带
D. 调控生殖轴
E. 疏通冲任

20. 临产调护六字要诀"睡,忍痛,慢临盆"出自
A.《十产论》
B.《妇婴新说》
C.《胎产心法》
D.《医宗金鉴》
E.《达生篇》

21. 妇科病的治法,主要着重
A. 阴阳的平衡
B. 整体的调治
C. 冲任的调节
D. 局部的治疗
E. 内外同治

22. 下列哪项不是宫内节育器的种类
A. 不锈钢圆环形
B. 不锈钢花环形
C. 不锈钢T形
D. 硅橡胶带铜V形
E. 含孕酮T形

23. 治疗肾阴虚型崩漏的最佳方剂是
A. 左归丸合二至丸
B. 保阴煎
C. 固经丸
D. 知柏地黄丸
E. 清热固经汤

24. 月经错后,量少,色淡红,质清稀;伴心悸少寐,面色苍白;舌淡,脉细弱。辨证属于

A. 月经后期脾虚证
B. 月经后期虚寒证
C. 月经后期肾虚证
D. 月经后期血虚证
E. 月经过少脾虚证

25. 下述肝气郁结经行乳房胀痛的主证中，哪项是错误的
A. 经行两目干涩
B. 乳房胀痒作痛
C. 胸闷胁胀
D. 善叹息
E. 精神抑郁

26. 下述哪项是虚证痛经的主要病机
A. 气虚血滞，无力流通
B. 胞脉失于濡养，不荣则痛
C. 肝血不足，胞脉失养
D. 肾虚精亏，胞脉失养
E. 阳虚内寒，胞脉失养

27. 治疗血虚型月经后期的最佳方剂是
A. 胶艾四物汤
B. 当归地黄汤
C. 大补元煎
D. 归脾汤
E. 当归补血汤

28. 阴虚血燥闭经的证候是
A. 月经延后经量少，神疲肢倦，头晕眼花，心悸气短
B. 月经停闭不行，胸胁乳房胀痛、精神抑郁、烦躁易怒
C. 月经周期延后，经量少，五心烦热，颧红唇干，盗汗
D. 月经初潮偏迟，经量少，体质虚弱，腰腿酸软，头晕耳鸣
E. 月经延后经量少，伴形体肥胖，胸闷泛恶，神疲倦息

29. 诊断性刮宫对于排卵型功血下列哪项是正确的
A. 诊断性刮宫最适用于青春期功血
B. 对于月经过多者，刮宫主要是为了止血
C. 怀疑子宫内膜脱落不全者在月经来潮的第5天刮宫
D. 怀疑黄体功能不全者在月经来潮的第5天刮宫
E. 排卵期出血者绝对不能刮宫

30. 下列哪项不是痰湿型月经过少的主症
A. 月经量少
B. 色黯红，夹小血块
C. 形体肥胖
D. 胸闷呕恶
E. 带下黏腻

31. 以下哪项不是崩漏的常见证型
A. 血热
B. 肾虚
C. 脾虚
D. 气滞
E. 血瘀

32. 二仙汤合二至丸用于治疗哪种证型的绝经前后诸证
A. 肾阴虚
B. 肾阴阳俱虚
C. 肾阳虚
D. 心肾不交
E. 阴虚肝旺

33. 治疗血虚型经行眩晕的最佳方剂是
A. 杞菊地黄丸
B. 天麻钩藤饮
C. 半夏白术天麻汤
D. 知柏地黄丸
E. 归脾汤

34. 痰火上扰所致经行情志异常的首选方剂是
A. 生铁落饮
B. 二陈汤
C. 温胆汤
D. 小半夏汤
E. 导痰汤

35. 治疗瘀热内阻型经行发热的首选方剂为
A. 清经散
B. 补中益气汤
C. 血府逐瘀汤
D. 两地汤
E. 少腹逐瘀汤

36. 经行吐衄与之相关的脏腑主要是
A. 心、肝、胃

B. 肺、肝、肾
C. 心、脾、肾
D. 心、肝、肾
E. 肝、脾、肾

37. 治疗肾虚型经行泄泻的最佳方剂是
A. 健固汤合四神丸
B. 内补丸
C. 金匮肾气丸
D. 右归丸
E. 四神丸

38. 若肝气犯脾,肝郁化热,脾虚湿盛而致带下病,其治则为
A. 疏肝理脾
B. 疏肝泻火
C. 泻肝理脾,涩精止带
D. 泻肝除湿
E. 养肝清热祛湿

39. 湿热型带下病的主症中,下列哪项是错误的
A. 带下量多,色黄或黄白
B. 质黏腻,无臭气
C. 胸闷口腻
D. 阴部瘙痒
E. 纳呆

40. 肾阳虚型带下病的主症中,下列哪项是错误的
A. 白带量多,清冷质稀
B. 失眠多梦
C. 腰酸如折
D. 小便清长
E. 小腹发凉

41. 内补丸用于治疗下列哪种带下病
A. 湿热带下
B. 寒湿带下
C. 热毒带下
D. 脾虚带下
E. 肾阳虚带下

42. 下述哪项为带下病
A. 女子在发育成熟期白带增多
B. 妊娠期白带量多
C. 经前期白带量多
D. 月经中期白带量多
E. 女子带下量多,质黏稠,有臭味

43. 关于羊水,下列哪项是错误的
A. 羊膜腔内的液体称为羊水
B. 足月妊娠时羊水量约 1000mL
C. 呈弱碱性或中性
D. 能保持羊膜腔内恒温
E. 临产后能促使宫颈口扩张

44. 下列不属于妊娠期间应慎用或禁用药物的是
A. 峻下药
B. 破血药
C. 滑利药
D. 耗气药
E. 行气药

45. 治疗外伤型胎动不安的代表方剂是
A. 加味圣愈汤
B. 寿胎丸
C. 保阴煎
D. 苎根汤
E. 举元煎

46. 下列肝胃不和型妊娠恶阻的主症中,哪项是错误的
A. 妊娠初期,恶心呕吐
B. 呕吐痰涎
C. 胸胁满闷
D. 头胀头晕
E. 烦渴口苦

47. 以下哪项不是肾虚型胎动不安的主症
A. 妊娠期腰酸腹痛
B. 胎动下坠
C. 头晕耳鸣
D. 气短懒言
E. 小便频数

48. 治疗血热型胎动不安的代表方剂是
A. 加味圣愈汤
B. 苎根汤
C. 举元煎
D. 寿胎丸
E. 保阴煎

49. 确定早孕最可靠的辅助检查方法是
A. 妊娠免疫试验
B. 妇科内诊
C. B 超检查

D. 阴道脱落细胞学检查
E. 测定尿中孕二醇值

50. 下列哪项不是异位妊娠的诊断要点
A. 有停经史
B. 高热
C. 阴道出血
D. 腹痛
E. 尿妊娠试验阳性

51. 下列哪项不是胎漏的常见证型
A. 气血虚弱
B. 肾虚
C. 血热
D. 跌扑伤胎
E. 肝肾阴虚

52. 治疗血热型胎漏的首选方剂是
A. 保阴煎
B. 加味阿胶汤
C. 胎元饮
D. 固下益气汤
E. 寿胎丸

53. 产后数日内产妇可见恶寒、怕风、微热自汗属于
A. 阴虚阳亢
B. 亡血伤津
C. 多虚多瘀
D. 阴虚阳浮
E. 外感风寒

54. 产褥期指产妇分娩结束后，到全身器官恢复至未孕状态，约需
A. 8～10 周
B. 10～12 周
C. 4～6 周
D. 6～8 周
E. 2～3 周

55. 产妇每天的泌乳量可达
A. 100～500mL
B. 500～1000mL
C. 1000～2000mL
D. 1000～3000mL
E. 3000mL 以上

56. 产后病的治疗应
A. 以补气养血为主
B. 以活血化瘀为主
C. 勿拘于产后，也勿忘于产后
D. 疏肝健脾为主
E. 滋补肝肾为主

二、A2 型题

以下每一道考题下面有 A、B、C、D、E 五个备选答案，请从中选择一个最佳答案。

57. 患者，女，30 岁。月经停闭 5 个月，神疲倦怠，面浮足肿，胸胁满闷，呕恶痰多，白带量多，色白，质黏，舌淡，苔白腻，脉滑。中医辨证为
A. 气血虚弱
B. 肝肾不足
C. 痰湿阻滞
D. 气滞血瘀
E. 肾阳不足

58. 女患者，33 岁，既往月经规律，胸胁胀满，月经停闭 3 月余，伴头晕恶心，心烦易怒，失眠多梦，查尿妊娠试验阴性，治疗首选方剂是
A. 血府逐瘀汤
B. 少腹逐瘀汤
C. 桃红四物汤
D. 膈下逐瘀汤
E. 加味逍遥散

59. 患者，女，36 岁，半年来经乱无期，近 1 个月经血淋漓数日不止，今天经血突然暴崩，血色深红质稠，口渴烦热、便秘溺黄、舌红苔黄、脉滑数，治疗的代表方剂为
A. 六味回阳汤
B. 上下相资汤
C. 清热固经汤
D. 固冲汤
E. 右归丸

60. 患者，女，27 岁，已婚。经来量多半年，周期 23 天，经期 7 天，妇科检查示子宫前位，如鸡蛋大小，质中，双侧附件（－）。应首先考虑的是
A. 血崩
B. 经乱

C. 月经先期
D. 癥瘕出血
E. 月经过多

61. 患者愤怒伤肝,肝失条达,藏泄失常,冲任不调而患月经病,治则为
A. 疏肝养肝
B. 泻肝除湿
C. 滋阴养肝
D. 疏肝泻火
E. 疏肝解郁

62. 患者,女,38岁,每于经期抑郁,情绪不宁,胸闷胁胀,不思饮食,舌苔薄腻,脉弦细。治疗首选方剂是
A. 甘麦大枣汤
B. 柴胡疏肝散
C. 逍遥散
D. 杞菊地黄丸
E. 加味逍遥散

63. 患者,女,29岁,闭经半年,自觉体重明显增加,近期常感胸脘满闷,神疲肢倦,头晕目眩、心悸气短,白带增多,舌淡,苔腻,脉滑,其诊断为
A. 气血虚弱型闭经
B. 气滞血瘀型闭经
C. 阴虚血燥型闭经
D. 痰湿阻滞型闭经
E. 肝肾不足型闭经

64. 女患者,39岁,既往月经先后不定,于停经40天后,阴道大量出血,色鲜红质稠,心烦潮热,小便黄少,大便干结,舌红,苔薄黄,脉细数。治疗首选方剂是
A. 清热固经汤
B. 清经散
C. 清肝引经汤
D. 保阴煎
E. 固本止崩汤

65. 患者,女,20岁,未婚。月经淋漓20日不止,色淡红,质清稀,面色晦黯,头晕耳鸣,腰腿酸软,倦怠乏力,舌淡黯,苔白润,脉沉弱。治疗应首选
A. 八珍汤
B. 归脾汤
C. 加减苁蓉菟丝子丸
D. 右归丸
E. 加减一阴煎

66. 患者,女,27岁,未婚。月经周期33大,经期持续8~10日,量少,色红,质稠,伴经行腹痛隐隐。平时乳房胀痛。应首先考虑的是
A. 经行乳房胀痛
B. 月经后期
C. 经期延长
D. 痛经
E. 漏下

67. 女患者,49岁,带下量多,色淡黄,质黏稠,无臭气,四肢不温,神疲肢倦,纳少便溏,舌淡,苔白腻,脉缓弱,中医辨证为
A. 肾阳虚
B. 肾阴虚
C. 湿热
D. 脾虚
E. 热毒

68. 女患者,29岁,带下量多5天,色黄,质黏稠,有臭味,胸闷口腻,小便黄少,舌苔黄腻,脉濡数,中医辨证为
A. 热毒
B. 脾虚
C. 肾阳虚
D. 湿热
E. 肝经湿热

69. 女患者,43岁,带下赤白,质稍黏无臭,阴部灼热,五心烦热,失眠多梦,舌红,少苔,脉细数,中医辨证为
A. 脾虚
B. 肾阴虚
C. 湿热
D. 肾阳虚
E. 热毒

70. 患者,女,40岁,已婚。月经规律,平时带下量多,色黄,黏稠,无臭气,纳呆,大便黏腻不爽,舌苔黄腻,脉濡数。治疗应首选
A. 止带方
B. 内补丸
C. 易黄汤
D. 参苓白术散

E. 萆薢渗湿汤

71. 患者，女，32 岁，已婚。带下量多，色淡黄，质黏稠，无臭气，面色萎黄，四肢不温，舌淡，苔白腻，脉缓弱。其治法是

A. 清热解毒除湿
B. 清热利湿止带
C. 温肾助阳，涩精止带
D. 滋阴益肾，清热祛湿
E. 健脾益气，升阳除湿

72. 患者，女，46 岁，已婚。近 2 周带下量多，色赤白相兼，质稠，有气味，阴部瘙痒，腰膝酸软，头晕耳鸣，舌红，苔黄腻，脉细数。其治法是

A. 清热疏肝，利湿止带
B. 滋肾养阴，清热利湿
C. 清热解毒止带
D. 健脾祛湿止带
E. 清热凉血止带

73. 患者产后乳汁少，乳汁稀薄，乳房柔软无胀感，面色少华，倦怠乏力，舌淡苔薄白，脉细弱。治疗应首选的方剂是

A. 下乳涌泉散
B. 通乳丹
C. 漏芦散
D. 八珍汤
E. 补中益气汤

74. 患者妊娠期腰酸腹痛，胎动下坠，阴道少量出血，色深红，心烦少寐，渴喜冷饮，舌红，苔黄，脉滑数，中医辨证为

A. 血热
B. 血虚
C. 血瘀
D. 气虚
E. 肾虚

75. 患者，女，30 岁，已婚。孕 50 天，呕吐酸水，胸满胁痛，嗳气叹息，烦渴口苦，舌淡红，苔微黄，脉滑数。治疗应首选

A. 小半夏加茯苓汤
B. 香砂六君子汤
C. 四君子汤
D. 苏叶黄连汤
E. 橘皮竹茹汤

76. 患者，女，24 岁，已婚。停经 38 天，突然下腹部疼痛剧烈，呈持续性，伴头晕乏力，甚则晕厥，尿妊娠试验(+)。应首选的检查方法是

A. 腹腔穿刺
B. 诊断性刮宫
C. 后穹窿穿刺
D. 双合诊检查
E. 腹腔镜检查

77. 患者，女，26 岁，已婚。停经 2 个月，尿妊娠试验阳性，恶心呕吐 10 天，加重 4 天，不能进食，呕吐血水，精神萎靡，头晕体倦，舌红，苔薄黄而干，脉细滑无力。其证候是

A. 肝胃不和
B. 气阴两虚
C. 脾胃虚弱
D. 痰湿内阻
E. 肝脾不和

78. 患者，女，27 岁，已婚。妊娠 70 天，阴道下血，色鲜红，腰腹坠胀作痛，手足心热，口干心烦，小便黄，大便秘结，舌红苔黄，脉滑数。治疗应首选

A. 清经散
B. 两地汤
C. 寿胎丸
D. 保阴煎
E. 胎元饮

79. 患者，女，24 岁，已婚。停经 49 天时诊为早孕，近 3 天少量阴道流血，尿妊娠试验(+)既往曾 2 次流产。其诊断是

A. 妊娠腹痛
B. 胎动不安
C. 胎漏
D. 堕胎
E. 滑胎

80. 女患者，产后 5 天，寒热时作，恶露量少，色黯有块，小腹疼痛拒按，口干不欲饮。舌紫黯，脉弦涩。方选

A. 五味消毒饮
B. 解毒活血汤
C. 荆防四物汤
D. 生化汤
E. 小柴胡汤

81. 女患者,产后1周,遍身关节疼痛,肢体酸楚,头晕心悸。舌淡红少苔,脉细无力。治宜

A. 养血祛风,散寒除湿

B. 补肾强腰壮筋骨

C. 活血祛风,通络止痛

D. 养血益气,温经通络

E. 补气摄血

82. 患者,女,27岁,已婚。人流术后恶露持续20天未净,量较多,色紫红,质稠,有臭味,面色潮红,口燥咽干,舌质红,脉细数。其证候是

A. 气虚

B. 血虚

C. 血热

D. 湿热

E. 阴虚

83. 患者,女,35岁,已婚。产后半月余,全身关节疼痛,肢体酸楚麻木,头晕心悸,舌淡红,少苔,脉细无力。治疗应首选

A. 黄芪桂枝五物汤

B. 养荣壮肾汤

C. 独活寄生汤

D. 八珍汤

E. 黄芪汤

84. 女性,35岁,因下腹痛3天,伴高热,诊为急性盆腔炎入院。该患者应取何种体位为妥

A. 平卧位

B. 左侧卧位

C. 半卧位

D. 头低脚高位

E. 胸膝卧位

85. 女性,45岁,因发热、下腹疼痛4天,急诊收入院,经检查诊断为急性盆腔炎。下列哪种情况不是本病的后遗症

A. 输卵管积水

B. 卵巢巧克力囊肿

C. 输卵管卵巢囊肿

D. 慢性盆腔结缔组织炎

E. 慢性输卵管、卵巢炎

86. 患者,女,25岁,已婚。有盆腔炎病史,下腹部疼痛结块,缠绵日久,痛连腰骶,经行加重,经血量多有块,带下量多,精神不振,纳少乏力,舌质紫黯有瘀点,苔白,脉弦涩无力。治疗应首选

A. 理冲汤

B. 膈下逐瘀汤

C. 少腹逐瘀汤

D. 血府逐瘀汤

E. 银甲丸

87. 患者,女,25岁,已婚。近半年来常感小腹部隐痛,拒按,痛连腰骶,劳累时加重,带下量多,色黄,质黏稠,胸闷纳呆,口干便秘,小便黄赤,舌体胖大,色红,苔黄腻,脉滑数。治疗应首选

A. 膈下逐瘀汤

B. 少腹逐瘀汤

C. 银甲丸

D. 理冲汤

E. 止带方

三、A3/A4型题

以下提供若干个案例,每个案例下设若干考题。请根据各考题题干所提供的信息,在每题下面的A、B、C、D、E五个备选答案中选择一个最佳答案。

(88~89题共用题干)

患者,女,15岁,学生。近半年经来无期,过多,过频,行经时间长,现经来10余天,量多,势如血崩,经血色淡,质清,面色晦暗,肢冷畏寒,腰膝酸软,小便清长,夜尿多,舌淡暗,苔白润,脉沉细无力。

88. 此病诊断为

A. 肾阴虚型崩漏

B. 气虚型月经过多

C. 肾阳虚型崩漏

D. 肾虚型月经先后无定期

E. 气虚型经期延长

89. 治疗此病常用的方剂是

A. 上下相资汤

B. 清热固经汤

C. 右归丸

D. 左归丸合二至丸

E. 加减苁蓉菟丝子丸

(90~91 题共用题干)

患者,女,32 岁。每于经前一天小腹疼痛拒按,经色暗红,有血块。

90. 若该患者小腹灼痛,平时带下量多,色黄质稠,有味,中医辨证为
A. 气滞血瘀
B. 湿热下注
C. 寒湿凝滞
D. 气血虚弱
E. 肝肾亏损

91. 若该患者小腹胀痛,伴胸胁乳房胀痛,中医辨证为
A. 气滞血瘀
B. 湿热下注
C. 寒湿凝滞
D. 气血虚弱
E. 肝肾亏损

(92~93 题共用题干)

患者,女,30 岁,已人工堕胎 5 次,现又停经 47 天,阴道出血,量少,色淡黯,质稀,腰膝酸软,小便频数。

92. 中医辨证为
A. 气虚
B. 肾虚
C. 血虚
D. 血热
E. 气滞

93. 治疗首选方剂是
A. 寿胎丸
B. 固下益气汤
C. 加味阿胶汤
D. 泰山磐石散
E. 补肾固冲丸

(94~96 题共用题干)

女患者,38 岁,带下量多,色白质黏,倦怠乏力,纳少便溏,舌淡,苔薄白,脉缓。

94. 中医辨证为
A. 热毒
B. 脾虚
C. 肾阳虚
D. 湿热
E. 肝经湿热

95. 治疗首选方剂为
A. 完带汤
B. 易黄汤
C. 内补丸
D. 止带方
E. 龙胆泻肝汤

96. 1 周后带下转为黏稠色黄,首选方剂为
A. 完带汤
B. 易黄汤
C. 内补丸
D. 止带方
E. 龙胆泻肝汤

(97~101 题共用题干)

患者,女,38 岁,带下量多色黄,黏稠,有臭味;口苦口腻,小便短赤;舌红,苔黄腻,脉滑数。

97. 中医诊断为
A. 带下过多热毒蕴结证
B. 带下过多湿热下注证
C. 带下过多阴虚夹湿证
D. 带下过多脾湿化热证
E. 带下过多肾阳虚证

98. 治宜
A. 清热解毒
B. 清热利湿,解毒杀虫
C. 滋阴益肾,清利湿热
D. 疏风化浊,除湿杀虫
E. 健脾渗湿,清热除湿

99. 方宜首选
A. 龙胆泻肝汤
B. 萆薢渗湿汤
C. 易黄汤
D. 八正散
E. 止带方

100. 若此患者症见带下色黄绿如脓,呈泡沫状;烦躁易怒,口苦咽干,目赤头痛;舌红,苔黄腻,脉弦滑。则治宜
A. 清热解毒

B. 清热利湿,解毒杀虫
C. 清肝利湿止带
D. 清热利湿化浊
E. 健脾渗湿止带

101. **方宜首选**
A. 萆薢渗湿汤
B. 龙胆泻肝汤
C. 五味消毒饮
D. 止带方
E. 易黄汤

(102～105 题共用题干)

患者,女,24 岁,孕 20 周,因起居不慎而跌仆,继而腰酸,腹痛下坠,阴道出血,脉滑无力。

102. **其诊断为**
A. 胎漏
B. 胎动不安
C. 妊娠腹痛
D. 堕胎
E. 异位妊娠

103. **其治疗宜选**
A. 举元煎
B. 寿胎丸
C. 加味圣愈汤
D. 保阴煎
E. 桂枝茯苓丸

104. **若阴道流血多者,可加用**
A. 阿胶、艾叶炭
B. 人参、升麻
C. 黄芪、白术
D. 杜仲、续断
E. 菟丝子、寄生

105. **若阴道大量出血,腹痛阵作,妊娠物部分排出,部分残留宫腔内,患者面色苍白,头晕眼花,治宜**
A. 方用脱花煎
B. 静点当归注射液、三七注射液
C. 清宫术,静点生脉注射液
D. 方用泰山磐石散
E. 方用人参黄芪汤

(106～107 题共用题干)

女患者,产后小腹隐隐作痛,喜按,恶露量少色淡,头晕耳鸣,大便干燥,舌淡红,苔薄,脉虚细。

106. **对该患者应用何种治法**
A. 补血益气
B. 温肾助阳
C. 滋阴养血
D. 和中健脾
E. 养血柔肝

107. **治疗首选何方**
A. 当归生姜羊肉汤
B. 肠宁汤
C. 加参生化汤
D. 当归芍药散
E. 生化汤

(108～109 题共用题干)

女患者,产后 25 天,恶露不止,量较多,色深红,质黏稠有臭味,面色潮红,口燥咽干。舌质红,脉虚细而数。

108. **其治法是**
A. 养阴清热止血
B. 化瘀止血
C. 益气止血
D. 清热解毒止血
E. 凉血止血

109. **治疗选方是**
A. 生化汤
B. 五味消毒饮
C. 保阴煎
D. 丹栀逍遥散
E. 仙方活命饮

(110～112 题共用题干)

女性,28 岁,已婚,月经干净后 4 天突然发热、寒战、下腹痛。检查体温 39.5℃,血压 90/60mmHg,脉搏 72 次/分,下腹肌紧张,妇科检查:宫口见脓性分泌物,宫颈举痛,子宫后位,活动度差,压痛明显,两侧附件增厚、压痛。B 超检查提示:盆腔内有少量积液。

110. **该患者应再做下列哪项检查以明确诊断**
A. 尿常规

B. 心电图
C. 胸透
D. 血常规
E. 腹腔镜检查

111. 该病例最可能的诊断是
A. 异位妊娠
B. 急性盆腔炎
C. 急性阑尾炎
D. 卵巢囊肿破裂
E. 急性宫颈炎

112. 对于该患者下列哪项治疗是不妥当的
A. 立即剖腹探查
B. 抗生素和中药治疗
C. 静脉滴注抗生素
D. 卧床休息并取头高脚低位
E. 症状消失后继续用抗生素 2 周

四、B1 型题

以下提供若干组考题，每组考题共同在考题前列出 A、B、C、D、E 五个备选答案。请从中选择一个与问题关系最密切的答案。每个备选答案可能被选择一次、多次或不被选择。

(113 ~ 114 题共用备选答案)
A. 阴户
B. 阴道
C. 子门
D. 子宫
E. 乳房

113. 属于月经血排出及胎儿娩出的通道的是
114. 主要功能为排出月经和孕育胎儿的是

(115 ~ 116 题共用备选答案)
A. 丹栀逍遥散
B. 两地汤
C. 举元煎
D. 失笑散
E. 清经散

115. 治疗月经先期阳盛血热证，应首选的方剂是
116. 治疗月经先期阴虚血热证，应首选的方剂是

(117 ~ 118 题共用备选答案)
A. 肝肾虚损
B. 气血虚弱
C. 湿热下注
D. 寒湿凝滞
E. 阳虚内寒

117. 经前小腹冷痛，拒按，得热痛减，经量少，色紫黯，有血块，中医辨证为
118. 经前小腹灼痛拒按，伴腰骶胀痛，经色黯红，质稠，有血块，中医辨证为

(119 ~ 120 题共用备选答案)
A. 清热凉血调经
B. 滋阴清热
C. 益气固表
D. 清热解毒
E. 化瘀清热

119. 每于经期发热，小腹疼痛，经色紫黯有血块，舌边尖有瘀点，治法是
120. 每于经期发热，形寒自汗，神疲肢软，少气懒言，治法是

(121 ~ 122 题共用备选答案)
A. 逐瘀止血汤
B. 清热固经汤
C. 两地汤合二至丸
D. 举元煎
E. 桃红四物汤合失笑散

121. 血瘀型经期延长应选方
122. 气虚型经期延长应选方

(123 ~ 124 题共用备选答案)
A. 内补丸
B. 左归丸
C. 小营煎
D. 红花煎
E. 阿胶补血汤

123. 肝肾亏损型带下过少应选用
124. 血枯瘀阻型带下过少应选用

(125 ~ 126 题共用备选答案)

A. 脾虚失运,湿邪下注

B. 命门火衰,封藏失职

C. 湿热蕴结,下注阴窍

D. 感受湿毒,损伤任带

E. 肝郁脾虚

125. 脾虚带下过多的病机是

126. 湿热带下过多的病机是

(127 ~ 128 题共用备选答案)

A. 固下益气汤

B. 加味阿胶汤

C. 加味圣愈汤

D. 胎元饮

E. 举元煎

127. 治疗气虚型胎动不安的代表方剂是

128. 治疗气虚型胎漏的代表方剂是

(129 ~ 130 题共用备选答案)

A. 当归散

B. 寿胎丸

C. 胎元饮

D. 桂枝茯苓丸

E. 归脾汤

129. 肾虚之胎漏、胎动不安的治疗是

130. 血热之胎漏、胎动不安的治疗是

(131 ~ 132 题共用备选答案)

A. 苏叶黄连汤

B. 补中益气汤

C. 橘皮竹茹汤

D. 香砂六君子汤

E. 清胃散

131. 恶阻脾胃虚弱证的首选方是

132. 恶阻气阴两虚证的首选方是

参考答案

1. E	2. E	3. E	4. A	5. A	6. C	7. D	8. B	9. E	10. C
11. C	12. B	13. A	14. D	15. C	16. E	17. C	18. A	19. D	20. E
21. B	22. C	23. A	24. D	25. A	26. B	27. C	28. C	29. C	30. B
31. D	32. B	33. E	34. A	35. C	36. B	37. A	38. D	39. B	40. B
41. E	42. E	43. B	44. E	45. A	46. B	47. D	48. E	49. C	50. B
51. E	52. B	53. D	54. D	55. D	56. C	57. C	58. A	59. C	60. E
61. A	62. C	63. D	64. D	65. C	66. C	67. D	68. D	69. B	70. A
71. E	72. B	73. B	74. A	75. E	76. C	77. B	78. C	79. C	80. D
81. D	82. C	83. A	84. C	85. B	86. A	87. C	88. A	89. C	90. B
91. A	92. B	93. A	94. B	95. A	96. B	97. B	98. B	99. E	100. C
101. B	102. B	103. C	104. A	105. C	106. A	107. B	108. A	109. C	110. D
111. B	112. A	113. B	114. D	115. E	116. B	117. D	118. C	119. E	120. C
121. E	122. D	123. B	124. C	125. A	126. C	127. E	128. A	129. B	130. A
131. D	132. A								

中医儿科学

一、A1 型题

以下每一道题有 A、B、C、D、E 五个备选答案，请从中选择一个最佳答案。

1.4 周岁小儿的身长应为

A. 90cm

B. 98cm

C. 100cm

D. 105cm

E. 110cm

2. 正常新生儿出生时体重是

A. 1kg

B. 2kg

C. 3kg

D. 4kg

E. 5kg

3. 小儿的舒张压正常值应为收缩压的

A. 1/4

B. 1/3

C. 1/5

D. 2/3

E. 1/6

4. 小儿前囟正常关闭的时间是

A. 2 ~4 个月

B. 8 ~10 个月

C. 10 ~12 个月

D. 12 ~18 个月

E. 18 ~24 个月

5. 乳牙出齐的颗数是

A. 18

B. 20

C. 24

D. 28

E. 32

6.1 岁婴儿正常呼吸次数是

A. 45 ~40 次/分钟

B. 40 ~30 次/分钟

C. 30 ~25 次/分钟

D. 25 ~20 次/分钟

E. 20 ~18 次/分钟

7. 随着小儿年龄增长，其脉搏、血压变化规律是

A. 同步增加

B. 同步减低

C. 基本不变

D. 脉搏增加、血压减低

E. 脉搏减低、血压增加

8. “纯阳”学说是指小儿

A. 发育迅速

B. 脏腑娇嫩

C. 有阳无阴

D. 阳亢阴亏

E. 形气未充

9. 小儿患病后易趋康复的主要原因是

A. 心常有余

B. 肝常有余

C. 稚阴稚阳

D. 脏腑已成

E. 脏气清灵

10. 小儿断奶的适当年龄是

A. 4 ~6 个月

B. 7 ~9 个月

C. 8 ~12 个月

D. 1 岁半

E. 2 岁

11. 下列各项，不属于小儿添加辅食原则的是

A. 由少到多

B. 由稠到稀
C. 由稀到稠
D. 由细到粗
E. 品种渐增

12. 妇女妊娠 3 个月内患风疹最易导致
A. 流产
B. 妊娠高血压
C. 胎儿畸形
D. 妊娠水肿
E. 胎死宫内

13. 哮喘与肺炎喘嗽的主要区别是
A. 咳嗽气喘
B. 痰壅
C. 气急
D. 鼻扇
E. 哮鸣,呼气延长

14. 水痘的高发季节是
A. 冬春
B. 春夏
C. 夏秋
D. 秋冬
E. 春秋

15. 下列哪项一般不用于痄腮的治疗
A. 清热疏风
B. 清热解毒
C. 软坚散结
D. 疏解少阳
E. 健脾平肝

16. 水痘患儿应隔离至
A. 热退
B. 皮疹完全结痂
C. 皮疹完全消退
D. 皮疹消退后 3 天
E. 皮疹消退后 5 天

17. 风疹的隔离期是
A. 至皮疹消退
B. 至皮疹消退后 5 天
C. 至出疹后 5 天
D. 至淋巴结肿大消失
E. 至发热消失

18. 痄腮热毒蕴结型的首选方是
A. 普济消毒饮
B. 银翘散
C. 黄连解毒汤
D. 小柴胡汤
E. 连翘解毒汤

19. 猩红热的病原学治疗应首选
A. 青霉素
B. 红霉素
C. 氯霉素
D. 洁霉素
E. 链霉素

20. 细菌性痢疾接触者检疫或观察时间为
A. 3 天
B. 5 天
C. 7 天
D. 10 天
E. 15 天

21. 下列哪项与夏季热的发病无关
A. 感受暑湿疫毒
B. 发育营养较差
C. 病后失调气阴不足
D. 入夏之后,暑热亢盛
E. 小儿不耐暑热熏蒸

22. 风疹的主要病位为
A. 肺胃
B. 肺卫
C. 气营
D. 肺脾
E. 脾胃

23. 治疗积滞脾虚夹积证,应首选的方剂是
A. 肥儿丸
B. 健脾丸
C. 保和丸
D. 疳积散
E. 资生健脾丸

24. “疳者甘也”的含义是指
A. 病证
B. 病位
C. 病情
D. 病因
E. 症状

25. 治疗鹅口疮心脾积热证，应首选
A. 凉膈散
B. 泻黄散
C. 清热泻脾散
D. 泻心导赤散
E. 知柏地黄丸

26. 急性肾小球肾炎血清补体 C_3 一过性明显下降，恢复正常的时间是
A. 2～3 周
B. 4～5 周
C. 6～8 周
D. 9～11 周
E. 12～15 周

27. 疳证的基本病理改变为
A. 脾胃虚弱，运化失健
B. 脾胃虚弱，乳食停滞
C. 脾失运化，水湿内停
D. 脾胃不和，生化乏源
E. 脾胃受损，津液消亡

28. 小儿感冒夹痰的病机是
A. 肺脏娇嫩
B. 先天不足
C. 乳食积滞
D. 脾胃湿困
E. 肾气不足

29. 小儿厌食脾失健运证的治法是
A. 调和脾胃，运脾开胃
B. 健脾益气，佐以温中
C. 滋脾养胃，佐以助运
D. 运脾化湿，消积开胃
E. 补脾开胃，消食助运

30. 肺炎喘嗽的基本病机是
A. 肺气失宣
B. 肺失清肃
C. 肺气上逆
D. 邪热闭肺
E. 痰热内蕴

二、A2 题型

以下每一道考题下面有 A、B、C、D、E 五个备选答案，请从中选择一个最佳答案。

31. 患儿，3 岁 3 个月。发热 37.8℃，恶寒重，无汗，头痛，流清涕，喷嚏，咳嗽，口不渴，咽不红，舌淡红，苔薄白，脉浮紧。其辨证是
A. 风热感冒
B. 风寒感冒
C. 暑邪感冒
D. 时疫感冒
E. 感冒夹滞

32. 患儿，7 岁。曾咳喘反复发作。现面色白，气短懒言，倦怠乏力，自汗怕冷，舌淡苔薄，脉细无力。治疗应首选
A. 玉屏风散
B. 六君子汤
C. 金匮肾气丸
D. 二陈汤
E. 参苓白术散

33. 患儿，2 岁。咳嗽 2 天，咳声不爽，痰黄黏稠，口渴咽痛，鼻流浊涕，伴发热、恶心、头痛、微汗出，舌红苔薄黄，脉浮数。其证候是
A. 风寒咳嗽
B. 风热咳嗽
C. 痰热咳嗽
D. 痰湿咳嗽
E. 阴虚燥咳

34. 患儿，男，10 岁。患痄腮腮部肿胀渐消退，右侧睾丸肿胀疼痛，舌红苔黄，脉数。治疗应首选
A. 银翘散
B. 小柴胡汤
C. 知柏地黄丸
D. 龙胆泻肝汤
E. 普济消毒饮

35. 患儿，4 岁。发热 2 天，纳差恶心，呕吐腹泻，口腔内可见数个疱疹，手、足掌心部出现米粒大小的斑丘疹、疱疹，疱液清亮，躯干处未见皮疹。舌质红，苔薄黄腻，脉浮数。其证候是
A. 邪伤肺卫
B. 邪犯肺脾
C. 邪炽气营

D. 湿热熏蒸
E. 湿盛阴伤

36. 患儿,7 岁。突然胃脘部绞痛,弯腰曲背,肢冷汗出,呕吐蛔虫 1 条。治疗应首

A. 使君子散
B. 加味温胆汤
C. 丁萸理中汤
D. 乌梅丸
E. 定吐丸

三、B1 型题

以下提供若干组考题,每组考题共同在考题前列出 A、B、C、D、E 五个备选答案。请从中选择一个与问题关系最密切的答案。每个备选答案可能被选择一次、多次或不被选择。

(37～38 题共用备选答案)

A. 补肺益气,健脾化痰
B. 泻肺平喘,补肾纳气
C. 补肺固表,健脾益气
D. 养阴清热,敛肺补肾
E. 温补脾肾,固摄纳气

37. 哮喘肺脾气虚证的治法是
38. 哮喘脾肾阳虚证的治法是

(39～40 题共用备选答案)

A.《颅囟经》
B.《幼科发挥》
C.《幼幼集成》
D.《小儿药证直诀》
E.《温病条辨》

39. "纯阳学说"首见于
40. "稚阴稚阳学说"首见于

(41～42 题共用备选答案)

A. 人参五味子汤
B. 沙参麦冬汤
C. 参附龙牡救逆汤
D. 四君子汤
E. 玉屏风散

41. 治疗肺炎喘嗽肺脾气虚证,应首选
42. 治疗顿咳恢复期脾胃气虚证,应首选

参考答案

1. B	2. C	3. D	4. D	5. B	6. B	7. E	8. A	9. E	10. C
11. B	12. C	13. E	14. A	15. E	16. B	17. C	18. A	19. A	20. C
21. A	22. B	23. B	24. D	25. C	26. C	27. E	28. A	29. A	30. D
31. B	32. A	33. B	34. D	35. B	36. D	37. C	38. E	39. A	40. E
41. A	42. A								

针灸学

一、A1 型题

以下每一道题有 A、B、C、D、E 五个备选答案，请从中选择一个最佳答案。

1. 腧穴的分类是
A. 十四经穴、奇穴、特定穴
B. 十四经穴、奇穴、阿是穴
C. 十二经穴、奇穴、特定穴
D. 十二经穴、奇穴、阿是穴
E. 十二经穴、奇穴、五输穴

2. 下列关于奇穴的描述，错误的是
A. 有固定名称和位置
B. 有的奇穴是多个穴点的组合
C. 分布都不在十四经循行路线上
D. 对某些病证有特殊疗效
E. 是在“阿是穴”的基础上发展起来

3. 手阳明大肠经的主治特点是
A. 后头、神志病
B. 侧头、胁肋病
C. 侧头、耳病，胁肋病
D. 前头、鼻、口齿病
E. 前头、咽喉病、胃肠病

4. 足太阳膀胱经的主治特点是
A. 后头、肩胛、神志病
B. 后头、背腰、脏腑病
C. 侧头、耳、胁肋病
D. 前头、鼻、口齿病
E. 前头、口齿、胃肠病

5. 任脉的主治特点是
A. 肝、脾、肾病
B. 目、咽喉、热病
C. 后头、肩胛、神志病
D. 中风、昏迷、热病、头面病
E. 前头、口齿、咽喉、胃肠病

6. 既治疗咳嗽、气喘，又治疗头项疾患的是
A. 中府
B. 尺泽
C. 列缺
D. 太渊
E. 少商

7. 循行“入下齿中”的经脉是
A. 小肠经
B. 大肠经
C. 胃经
D. 脾经
E. 肝经

8. 既可治疗咳嗽，又可治疗中风昏迷的是
A. 少商
B. 鱼际
C. 尺泽
D. 太渊
E. 孔最

9. 在胸部，距前正中线 4 寸循行的经脉是
A. 足少阴肾经
B. 足阳明胃经
C. 手太阴肺经
D. 足太阴脾经
E. 手厥阴心包经

10. 为机体的卫外屏障，起着保卫机体、抗御外邪、反映病证作用的是
A. 十二正经
B. 十二经筋
C. 十二经别
D. 十二皮部
E. 十五络脉

11. 手三阳经都可以主治以下哪项疾病

A. 目疾、热病
B. 头痛、耳疾
C. 咽喉病、热病
D. 头痛、齿痛
E. 目疾、鼻疾

12. 前发际至后发际之间的骨度分寸是
A. 16 寸
B. 12 寸
C. 8 寸
D. 6 寸
E. 9 寸

13. 横指同身寸法,将示指、中指、无名指、小指并拢后,以何处横纹为标准,作为 3 寸
A. 示指远端指节
B. 中指远端指节
C. 无名指远端指节
D. 示指中节
E. 中指中节

14. 根据骨度分寸,下列穴位两者间距非 1.5 寸的是
A. 曲差、神庭
B. 曲差、承光
C. 五处、承光
D. 本神、头维
E. 通天、络却

15. 歧骨至脐中的骨度分寸是
A. 9 寸
B. 8 寸
C. 6 寸
D. 5 寸
E. 4 寸

16. 根据骨度分寸,下列穴位两者间距非 1 寸的是
A. 关元、中极
B. 水道、归来
C. 梁门、太乙
D. 中脘、建里
E. 神门、通里

17. 天突至歧骨(胸剑联合)的骨度分寸是
A. 12 寸
B. 10 寸
C. 9 寸
D. 8 寸
E. 6 寸

18. 耳后两完骨(乳突)之间的骨度分寸是
A. 12 寸
B. 10 寸
C. 9 寸
D. 8 寸
E. 6 寸

19. 风府、脑户、强间、后顶四穴的间距是
A. 0.5 寸
B. 1 寸
C. 1.2 寸
D. 1.5 寸
E. 2 寸

20. 根据骨度分寸,下列穴位两者间距非 3 寸的是
A. 神阙、中极
B. 阳溪、偏历
C. 地机、阴陵泉
D. 膈关、至阳
E. 神庭、本神

21. 根据骨度分寸,下列两穴位间距非 2 寸的是
A. 中脘、下脘
B. 中脘、上脘
C. 中脘、梁门
D. 天枢、大横
E. 曲骨、关元

22. 腕横纹至肘横纹的骨度分寸是
A. 16 寸
B. 14 寸
C. 12 寸
D. 10 寸
E. 8 寸

23. 两乳头之间的骨度分寸是
A. 9 寸
B. 8 寸
C. 6 寸
D. 5 寸
E. 4 寸

24. 肺经腧穴中,治疗咽喉肿痛的首选穴
A. 曲泽
B. 孔最
C. 经渠

D. 列缺
E. 少商

25. 下列腧穴，哪穴不属于手太阴肺经
A. 中府
B. 孔最
C. 列缺
D. 鱼际
E. 商阳

26. 肺经腧穴中，禁灸的是
A. 少商
B. 鱼际
C. 经渠
D. 孔最
E. 尺泽

27. 善治头项诸疾的腧穴首选
A. 合谷
B. 列缺
C. 委中
D. 足三里
E. 条口透承山

28. 手太阴肺经的起止穴分别是
A. 少商、中府
B. 天府、商阳
C. 天府、少商
D. 中府、商阳
E. 中府、少商

29. 下列腧穴，不属于手阳明大肠经的是
A. 手三里
B. 手五里
C. 上巨虚
D. 偏历
E. 曲池

30. 下列腧穴属于手阳明大肠经的是
A. 阳谷
B. 阳溪
C. 太渊
D. 阳池
E. 腕骨

31. 下列腧穴，不属于手阳明大肠经的是
A. 迎香
B. 天灾
C. 曲池
D. 阳溪
E. 合谷

32. "上肢外侧前缘痛，臂痛不举，大指次指不用"属何经证治
A. 手少阴心经
B. 手少阳三焦经
C. 手太阴肺经
D. 手阳明大肠经
E. 手太阳小肠经

33. 下列经脉不经过"咽"的是
A. 手太阳小肠经
B. 手少阴心经
C. 手阳明大肠经
D. 足太阴脾经
E. 任脉

34. 在腹部，前正中线旁开 2 寸的经脉是
A. 足太阳膀胱经
B. 足少阴肾经
C. 足阳明胃经
D. 足太阴睥经
E. 足厥阴肝经

35. 在小腿前外侧，当犊鼻下 8 寸，距胫骨前嵴外 1 横指的腧穴是
A. 条口
B. 丰隆
C. 上巨虚
D. 下巨虚
E. 地机

36. 在脐水平线上，距脐中 2 寸的腧穴是
A. 神阙
B. 外陵
C. 大横
D. 滑肉门
E. 天枢

37. 足阳明胃经的起止穴分别是
A. 承泣、厉兑
B. 承泣、兑端
C. 厉兑、承泣
D. 内庭、承泣
E. 睛明、至阴

38. 下列对于厉兑穴定位正确的是

A. 在足第 2 趾末节外侧,距趾甲角 0.1 寸
B. 在足第 2 趾末节内侧,距趾甲角 0.1 寸
C. 在足第 3 趾末节外侧,距趾甲角 0.1 寸
D. 在足第 3 趾末节内侧,距趾甲角 0.1 寸
E. 在足小趾末节内侧,距趾甲角 0.1 寸

39. 下列经脉中分支最多的是

A. 足太阳膀胱经
B. 足少阳胆经
C. 足阳明胃经
D. 足厥阴肝经
E. 手太阳小肠经

40. 下列腧穴属于足阳明胃经的是

A. 上关
B. 阳白
C. 和髎
D. 下关
E. 睛明

41. 下列各穴,属于足阳明胃经的腧穴是

A. 颧髎
B. 居髎
C. 巨髎
D. 瞳子髎
E. 肩髎

42. 大包穴的正确定位是

A. 在侧胸部腋前线上,当第 6 肋间隙处
B. 在侧胸部腋中线上,当第 6 肋间隙处
C. 在侧胸部腋后线上,当第 6 肋间隙处
D. 在侧胸部腋前线上,当第 5 肋间隙处
E. 在侧胸部腋后线上,当第 5 肋间隙处

43. 足太阴脾经与足厥阴肝经在内踝上几寸前后交叉

A. 9 寸
B. 8 寸
C. 7 寸
D. 6 寸
E. 5 寸

44. 下列腧穴,不在第 4 肋间隙水平的是

A. 乳中
B. 膻中
C. 天池
D. 天溪
E. 大包

45. 在足大趾末节内侧,距趾甲角 0.1 寸的腧穴是

A. 大敦
B. 厉兑
C. 隐白
D. 至阴
E. 足窍阴

46. 在胸部,距前正中线 6 寸的经脉是

A. 足太阳膀胱经
B. 足少阴肾经
C. 足阳明胃经
D. 足太阴脾经
E. 足厥阴肝经

47. 足太阴脾经的郄穴是

A. 阴陵泉
B. 三阴交
C. 地机
D. 梁丘
E. 血海

48. “舌强不语,舌本痛,体重不能动摇”属何经证治

A. 手少阴心经
B. 足厥阴肝经
C. 足太阴脾经
D. 足少阴肾经
E. 任脉

49. 下列有关心经的循行错误的是

A. 上夹咽
B. 系目系
C. 却上肺
D. 下循臑内前廉
E. 抵掌后锐骨之端

50. 手少阴心经的第一个腧穴是

A. 天泉
B. 水泉
C. 极泉
D. 廉泉
E. 曲泉

51. 屈肘,肘横纹内侧端与肱骨内上髁连线的中点处是

A. 曲泽

B. 尺泽
C. 小海
D. 少海
E. 曲池

52. 下列各穴,属于手少阴心经的腧穴是
A. 曲泽
B. 尺泽
C. 小海
D. 少海
E. 血海

53. 在手小指末节桡侧,距指甲角 0.1 寸的腧穴是
A. 少府
B. 少泽
C. 少冲
D. 少商
E. 少海

54. 听宫属于下列哪条经穴
A. 手少阳三焦经
B. 足少阳胆经
C. 手太阳小肠经
D. 足太阳膀胱经
E. 手阳明大肠经

55. "头项强痛,肩臂不举,痛引肩胛,上肢外侧痛"属何经证治
A. 督脉
B. 足太阳膀胱经
C. 手阳明大肠经
D. 手太阳小肠经
E. 手少阳三焦经

56. 小海穴深层分布的主要神经干是
A. 腋神经
B. 桡神经
C. 尺神经
D. 正中神经
E. 骨间后神经

57. 第 1 胸椎棘突下,旁开 3 寸的腧穴是
A. 大杼
B. 附分
C. 风门
D. 肩中俞
E. 肩外俞

58. 手太阳小肠经的起止穴分别是
A. 少冲、听宫
B. 少泽、听会
C. 少冲、耳门
D. 少泽、听宫
E. 关冲、耳门

59. 下列何经绕肩胛
A. 手太阳小肠经
B. 手少阳三焦经
C. 足阳明胃经
D. 足少阳胆经
E. 手阳明大肠经

60. 下列各穴,属于手太阳小肠经的腧穴是
A. 颧髎
B. 居髎
C. 巨髎
D. 瞳子髎
E. 肩髎

61. 下列腧穴,不属于手太阳小肠经的是
A. 天容
B. 臂臑
C. 少泽
D. 天宗
E. 肩贞

62. 足太阳膀胱经的起止穴分别是
A. 至阴、睛明
B. 睛明、至阳
C. 睛明、至阴
D. 承泣、厉兑
E. 足窍阴、睛明

63. 下列腧穴中,与至阳穴相平的是
A. 膈俞
B. 督俞
C. 心俞
D. 神堂
E. 肝俞

64. 在腘横纹外侧端,股二头肌腱的内侧取
A. 委阳
B. 委中
C. 膝关
D. 曲泉

E. 阴谷

65. 下列腧穴属于足太阳膀胱经的是

A. 天容

B. 天牖

C. 天鼎

D. 天柱

E. 天窗

66. 以下经脉中，腧穴数最多的是

A. 督脉

B. 足太阳膀胱经

C. 足阳明胃经

D. 足少阳胆经

E. 手太阳小肠经

67. 足少阴肾经在胸部的走行是

A. 前正中线旁开 0.5 寸

B. 前正中线旁开 1 寸

C. 前正中线旁开 2 寸

D. 前正中线旁开 4 寸

E. 前正中线旁开 6 寸

68. 胸部，锁骨下缘，前正中线旁开 2 寸的是

A. 天府

B. 俞府

C. 中府

D. 风府

E. 云门

69. 下列腧穴中，治疗盗汗的腧穴首选

A. 肺俞

B. 太溪

C. 太渊

D. 复溜

E. 照海

70. 下列经脉循行，与“耳”不发生联系的是

A. 手少阳三焦经

B. 足少阳胆经

C. 足少阴肾经

D. 手阳明络脉

E. 手太阳小肠经

71. 以下经脉，不经过肺的是

A. 手阳明大肠经

B. 手厥阴心包经

C. 足少阴肾经

D. 手少阴心经

E. 足厥阴肝经

72. 下列何经行于前臂两筋之间

A. 手少阳三焦经

B. 手阳明大肠经

C. 手太阴肺经

D. 手厥阴心包经

E. 手少阴心经

73. 手厥阴心包经的起止穴分别是

A. 天池、中冲

B. 天泉、中冲

C. 天泉、关冲

D. 天池、关冲

E. 天溪、中冲

74. 下列腧穴，不属于手厥阴心包经的是

A. 内关

B. 大陵

C. 中冲

D. 尺泽

E. 劳宫

75. 下列各穴，属于手厥阴心包经的腧穴是

A. 少商

B. 少泽

C. 少冲

D. 少府

E. 中冲

76. 下列属于手少阳三焦经的腧穴是

A. 率谷

B. 完骨

C. 听会

D. 风池

E. 翳风

77. 下列腧穴，不属于手少阳三焦经的是

A. 液门

B. 内关

C. 中渚

D. 支沟

E. 丝竹空

78. 三焦的募穴是

A. 中极

B. 石门

C. 京门
D. 章门
E. 天枢

79. 下列腧穴,属于手少阳三焦经的是
A. 瞳子髎
B. 率谷
C. 耳门
D. 支正
E. 养老

80. 下列对足临泣描述正确的是
A. 是足少阳胆经的腧穴
B. 通于阳跷脉
C. 可治疗风火牙痛
D. 在足背外侧,足4趾本节后,小趾伸肌腱内侧缘
E. 是肝经腧穴

81. 在面部,耳屏间切迹前,下颌骨髁状突的后方,张口呈凹陷处的穴位是
A. 耳门
B. 上关
C. 下关
D. 听会
E. 听宫

82. 足少阳胆经,自头临泣至风池连线上的腧穴排列顺序是
A. 目窗、承灵、脑空、正营
B. 目窗、正营、承灵、脑空
C. 承灵、目窗、脑空、正营
D. 承灵、目窗、正营、脑空
E. 脑空、承灵、正营、目窗

83. 下列各穴定位,非与脐平齐的是
A. 神阙
B. 带脉
C. 大横
D. 章门
E. 肓俞

84. 下列何经上颠顶
A. 手阳明大肠经
B. 足阳明胃经
C. 足少阳胆经
D. 足厥阴肝经
E. 足少阴肾经

85. 期门穴的定位是
A. 胸部,乳头直下,第6肋间隙,前正中线旁开4寸
B. 胸部,乳头直下,第7肋间隙,前正中线旁开4寸
C. 胸部,乳头直下,第6肋间隙,前正中线旁开6寸
D. 胸部,乳头直下,第5肋间隙,前正中线旁开4寸
E. 侧胸部,腋中线上,平第6肋间隙

86. 在内踝上8寸处前后交叉的经脉是
A. 足少阴肾经、足厥阴肝经
B. 足少阴肾经、足太阴脾经
C. 足厥阴肝经、足太阴脾经
D. 足太阳膀胱经、足太阴脾经
E. 足阳明胃经、足少阴肾经

87. 在腰部,后正中线上,第2腰椎棘突下凹陷中的腧穴是
A. 腰俞
B. 腰阳关
C. 命门
D. 肾俞
E. 志室

88. 下列腧穴,不属于督脉的是
A. 水沟
B. 命门
C. 印堂
D. 上星
E. 大椎

89. 督脉中,与十二经交会最多的腧穴是
A. 百会
B. 人中
C. 大椎
D. 长强
E. 至阳

90. 与关元平齐的腧穴是
A. 大巨、四满
B. 水道、气穴
C. 水道、大赫
D. 归来、大赫

E. 气冲、大赫

91. 下列腧穴,不属于任脉的是

A. 中极
B. 承浆
C. 石门
D. 命门
E. 下脘

92. 下列哪项不属于捻转补法

A. 捻转角度小
B. 捻转频率慢
C. 捻转用力重
D. 操作时间短
E. 针下得气后操作

93. 下列哪项不属于双手进针方法

A. 指切进针法
B. 捻转进针法
C. 提捏进针法
D. 舒张进针法
E. 夹持进针法

94. 下列关于针刺补泻的叙述,哪项是错误的

A. 捻转时,右转时角度大,用力重者为泻
B. 捻转时,右转时角度大,用力重者为补
C. 患者呼气时进针,吸气时出针为补
D. 患者吸气时进针,呼气时出针为泻
E. 出针后迅速揉按针孔为补

95. 下列哪项非行针辅助手法

A. 捻转法
B. 震颤法
C. 刮柄法
D. 弹柄法
E. 循法

96. 下列哪项与补泻效果无关

A. 患者正气不足,辨证为虚
B. 患者邪气亢盛,辨证为实
C. 针刺补泻手法
D. 针刺时患者的体位
E. 腧穴的作用特性

97. 灸法的主治作用是

A. 疏肝理气
B. 安神补心
C. 温经散寒
D. 益气养阴
E. 回阳救逆

98. 下列哪项不是施灸的禁忌证

A. 实热证
B. 阴虚发热证
C. 大血管部位处的穴位
D. 孕妇的腰骶部
E. 疮疡初期

99. 下列属于间接灸的是

A. 无瘢痕灸
B. 瘢痕灸
C. 温和灸
D. 实按灸
E. 隔物灸

100. 太乙神针属于

A. 悬灸
B. 直接灸
C. 回旋灸
D. 实按灸
E. 间接灸

101. 下列哪项不属于艾灸

A. 直接灸
B. 间接灸
C. 雀啄灸
D. 天灸
E. 悬灸

102. 下列哪项不属于艾卷灸

A. 温和灸
B. 温针灸
C. 雀啄灸
D. 太乙针灸
E. 雷火针灸

103. 下列哪项不属于隔姜灸治疗范围

A. 风寒痹痛
B. 呕吐寒证
C. 腹痛虚寒证
D. 面瘫初期
E. 肿疡初期

104. 在电针的应用中,针刺麻醉选用的波形是

A. 疏波
B. 密波

C. 断续波
D. 疏密波
E. 锯齿波

105. 以下哪项病证不适宜用三棱针点刺法治疗
A. 高热
B. 喉蛾
C. 中风脱证
D. 中暑昏迷
E. 急性腰扭伤

106. 有关皮肤针的叙述,下列哪项是错误的
A. 弱刺激指叩至皮肤略有潮红
B. 强刺激指叩至皮肤隐隐出血
C. 只限于患部叩刺
D. 通过叩刺皮部而起作用
E. 可以治疗皮肤麻木、高血压等

107. 头穴中,额旁1线主治下列哪类疾病
A. 冠心病、心绞痛、失眠
B. 月经不调、子宫脱垂
C. 腰腿病、头顶痛
D. 癫痫、精神失常、鼻病
E. 急慢性胃炎、肝胆疾病

108. 在头部,乳突后上方,天冲与完骨的弧形连线上的腧穴是
A. 颅息、瘈脉
B. 浮白、头窍阴
C. 悬颅、悬厘
D. 天冲、率谷
E. 和髎、耳门

109. 耳穴定位中,在对耳屏游离缘上,对屏尖与轮平切迹之中点处,即对耳屏2、3、4区交点处的耳穴是
A. 缘中
B. 皮质下
C. 枕
D. 内分泌
E. 脑干

110. 在头部,当前发际上0.5寸,神庭旁开3寸的腧穴是
A. 本神
B. 头临泣
C. 曲差
D. 眉冲
E. 头维

111. 头穴中,顶中线主治下列哪类疾病
A. 失语
B. 癫痫、精神失常
C. 皮层性视力障碍、白内障、近视眼
D. 眼病、足癣
E. 腰腿足病

112. 耳穴定位中,在三角窝后1/3的下部,即三角窝5区的耳穴是
A. 内生殖器
B. 角窝上
C. 角窝中
D. 神门
E. 盆腔

113. 耳穴定位中,在屏间切迹内,耳甲腔的前下部,即耳甲18区的耳穴是
A. 三焦
B. 屏间前
C. 对屏尖
D. 内分泌
E. 内鼻

114. 耳穴定位中,在耳轮脚后沟耳根处的耳穴是
A. 上耳根
B. 下耳根
C. 耳迷根
D. 耳背沟
E. 耳背心

115. 郄穴的主治以
A. 外经病为主
B. 脏病为主
C. 腑病为主
D. 慢性病为主
E. 本经、本脏腑的急性病为主

116. 下列各项中,叙述不正确的是
A. 所根为井
B. 所溜为荥
C. 所注为输
D. 所行为经
E. 所入为合

117. 有关郄穴的内容首载于下列哪部著作

A.《针灸甲乙经》
B.《难经》
C.《十四经发挥》
D.《内经》
E.《针灸资生经》

118. 以下哪穴不属于特定穴
A. 肩井
B. 蠡沟
C. 承山
D. 肺俞
E. 太溪

119. 阳跷脉的郄穴是
A. 阳交
B. 阳辅
C. 跗阳
D. 外丘
E. 交信

120. 在颈外侧部,喉结旁,当胸锁乳突肌后缘的腧穴是
A. 天鼎
B. 天窗
C. 天容
D. 天牖
E. 天突

121. 下列各项中,不属于主客原络配穴的是
A. 太渊、偏历
B. 神门、支正
C. 太冲、外关
D. 内关、阳池
E. 大钟、京骨

122. 下列各穴,不属于下合穴的是
A. 曲泉
B. 阳陵泉
C. 上巨虚
D. 下巨虚
E. 足三里

123. 以下哪个五输穴的五行属性不属木
A. 涌泉
B. 少泽
C. 少商
D. 少冲
E. 大敦

124. 开四关是指
A. 内关、外关
B. 上关、下关
C. 膝阳关、腰阳关
D. 关门、关冲
E. 合谷、太冲

125. 对《内经》予以补充,并提出了八会穴,对五输穴按五行学说作了详细解释的著作是
A.《针灸甲乙经》
B.《难经》
C.《针灸资生经》
D.《十四经发挥》
E.《针灸大成》

126. 下列各穴,不属于交会穴的是
A. 气海
B. 中极
C. 会阴
D. 大椎
E. 睛明

127. 郄穴一共有
A. 12 个
B. 14 个
C. 16 个
D. 18 个
E. 24 个

128. 下列配穴中,不属于前后配穴的是
A. 膻中、肺俞
B. 中脘、膈俞
C. 关元、肾俞
D. 中府、尺泽
E. 乳根、天宗

129. 下列各穴,不属于俞穴的是
A. 肺俞
B. 厥阴俞
C. 肓俞
D. 三焦俞
E. 膀胱俞

130. 以下腧穴中,胆的募穴是
A. 胆俞
B. 阳陵泉

C. 章门
D. 期门
E. 日月

131. 以下哪个五输穴的五行属性不属火
A. 少府
B. 内庭
C. 劳宫
D. 然谷
E. 大都

132. 下列各穴,不属于募穴的是
A. 期门
B. 京门
C. 章门
D. 石门
E. 郄门

133. 治疗瘀血头痛较好的组方是
A. 中脘、丰隆、百会、印堂
B. 悬颅、颔厌、太冲、太溪
C. 合谷、三阴交、阿是穴
D. 风池、头维、合谷、通天
E. 上星、血海、足三里、三阴交

134. 下列各穴,不属于特定穴的是
A. 合谷
B. 养老
C. 地机
D. 血海
E. 三阴交

135. 足太阳膀胱经的郄穴是
A. 飞扬
B. 京骨
C. 金门
D. 束骨
E. 昆仑

136. 以下哪穴不是下合穴
A. 阴陵泉
B. 委阳
C. 委中
D. 上巨虚
E. 足三里

137. “根结”中的根在
A. 井穴
B. 原穴
C. 输穴
D. 合穴
E. 下合穴

138. 关于八会穴的论述,下列哪项是正确的
A. 脏会中脘
B. 腑会章门
C. 血会太渊
D. 髓会大杼
E. 筋会阳陵泉

139. 下列配穴中,不属于本经配穴的是
A. 头窍阴、足窍阴
B. 行间、期门
C. 中渚、耳门
D. 小海、神门
E. 头维、内庭

140. 下列八脉交会穴,所通经脉错误的是
A. 公孙通于冲脉
B. 后溪通于督脉
C. 申脉通于阴跷
D. 外关通于阳维
E. 足临泣通于胆经

141. 治疗肝阳头痛较好的组方是
A. 悬颅、颔厌、太冲、太溪
B. 风池、头维、合谷、通天
C. 中脘、丰隆、百会、印堂
D. 上星、血海、足三里、三阴交
E. 合谷、三阴交、阿是穴

142. 下列腧穴中,能治疗癫狂痫的是
A. 天枢、大横
B. 外陵、大巨
C. 太乙、滑肉门
D. 水道、归来
E. 不容、承满

143. 关于便秘的治疗,以下哪项是错误的
A. 热秘取手足阳明经穴为主
B. 气秘取任脉、足厥阴肝经穴为主
C. 虚秘取足阳明、足太阴经穴为主
D. 冷秘取督脉、足少阴肾经穴为主
E. 虚秘、冷秘均可以加取背俞穴

144. 治疗痰浊头痛较好的组方是

A. 上星、血海、足三里、三阴交
B. 合谷、三阴交、阿是穴
C. 风池、头维、合谷、通天
D. 中脘、丰隆、百会、印堂
E. 悬颅、颔厌、太冲、太溪

145. 三阴交、阴陵泉、膀胱俞、中极合用,主治下列哪种疾病
A. 男科病
B. 妇科病
C. 前阴病
D. 脾胃病
E. 癃闭

146. 剧烈胃痛首选下列哪组腧穴
A. 中脘、足三里、建里、内关
B. 脾俞、胃俞、梁丘、足三里
C. 内关、公孙、中脘、足三里
D. 梁丘、中脘、梁门、足三里
E. 上脘、神阙、足三里、梁丘

147. 治疗外感呕吐的首选组方是
A. 上脘、梁丘、阳陵泉、太冲
B. 下脘、足三里、天枢、璇玑
C. 内庭、中脘、足三里、太冲
D. 章门、公孙、中脘、丰隆
E. 大椎、合谷、内庭、中脘

148. 治疗中风闭证首选下列哪组腧穴
A. 关元、神阙
B. 百会、神庭、大椎、太冲
C. 人中、十二井、太冲、丰隆
D. 足三里、关元、气海
E. 太阳、头维、三阴交、太溪

149. 治疗偏头痛,取穴当以下列何经为主
A. 少阳经
B. 太阳经
C. 阳明经
D. 太阴经
E. 少阴经

150. 治疗肝郁气滞型便秘的组穴首选
A. 中脘、阳陵泉、气海、行间
B. 大横、上巨虚、内庭、支沟
C. 肾俞、关元俞、气海、石关
D. 脾俞、胃俞、大肠俞、足三里
E. 合谷、曲池、腹结、上巨虚

151. 治疗颠顶痛,取穴当以下列何经为主
A. 少阳经
B. 少阴经
C. 阳明经
D. 太阴经
E. 厥阴经

152. 关于哮喘的治疗,下列哪项是不正确的
A. 寒饮伏肺者,取合谷、大椎、丰隆、中府
B. 灸法是治疗哮喘的一种较好的方法
C. 哮喘虚证,取定喘、肺俞、膏肓、太渊
D. 喘甚者,加肺俞、风门加拔火罐
E. 肺肾两虚加肾俞、太溪

153. 下列哪项不适宜治疗中风闭证
A. 毫针用泻法
B. 点刺出血
C. 采用灸法
D. 取督脉穴位
E. 选取水沟、太冲、丰隆等穴

154. 以下哪穴不是治疗癫痫的常用穴
A. 后溪
B. 鸠尾
C. 腰奇
D. 间使
E. 神道

155. 治疗痰热遏肺型哮喘的首选组方是
A. 大椎、丰隆、合谷、中府
B. 侠白、孔最、太溪、肾俞
C. 列缺、尺泽、风门、肺俞
D. 太渊、太溪、肺俞、肾俞
E. 足三里、气海、关元、定喘

156. 关于中风的叙述,以下哪项是错误的
A. 可分为中脏腑、中经络
B. 针灸治疗半身不遂,以手足阳明经穴为主
C. 中脏腑者,以任脉、十二井穴为主
D. 中风脱证,可以用灸法
E. 中风闭证,可取人中、太冲、丰隆、劳宫

157. 治疗腰痛首选的组穴是
A. 腰俞、腰阳关、命门、志室
B. 肾俞、委中、腰阳关、太溪
C. 阳陵泉、委中、太溪、志室

D. 肾俞、委中、阳陵泉、腰俞
E. 肾俞、腰俞、委中、太溪

158. 治疗肺肾两虚型哮喘的首选组方是
A. 足三里、气海、关元、定喘
B. 太渊、太溪、肺俞、肾俞
C. 列缺、尺泽、风门、肺俞
D. 大椎、膻中、合谷、中府
E. 侠白、孔最、太溪、肾俞

159. 下列哪组穴位不适宜治疗中风闭证
A. 关元、神阙
B. 水沟、太冲
C. 水沟、丰隆
D. 劳宫、关元
E. 水沟、十二井

160. 关于呕吐的治疗，以下哪项是错误的
A. 治疗以和胃降逆为法
B. 主穴是中脘、内关、足三里、膈俞
C. 呃逆属实证，不宜用灸法
D. 膈俞是治疗呃逆的有效穴
E. 呃逆也有属于阴虚证者

161. 治疗周围性面瘫，以下哪条经脉不常选用
A. 手阳明大肠经
B. 足阳明胃经
C. 手少阳三焦经
D. 足少阳胆经
E. 足少阴肾经

162. 治疗脾胃虚弱型绝经前后诸证，以下哪项是错误的
A. 取俞募穴、足三阴经穴为主
B. 主穴是脾俞、肾俞、中脘、足三里
C. 毫针用泻法，加灸
D. 便溏者加天枢、阴陵泉
E. 腹胀者加下脘、气海

163. 关于痛经的治疗，以下哪项是错误的
A. 必选任脉的腧穴
B. 属肝郁气滞者，加用足厥阴经穴
C. 属寒湿凝滞者，加用足太阴经穴
D. 属肝肾亏损者，加用足少阴经穴
E. 肝肾亏损属虚证，可用灸法补之

164. 条口透承山可治疗下列哪种疾病
A. 头痛
B. 面痛
C. 肩周炎
D. 上肢不遂
E. 急性腰扭伤

165. 治疗坐骨神经痛的最佳体位是
A. 俯卧位
B. 仰卧位
C. 侧卧位
D. 坐位
E. 站位

166. 关于腰痛的治疗，以下哪项是错误的
A. 取足太阳、督脉经穴为主
B. 毫针或补或泻
C. 主穴是夹脊、委中等
D. 劳损型加太溪、肾俞
E. 寒湿型加风府、腰阳关

167. 关于坐骨神经痛的治疗，以下哪项不恰当
A. 取足阳明经和足少阳经穴为主
B. 毫针刺可用泻法
C. 毫针刺可用补法
D. 可以用灸法
E. 常选用的穴位如环跳、肾俞、阿是穴

168. 关于咽喉肿痛的治疗，以下哪项是错误的
A. 属风热者，取手太阴、阳明经穴为主
B. 属虚热者，取手太阴、足少阴经穴为主
C. 属实热者，主取少商、尺泽、合谷、曲池
D. 属虚热者，主取太溪、照海、鱼际
E. 不宜用灸法

169. 治疗风火牙痛的组穴是
A. 合谷、下关、颊车、外关、风池
B. 合谷、下关、颊车、内庭、劳宫
C. 合谷、下关、颊车、太溪、行间
D. 合谷、下关、颊车、解溪、厉兑
E. 合谷、下关、颊车、侠溪、足临泣

170. 关于牙痛的治疗，以下哪项是错误的
A. 近部取穴和远部取穴相结合
B. 主取手足阳明经穴
C. 主穴是合谷、颊车、下关
D. 实火牙痛者，加行间、太溪
E. 毫针刺，酌情补泻

171. 关于耳聋的治疗，以下哪项是错误的

A. 主取足少阴肾经穴
B. 可选用翳风、听会等近部穴位
C. 可选用太溪、中渚等远部穴位
D. 毫针刺或补或泻
E. 属虚者,可灸患部腧穴

172. 关于鼻渊的治疗,以下哪项是错误的
A. 风寒化热证,以祛风散热、宣肺开窍为法
B. 风寒化热证,以手太阴、阳明经穴为主
C. 毫针用泻法
D. 肝胆化热证,取列缺、合谷、迎香、印堂为主
E. 印堂是治疗鼻渊的效穴

173. 下列治疗痰厥实证的组穴是
A. 水沟、内关、神阙
B. 水沟、内关、行间、涌泉
C. 水沟、内关、巨阙、丰隆
D. 水沟、内关、太冲
E. 水沟、内关、十二井

174. 印堂、上星、迎香主治下列哪种疾病
A. 面痛
B. 面瘫
C. 头痛
D. 鼻渊
E. 牙痛

175. 下列治疗血厥实证的组穴是
A. 水沟、内关、十二井
B. 水沟、内关、太冲
C. 水沟、内关、神阙
D. 水沟、内关、巨阙、丰隆
E. 水沟、内关、行间、涌泉

176. 下列治疗气厥实证的组穴是
A. 水沟、内关、行间、涌泉
B. 水沟、内关、太冲
C. 水沟、内关、十二井
D. 水沟、内关、巨阙、丰隆
E. 百会、气海、足三里

二、A3/A4 型题

以下提供若干个案例,每个案例下设若干考题。请根据各考题题干所提供的信息,在每题下面的A、B、C、D、E 五个备选答案中选择一个最佳答案。

(177~180 题共用题干)

患者,女,57 岁。因与人吵架突患心绞痛来诊。医生给予如下处方:内关、神门透阴郄、郄门、膻中、至阳、心俞、太冲。分两组施针。先取一组,每穴持续捻转 1 分钟,留针 30 分钟。然后根据心电图情况及患者具体症状体征,在起针后,再续针第二组穴位,依前法施行手法。

177. 根据上述处方,下列说法错误的是
A. 取内关是表里配穴法
B. 取神门透阴郄属于本经配穴法
C. 取内关、太冲属于上下配穴法
D. 取膻中、心俞属于前后配穴法
E. 取心俞、膻中属于俞募配穴法

178. 取至阳治疗,其应用主要是基于
A. 特定穴
B. 经验穴
C. 局部穴
D. 交会穴
E. 八会穴

179. 取内关治疗,主要是基于
A. 本经穴位,经脉所通,主治所及
B. 异经穴位,表里经穴相配,作用提高
C. 远道穴位,四肢部为根为本
D. 相对特异性作用
E. 特定穴应用,凡络穴均可治疗与其相表里的经脉或脏腑的病证

180. 如用俞募配穴法治疗,与心俞相配的穴位应取
A. 中脘
B. 鸠尾
C. 和庭
D. 巨阙
E. 璇玑

(181~184 题共用题干)

手阳明大肠经从手外侧前缘上行于头面部。

181. 下列除哪项外,均属于本经主治
A. 头面病
B. 五官病

C. 热病
D. 前阴病
E. 咽喉病

182. 取本经穴位治疗以下何部位的牙痛为佳
A. 上齿中
B. 下齿中
C. 上下齿中
D. 前板牙
E. 槽牙

183. 本经在面部的穴位左右交叉到对侧，其穴是
A. 地仓
B. 颊车
C. 承浆
D. 人中
E. 迎香

184. 本经治疗胆道蛔虫症的穴位是
A. 曲池
B. 手三里
C. 复溜
D. 偏历
E. 迎香

(185～186 题共用题干)
足太阳膀胱经在背部有两条分支。

185. 此两条分支分别距后正中线
A. 0.5 寸、1.0 寸
B. 1.0 寸、1.5 寸
C. 1.5 寸、2.0 寸
D. 2.0 寸、2.5 寸
E. 1.5 寸、3.0 寸

186. 腑的背俞穴主要位于
A. 第 1 侧线
B. 第 2 侧线
C. 第 1 侧线上部(胸部)
D. 第 2 侧线上部(胸部)
E. 第 1、2 侧线的下部(腰部)

(187～189 题共用题干)
足少阴肾经从足走腹胸，本经腧穴主治较多病证。

187. 本经腧穴主治中，除外
A. 妇科病
B. 前阴病
C. 肾病
D. 头病
E. 肺病

188. 治疗慢性咽喉病，首选
A. 涌泉
B. 然谷
C. 太溪
D. 照海
E. 复溜

189. 本经腧穴数有
A. 20
B. 23
C. 25
D. 27
E. 29

(190～192 题共用题干)
李医生初学针灸，试用外关穴治疗疾病。

190. 本穴主治除外
A. 热病
B. 头侧、耳病
C. 胁肋病
D. 腰病、下肢病
E. 上肢痹痛

191. 本穴与内关主治不同点在于
A. 内关主要治疗表病，外关主要治疗里病
B. 内关主要治疗里病，外关主要治疗表病
C. 内关主要治疗胸病，外关主要治疗上焦病
D. 内关主要治疗人体上部病，外关主要治疗人体下部病
E. 内关主要治疗人体下部病，外关主要治疗人体上部病

192. 本穴通于奇经八脉中的、
A. 任脉
B. 冲脉
C. 带脉
D. 阳跷脉
E. 阳维脉

(193～195题共用题干)

周某,男,68岁。头发全脱10年。近因头痛来诊,王医师决定取其头部百会、上星等穴治疗。

193. 正常情况下,取头部穴位所依据的前发际至后发际的骨度分寸是

A. 8寸

B. 9寸

C. 10寸

D. 11寸

E. 12寸

194. 对于头发全脱的周某,王医生定取头部穴位的方法是

A. 两耳尖距离酌情折算

B. 两耳后乳突间9寸酌情折算

C. 大椎到胸椎的距离酌情折算

D. 眉心到大椎为18寸折算

E. 两颧骨间与两瞳孔间距离酌情折算

195. 百会后发际直上与上星入前发际的寸数分别是

A. 1.0寸、5.0寸

B. 2.0寸、6.0寸

C. 1.0寸、7.0寸

D. 1.5寸、8.0寸

E. 1.0寸、9.0寸

(196～198题共用题干)

督脉在颈椎与胸椎之间有重要的穴位。

196. 其穴位名称是

A. 陶道

B. 身柱

C. 大椎

D. 神道

E. 灵台

197. 其穴交会的经脉是

A. 手三阳经

B. 手三阴经

C. 足三阳经

D. 足三阴经

E. 手足三阳经

198. 其穴主治除外

A. 热病

B. 疟疾

C. 癫病

D. 风疹

E. 前阴病

(199～201题共用题干)

胆囊穴是临床常用穴。

199. 其穴属

A. 足太阳膀胱经

B. 足阳明胃经

C. 足少阳胆经

D. 足厥阴肝经

E. 经外奇穴

200. 临床定取方法是

A. 足三里穴下约2寸

B. 委中穴下2寸

C. 曲泉穴下2寸

D. 阳陵泉穴下2寸

E. 阳陵泉穴下1～2寸处,压痛点取穴

201. 下列是该穴的主治,除外

A. 胆石症

B. 急、慢性胆囊炎

C. 急、慢性肝炎

D. 胆道蛔虫症

E. 下肢痿痹

(202～204题共用题干)

毫针进针法在临床有数种,多依不同情况灵活选用。

202. 以下何种方法非临床常用进针方法

A. 指切进针法

B. 夹持进针法

C. 舒张进针法

D. 提捏进针法

E. 进针器进针法

203. 对于一肥胖减肥后患者的腹部穴位针刺,较佳的进针方法是

A. 指切进针法

B. 夹持进针法

C. 舒张进针法

D. 提捏进针法

E. 进针器进针法

204. 太渊穴进针方法宜用

A. 指切进针法

B. 夹持进针法

C. 舒张进针法

D. 提捏进针法

E. 进针器进针法

(205～206 题共用题干)

捻转补泻,其手法主要是通过捻转角度的大小、频率的快慢、用力的轻重、操作时间的长短等来实现的。

205. 哪一项不属于补法的操作方法

A. 捻转角度小

B. 用力轻

C. 频率慢

D. 操作时间长

E. 左转时角度大

206. 哪一项不属于泻法的操作方法

A. 捻转角度大

B. 用力重

C. 操作时间短

D. 右转时角度大

E. 频率快

(207～209 题共用题干)

龚先生,男,74 岁。因患前列腺肥大及坐骨神经痛来诊。留针过程中患者突然从治疗床上坐起欲去小便。杨大夫急忙为其起针,但发现数针难以起出,针柄已非垂直方向。

207. 本患者发生此现象的原因主要是

A. 医生进针手法不熟练,用力过猛

B. 外力压迫针体

C. 重物碰撞针体

D. 留针时移动体位

E. 与坐骨神经痛疾病特性有关

208. 以下处理方法中哪一项是非正确的

A. 不再作行针

B. 缓缓退针

C. 视弯曲角度大小,以顺着弯曲方向将针起出

D. 因针体有柔性与弹性,可强行拔针

E. 恢复原来体位后起针

209. 在预防措施中,以下哪一项是不正确的

A. 进针手法熟练,指力均匀

B. 针柄不要受外物碰撞或压迫

C. 选择适当体位

D. 留针期间不要随意移动体位

E. 对于环跳、犊鼻等关节部位的穴位应当少刺或不刺,以免弯针

(210～211 题共用题干)

针灸临床十分注重针刺的得气与否。

210. 以下哪一项有关得气的描述是错误的

A. 得气时,患者或出现重的感觉

B. 得气时,患者或出现酸的感觉

C. 得气时,患者或出现胀的感觉

D. 得气时,患者或出现空虚的感觉

E. 得气时,患者或出现麻的感觉

211. 以下哪一项有关得气的概念不正确

A. 得气亦称针感

B. 得气时医者感觉针下有徐和或沉紧之感

C. 得气时医者感觉针下如鱼吞钩饵之浮沉

D. 得气与疗效有关

E. 医生感到针下轻滑慢而气已至,沉涩紧而气未来

(212～213 题共用题干)

针刺深浅要根据具体情况决定。

212. 以下情况不应深刺的是

A. 阴证里证

B. 身强体肥

C. 年轻力壮

D. 新病阳证

E. 臀、腹及肌肉丰满处

213. 以下情况不应浅刺的是

A. 表证

B. 身体瘦弱

C. 小儿娇嫩之体

D. 头面

E. 慢性疾病

(214～217 题共用题干)

李某,针灸科实习医生。为给某摔跤运动员治

疗髋关节扭伤,取2寸针针刺环跳。因考虑到患者肌肉肥厚、体质壮实,应尽可能深刺重刺以使之得气,故将针刺入至针根处。起针后,发现针身折断在患者体内,刚好与皮肤相平。

214. 此患者断针的原因是

A. 李姓实习医生进针手法不熟练,用力过猛、过速,且未留部分针身于体外

B. 针具质量欠佳,进针前疏于检查

C. 留针时患者随意变更体位

D. 弯针未得及时处理

E. 患者体质壮实,肌肉丰厚

215. 李某应该选择的针具长度是

A. 1.0寸

B. 1.5寸

C. 2.0寸

D. 2.5寸

E. 3.0寸

216. 以下处理方法中错误的是

A. 医者必须从容镇静

B. 嘱患者切勿更动原有体位,用左手拇、食二指垂直向下挤压针孔两旁,断针暴露体外;右手持摄子将针取出

C. 立即在局部消毒后,将断针外皮肤切开,取出断针

D. 当时不作处理,待2~3天以后再定;或用吸铁石吸出;或留置于患者体内

E. 当断针深入皮肤或肌肉深层时,即在X线定位,手术取针

217. 以下预防措施中错误的是

A. 针前认真检查针具

B. 对体质壮实、肌肉丰厚的患者应尽量避免针刺,以防断针于未然

C. 避免过猛、过强地行针

D. 应留部分针身在体外

E. 对滞针、弯针及时处理

(218~221题共用题干)

郑某宿患哮喘,经多种方法治疗无效。有人推荐其接受艾灸方法治疗。

218. 据古今医家经验,最适合郑某的艾灸方法是

A. 温针灸

B. 温灸器灸

C. 间接灸

D. 艾条灸

E. 直接灸

219. 直接将小艾炷放在郑某的腧穴上施灸,且将皮肤烧伤化脓,此种灸法的名称是

A. 雀啄灸

B. 雷火针灸

C. 太乙针灸

D. 瘢痕灸

E. 天灸

220. 直接将小艾炷放在郑某的腧穴上施灸形成的灸疮,何时能结痂痊愈

A. 1~2周

B. 2~3周

C. 3~4周

D. 4~5周

E. 5~6周

221. 如为郑某治疗用小艾炷,则小艾炷其大小一般如

A. 绿豆大小

B. 黄豆大小

C. 蚕豆大小

D. 麦粒大小

E. 红枣大小

(222~225题共用题干)

袁某,男,72岁,医生。自幼受父母熏陶及影响,喜欢用拔罐法治疗疾病。现向其二子传授拔罐知识,并且袁本人与其二子及一怀孕3个月的儿媳一起接受拔罐治疗。

222. 袁医生首先介绍火罐操作方法,其中最常用的方法是

A. 闪火法

B. 投火法

C. 贴棉法

D. 架火法

E. 滴酒法

223. 袁强调,以下走罐操作方法及注意事项中,错误的一项是

A. 选择面积较大的部位

B. 选择肌肉丰厚部位
C. 皮肤要涂上润滑的油剂
D. 单向推动，反复操作
E. 使皮肤红润、充血，或瘀血为度

224. 袁本人右侧面部麻木，无口眼歪斜。根据面部容颜特点，其最适宜的拔罐方法是
A. 走罐
B. 排罐
C. 闪罐
D. 水煮罐
E. 刺络拔罐

225. 袁说，针与罐是有关系的，针罐是指
A. 先行针刺，后作拔罐
B. 先作拔罐，后行针刺
C. 远道针刺，局部拔罐
D. 远道拔罐，局部针刺
E. 针刺留针，针上加罐

（226～229 题共用题干）

张先生，因其善用、善讲三棱针，人称其为“张三棱”。

226. 张先生说，三棱针古称
A. 铍针
B. 锋针
C. 圆针
D. 大针
E. 锓针

227. 其操作方法，张先生说应以教材为准。以下一项不常用的方法是
A. 腧穴点刺
B. 刺络
C. 散刺
D. 划刻
E. 挑刺

228. 张先生用三棱针，总是引经据典，持之有故。《灵枢·官针》篇说：“豹纹刺者，左右前后针之，中脉为故，以取经络之血者。”此之豹纹刺，是指
A. 腧穴点刺
B. 刺络
C. 散刺
D. 划刻
E. 挑刺

229. 张先生喜欢查找反应点治疗。此时，相应的刺法是
A. 腧穴点刺
B. 刺络
C. 散刺
D. 划刻
E. 挑刺

（230～233 题共用题干）

曾女士，患多种疾病，但不愿意接受毫针治疗，其同事推荐其使用皮肤针治疗。故她欲对本疗法作较为详细的了解。

230. 本疗法使用主要是基于
A. 经别理论
B. 络脉理论
C. 皮部理论
D. 经筋理论
E. 奇经理论

231. 本针又名
A. 叩刺针
B. 浅刺针
C. 梅花针
D. 五星针
E. 桃花针

232. 在弱刺激中，以下错误的一项是
A. 老弱妇儿用弱刺激
B. 虚证用弱刺激
C. 头面、眼、耳、门、鼻处用弱刺激
D. 肌肉浅薄处用弱刺激
E. 外感发热用弱刺激

233. 在强刺激中，以下错误的一项是
A. 年壮者用强刺激
B. 体强者用强刺激
C. 腕踝关节处用强刺激
D. 肩背、腰臀肌肉丰厚处
E. 实证患者

（234～238 题共用题干）

皮内针是临床常用刺法，某科室决定用来治疗

哮喘病证。

234. 本疗法在《内经》中称为

A. 以痛为输

B. 燔针劫刺

C. 静以久留

D. 砭刺

E. 解结

235. 其常用针型之一有

A. 毫针型

B. 磁珠型

C. 图钉型

D. 压豆型

E. 多头型

236. 在治疗哮喘病证中,以下处方中不太正确的耳穴是

A. 肺

B. 交感

C. 心

D. 肾上腺

E. 气管

237. 冬季留针时间是

A. 1~2天

B. 2~3天

C. 2~5天

D. 3~5天

E. 3~7天

238. 以下注意事项中错误的一项是

A. 关节附近不可以埋针

B. 胸腹部可以埋针

C. 埋针处感觉疼痛或有碍活动,这是得气表现,不必取出或重埋

D. 夏季埋针时间不可过长

E. 埋针处不可着水,以防感染

(239~242题共用题干)

五输穴是特定穴之一。古代医家把经气在经脉中运行的情况,比作自然界的水流,以说明经气的出入和经过部位的深浅及其不同作用。

239. 五输穴说明经气的出入,以下哪一项是错误的

A. 所出为井

B. 所溜为荥

C. 所滴为输

D. 所行为经

E. 所入为合

240. 五输穴分布在

A. 颈项以下

B. 腰部以下

C. 臀臂以下

D. 肘膝关节以下

E. 腕踝关节以下

241. 根据《难经·六十八难》所说,身体困重,关节疼痛,应取

A. 井穴

B. 荥穴

C. 输穴

D. 经穴

E. 合穴

242. 阴经五输穴的输穴与原穴的关系是

A. 输穴与原穴合而为一

B. 输穴与原穴异位同名

C. 输穴与原穴分别设立

D. 只有输穴,没有原穴

E. 只有原穴,没有输穴

(243~244题共用题干)

何某,胃脘隐痛4年,服用中西药物其效不显。近2年又增心悸胸闷,疲劳为甚。舌质偏黯,苔薄白腻,脉象弦细,偶显结代。

243. 治疗旧病首选穴位是

A. 郄门

B. 内关

C. 间使

D. 大陵

E. 劳宫

244. 今日突然胃脘部剧痛难忍,呈绞榨感,放射至左肩胛,脉促,时而欲绝。其新病最佳穴位宜选

A. 郄门

B. 内关

C. 间使

D. 大陵

E. 劳宫

(245～247 题共用题干)

陈女士,突然胃痛,痛势颇剧,经服止痛药无效。

245. 首选以下哪一类穴位治疗最佳

A. 原穴

B. 络穴

C. 郄穴

D. 八脉交会穴

E. 八会穴

246. 下列穴位中哪个穴位应首选

A. 中府

B. 日月

C. 温溜

D. 阴郄

E. 梁丘

247. 胃痛经治,疼痛大减。1 周后,胃痛隐隐,周身乏力,纳谷不香,大便溏薄。其正确的原络配穴是

A. 太白、公孙

B. 冲阳、丰隆

C. 太白、冲阳

D. 冲阳、公孙

E. 太白、丰隆

(248～249 题共用题干)

眼区(眼眶中)腧穴针刺要掌握好角度与方向等。

248. 不属于眼区(眼眶中)的腧穴是

A. 睛明

B. 承泣

C. 上睛明

D. 球后

E. 四白

249. 以下注意事项中错误的是

A. 睁目

B. 将眼球推向针刺侧相反的方向

C. 选用细直的毫针

D. 用压入进针法

E. 出针时按压针孔时间要长些,以防止出血

(250～251 题共用题干)

某学生初上临床即遇一耳鸣耳聋患者,他欲试用耳前三穴治之。

250. 其三穴是

A. 下关、听宫、曲鬓

B. 角孙、颅息、头窍阴

C. 听宫、听会、翳风

D. 听会、听宫、耳门

E. 悬厘、悬颅、率谷

251. 其三穴归经是

A. 胆经、胃经、小肠经

B. 胃经、大肠经、三焦经

C. 小肠经、膀胱经、三焦经

D. 胆经、膀胱经、小肠经

E. 胆经、三焦经、小肠经

(252～254 题共用题干)

手阳明大肠经共 20 穴。

252. 以下哪一项非合谷穴主治

A. 头面病

B. 耳病

C. 汗证

D. 妇科病

E. 热病

253. 本经治疗急性腰扭伤的效穴是

A. 三间

B. 水沟

C. 二间

D. 合谷

E. 阳溪

254. 本经孕妇不宜针刺的穴位是

A. 手三里

B. 臂臑

C. 合谷

D. 曲池

E. 阳溪

(255～257 题共用题干)

单某,男,28 岁。首次接受针刺。在针刺的过程中,患者突然头昏,眼花,面色苍白,恶心欲吐,汗出。脉细弱。

255. 此患者出现上述症状的最可能原因是

A. 精神紧张
B. 疲劳、饥饿
C. 体位不当
D. 医生针刺手法过重
E. 吐、汗、下、出血过度

256. 常见处理方法哪一项是错误的
A. 立即停止针刺,将针全部起出
B. 使患者平卧,立即降温或冰敷大血管周围
C. 给饮糖开水
D. 重者针刺人中、素髎、内关、足三里,灸百会、关元、气海等穴
E. 必要时可考虑其他治疗或急救措施

257. 预防措施主要有
A. 针前做好解释工作
B. 选择舒适持久体位,最好采取坐位,以便于治疗中观察患者面色变化情况
C. 选穴宜少
D. 手法宜轻
E. 针对患者情况,针前适当休息、进食等

三、B1型题

以下提供若干组考题,每组考题共同在考题前列出A、B、C、D、E五个备选答案。请从中选择一个与问题关系最密切的答案。每个备选答案可能被选择一次、多次或不被选择。

(258~259题共用备选答案)
A. 阳经穴属火,阴经穴属金
B. 阳经穴属金,阴经穴属木
C. 阳经穴属土,阴经穴属水
D. 阳经穴属水,阴经穴属火
E. 阳经穴属木,阴经穴属土

258. 合穴的五行属性是
259. 井穴的五行属性是

(260~261题共用备选答案)
A. 肺
B. 胃
C. 脾
D. 大肠
E. 膀胱

260. 与手少阴心经发生联系的脏腑是
261. 与足阳明胃经发生联系的脏腑是

(262~263题共用备选答案)
A. 目外眦
B. 鼻旁
C. 足大趾
D. 手小指
E. 足小趾

262. 脾经与胃经交接在
263. 小肠经与心经交接在

(264~265题共用备选答案)
A. 解溪
B. 商丘
C. 中封
D. 丘墟
E. 太溪

264. 属于足阳明胃经的腧穴是
265. 属于足少阴肾经的腧穴是

(266~267题共用备选答案)
A. 足阳明胃经
B. 足少阴肾经
C. 足太阴脾经
D. 足厥阴肝经
E. 足太阳膀胱经

266. 阴谷归属于
267. 委中归属于

(268~269题共用备选答案)
A. 手阳明大肠经
B. 足阳明胃经
C. 足少阳胆经
D. 手少阳三焦经
E. 手太阳小肠经

268. 上关归属于
269. 下关归属于

(270～271 题共用备选答案)
A. 外踝尖上 3 寸
B. 外踝尖上 5 寸
C. 内踝尖上 3 寸
D. 内踝尖上 5 寸
E. 内踝尖上 7 寸
270. 光明穴位于
271. 中都穴位于

(272～273 题共用备选答案)
A. 心经
B. 肝经
C. 肾经
D. 肺经
E. 膀胱经
272. 经脉循行"与督脉会于巅"的是
273. 经脉循行"循喉咙"的是

(274～276 题共用备选答案)
A. 进针慢，出针快
B. 出针时摇大针孔
C. 吸气时进针，呼气时出针
D. 顺经而刺
E. 进针得气后均匀地提插捻转
274. 补泻手法中开阖泻法是
275. 补泻手法中平补平泻是指
276. 补泻手法中疾徐补法是

(277～278 题共用备选答案)
A. 风湿痹痛
B. 各种神经麻痹
C. 消化不良
D. 高热抽搐
E. 丹毒
277. 不适合拔罐治疗者
278. 适宜用刺络拔罐者

(279～280 题共用备选答案)
A. 上下配穴法
B. 前后配穴法
C. 表里配穴法
D. 本经配穴法
E. 左右配穴法
279. 主客原络配穴法属
280. 咳嗽取尺泽属

(281～282 题共用备选答案)
A. 脏会
B. 腑会
C. 髓会
D. 骨会
E. 筋会
281. 绝骨穴是
282. 阳陵泉穴是

(283～284 题共用备选答案)
A. 下脘、璇玑、足三里、腹结
B. 章门、公孙、中脘、丰隆
C. 上脘、阳陵泉、太冲、梁丘、神门
D. 大椎、外关、合谷、内庭、中脘、三阴交、太冲
E. 中脘、足三里、内关、金津、玉液
283. 痰饮呕吐可选用
284. 肝气郁结呕吐可选用

(285～286 题共用备选答案)
A. 足三里、天枢、章门、内关
B. 脾俞、胃俞、中脘、气海
C. 足三里、中脘、气海、神阙
D. 中脘、内庭、上巨虚
E. 中脘、太冲、天枢
285. 腹痛拒按，烦渴引饮，便秘，舌苔黄，可选用
286. 腹痛胀满，疼痛拒按，便后痛减，苔厚腻，可选用

(287～288 题共用备选答案)
A. 中极、水道、地机、归来、命门
B. 气海、太冲、三阴交、阳陵泉、内关
C. 肝俞、胆俞、关元、足三里、照海
D. 关元、合谷、太冲、肝俞、肾俞
E. 合谷、三阴交、足三里、气海、命门
287. 经前或经期小腹冷痛，按之痛甚，血少色黯有块，脉沉紧，宜取
288. 肝肾亏损型痛经宜取

(289～290题共用备选答案)
A. 听会、中渚、肾俞、合谷
B. 听会、中渚、侠溪、翳风
C. 列缺、迎香、合谷、印堂
D. 列缺、迎香、阴陵泉、外关
E. 少商、合谷、尺泽、关冲

289. **治疗鼻渊选用**

290. **治疗耳聋选用**

(291～292题共用备选答案)
A. 合谷、颊车、下关、行间
B. 合谷、颊车、风池、外关
C. 合谷、颊车、内庭、紫宫
D. 合谷、颊车、太溪、行间
E. 合谷、颊车、下关

291. **治疗胃火牙痛选用**

292. **治疗虚火牙痛选用**

(293～294题共用备选答案)
A. 水沟、内关、太冲
B. 水沟、内关、巨阙、丰隆
C. 水沟、内关、十二井
D. 百会、气海、关元、足三里
E. 水沟、内关、行间、涌泉

293. **因恼怒突然昏仆,口噤握拳,呼吸急促,四肢厥冷,脉弦,宜取**

294. **身热头痛,胸腹灼热,渴欲饮水,便秘尿赤,烦躁不安,四肢厥冷,宜取**

参考答案

1. B	2. C	3. D	4. B	5. B	6. C	7. B	8. A	9. B	10. D
11. C	12. B	13. E	14. B	15. B	16. C	17. C	18. C	19. D	20. A
21. B	22. C	23. B	24. E	25. E	26. C	27. B	28. E	29. C	30. B
31. B	32. D	33. C	34. C	35. A	36. E	37. A	38. A	39. C	40. D
41. C	42. B	43. B	44. E	45. C	46. D	47. C	48. C	49. D	50. C
51. D	52. D	53. C	54. C	55. D	56. C	57. E	58. D	59. A	60. A
61. B	62. C	63. A	64. A	65. D	66. B	67. C	68. B	69. D	70. C
71. B	72. D	73. A	74. D	75. E	76. E	77. B	78. B	79. C	80. A
81. D	82. B	83. D	84. D	85. A	86. C	87. C	88. C	89. C	90. B
91. D	92. C	93. B	94. B	95. A	96. D	97. C	98. E	99. E	100. D
101. D	102. B	103. E	104. B	105. C	106. C	107. A	108. B	109. A	110. A
111. E	112. E	113. D	114. C	115. E	116. A	117. A	118. C	119. C	120. B
121. C	122. A	123. B	124. E	125. B	126. A	127. C	128. D	129. C	130. E
131. B	132. E	133. C	134. D	135. C	136. A	137. A	138. E	139. D	140. C
141. A	142. C	143. D	144. D	145. E	146. D	147. E	148. C	149. A	150. A
151. E	152. A	153. C	154. E	155. A	156. C	157. B	158. B	159. A	160. C
161. E	162. C	163. E	164. C	165. C	166. D	167. A	168. C	169. A	170. D
171. A	172. D	173. C	174. D	175. E	176. B	177. E	178. B	179. D	180. D
181. D	182. B	183. D	184. E	185. E	186. A	187. D	188. D	189. D	190. D
191. B	192. E	193. E	194. D	195. C	196. C	197. E	198. E	199. D	200. E
201. C	202. E	203. C	204. C	205. D	206. C	207. D	208. D	209. E	210. D
211. E	212. C	213. E	214. A	215. E	216. D	217. B	218. E	219. D	220. E

221. D	222. A	223. D	224. C	225. E	226. B	227. D	228. C	229. E	230. C
231. C	232. E	233. C	234. C	235. C	236. C	237. E	238. C	239. C	240. D
241. C	242. A	243. B	244. D	245. C	246. E	247. E	248. E	249. A	250. D
251. E	252. B	253. B	254. C	255. A	256. B	257. B	258. C	259. B	260. A
261. C	262. C	263. D	264. A	265. E	266. B	267. E	268. C	269. B	270. D
271. E	272. B	273. C	274. B	275. E	276. A	277. D	278. E	279. C	280. D
281. C	282. E	283. B	284. C	285. D	286. E	287. A	288. C	289. C	290. B
291. C	292. D	293. A	294. C						

中医眼科学

一、A1 型题

以下每一道题有 A、B、C、D、E 五个备选答案,请从中选择一个最佳答案。

1. 眼能够明视万物,辨别颜色,是赖
A. 肾精充养
B. 脾气温养
C. 肝气条达
D. 肝血升运
E. 五脏六腑精气的滋养

2. 防风通圣散常用于治疗哪一类型之暴风客热
A. 风重于热
B. 热重于风
C. 风热并重
D. 湿重于热
E. 热重于湿

3. 下列不属于椒疮的并发症与后遗症的是
A. 倒睫卷毛
B. 血翳包睛
C. 风赤疮痍
D. 流泪症与眦漏症
E. 上胞下垂

4. 椒疮的合并症之一是
A. 针眼
B. 睑弦赤烂
C. 风赤疮痍
D. 天行赤眼
E. 漏睛

5. 针眼无论是脓未成还是脓已成,均忌
A. 消毒包盖患眼
B. 手术治疗
C. 局部冷敷
D. 口服抗生素
E. 挤压患处

6. 聚星障的临床表现不包括
A. 视力减退
B. 眵泪胶黏
C. 胞轮红赤
D. 涩痛畏光
E. 黑睛星点状混浊

7. 近视的预防注意事项不包括
A. 照明要适度
B. 阅读和书写时保持端正的姿势
C. 加强身体锻炼,坚持做眼保健操
D. 阅读时不宜连续过长时间
E. 纠正不良饮食习惯,宜吃甜食

8. 天行赤眼属初感疠气型,治以疏风清热,常用的方剂是
A. 银翘散
B. 桑菊饮
C. 泻肺饮
D. 防风通圣散
E. 驱风散热饮子

9. 天行赤眼热毒炽盛证的治法是
A. 疏风清热
B. 泻火解毒
C. 清肝泻火
D. 清热除湿
E. 滋阴祛风

10. 天行赤眼的预防措施不包括
A. 清热解毒眼液点眼
B. 避免与他人接触
C. 禁止患者到游泳池游泳
D. 患者的生活用具宜隔离消毒
E. 医务人员勤消毒洗手

11. 检查视神经乳头时,无须观察的是

A. 大小
B. 形态
C. 边缘是否清楚
D. 透明度
E. 生理凹陷有无扩大

12. 葡萄膜又称为
A. 视网膜
B. 色素膜
C. 脉络膜
D. 玻璃膜
E. 虹膜

13. 哪条眼外肌不受动眼神经支配
A. 内直肌
B. 外直肌
C. 上直肌
D. 下直肌
E. 下斜肌

14. 被检者与视力表之间的距离为 1m,他的视力是
A. 0.02
B. 0.04
C. 0.06
D. 0.07
E. 0.08

15. 点眼药法不用于以下哪种病症
A. 消红肿
B. 消溢血
C. 去眵泪
D. 止痒痛
E. 除翳膜

16. 成人眼眶深
A. 2 ~ 3cm
B. 3 ~ 4cm
C. 2 ~ 3.5cm
D. 4 ~ 5cm
E. 3 ~ 4.5cm

17. 下面哪条肌肉不属于眼外肌
A. 上直肌
B. 下直肌
C. 上斜肌
D. 内直肌
E. 睫状肌

18. 视锥细胞集中分布在
A. 视乳头
B. 视神经
C. 黄斑区
D. 视网膜
E. 生理凹陷

19. 巩膜占眼球表面的
A. 5/6
B. 3/6
C. 4/6
D. 2/6
E. 1/6

20. 在《内经》中,胞睑不称为
A. 约束
B. 眼胞
C. 眼睑
D. 睥
E. 睑弦

21. 检查色盲时,被检者距色盲图
A. 10cm
B. 20cm
C. 30cm
D. 40cm
E. 50cm

22. 下列哪个选项,不与眼眶相邻
A. 额窦
B. 上颌窦
C. 蝶窦
D. 筛窦
E. 腭窦

23. 正常时,眼底动脉与静脉管径之比约为
A. 2∶3
B. 1∶3
C. 2∶4
D. 1∶2.5
E. 2∶2.5

24. 下述哪一个组织不属于眼睑的组织结构
A. 皮肤
B. 肌层
C. 睑板
D. 睑结膜

E. 睑神经

25. 正常眼压24小时内波动幅度一般不超过

A. 3mmHg

B. 4mmHg

C. 5mmHg

D. 6mmHg

E. 7mmHg

26. 不属于眼球壁组织的是

A. 角膜

B. 晶状体

C. 葡萄膜

D. 巩膜

E. 视网膜

27. 指出不能用热敷法治疗的眼病

A. 偷针眼

B. 胞生痰核

C. 白睛溢血

D. 暴风客热

E. 血灌瞳神

28. 通常情况下,两眼突出差一般不超过

A. 1.5mm

B. 2.5mm

C. 3.5mm

D. 2mm

E. 3mm

29. 眼的屈光间质由4个组织构成,除了

A. 角膜

B. 虹膜

C. 房水

D. 晶状体

E. 玻璃体

30. 色弱的患者读一个色盲图应在

A. 5秒钟内

B. 2秒钟内

C. 3秒钟内

D. 4秒钟内

E. 超过5秒钟

31. 针眼与胞生痰核最重要的鉴别点是

A. 病变位于胞睑

B. 病变可位于睑内面

C. 病变可位于睑外面

D. 病变均由脾胃不和引起

E. 肿物有无压痛

32. 椒疮相当于西医学的

A. 麦粒肿

B. 霰粒肿

C. 睑结石

D. 沙眼

E. 滤泡性结膜炎

33. 圆翳内障在膨胀期时,最好的治疗方法是

A. 点白内停眼药水

B. 点珍珠明目液眼药水

C. 服石斛夜光丸

D. 手术

E. 针刺

34. 圆翳内障的诊断依据是,除了

A. 视力突然下降

B. 晶珠混浊

C. 无怕光流泪

D. 无眼红眼痛

E. 视力缓慢减退

35. "天行赤眼"俗称

A. 天行赤热

B. 天行暴赤

C. 烂眼边

D. 红眼病

E. 偷针眼

36. 患右下睑红肿痛3天,睑内面见一脓头,最好的治疗方法是

A. 湿热敷

B. 切开排脓

C. 涂眼药膏

D. 点眼药水

E. 耳尖放血

37. 下述不是诊断聚星障的依据

A. 黑睛星点翳障

B. 白睛红赤

C. 抱轮红赤

D. 刺痛流泪

E. 病变区知觉减退

38. 椒疮一名始见于

A.《秘传眼科龙木论》

B.《证治准绳·七窍门》
C.《银海精微》
D.《龙树菩萨眼论》
E.《诸病源候论》

39. 天行赤眼暴翳相当于西医学之
A. 沙眼
B. 流行性结膜炎
C. 流行性角膜炎
D. 春季卡他性结膜炎
E. 细菌性角膜炎

40. 下列不属于内障眼病常见症状的是
A. 黑睛星翳
B. 视直如曲
C. 瞳神缩小
D. 瞳神散大
E. 晶珠混浊

41. 下列不属于脾胃热盛所致沙眼症状的是
A. 眼涩痒痛
B. 眵泪胶黏
C. 睑内红赤
D. 睑内颗粒较多
E. 睑内颗粒累累

42. 圆翳内障在膨胀期时，最常见的并发症是
A. 角膜炎
B. 虹膜睫状体炎
C. 青光眼
D. 视网膜脱离
E. 玻璃体混浊

43. 羌活胜风汤常用于治疗暴风客热哪一类型
A. 风重于热
B. 热重于风
C. 风热并重
D. 湿热并重
E. 湿重于热

44. 沙眼Ⅱ期的诊断要点是
A. 上睑结膜有滤泡
B. 上睑结膜有瘢痕
C. 角膜血管翳
D. 上睑有活动性病变，同时出现瘢痕
E. 上睑结膜有乳头增生

45. 天行赤眼暴翳的主要临床症状是
A. 白睛红赤
B. 畏光流泪
C. 眵多清稀
D. 黑睛簇生星翳
E. 患眼灼痛

46. 下述不属于视瞻昏渺发病特点的是
A. 患眼外观端好
B. 视物昏矇
C. 视物变形
D. 视物有虹视感
E. 视物变色

47. 天行赤眼的主要特点是
A. 白睛红赤
B. 胞睑红肿
C. 畏光流泪
D. 邻里相传
E. 痒涩不适

48. 针眼未成脓者，下列不属于其主要辅助治疗的是
A. 针灸
B. 湿热敷
C. 耳尖放血
D. 涂眼药膏
E. 按摩

49. 椒疮病位于
A. 上睑皮肤面
B. 下睑皮肤面
C. 上睑内面
D. 下睑内面
E. 睑缘

50. 防风通圣散常用于治疗哪一类型的暴风客热
A. 风重于热
B. 热重于风
C. 风热并重
D. 湿重于热
E. 热重于湿

51. 下列不属于于针眼病因病机的是
A. 风邪外袭，客于胞睑而化热生疖
B. 过食辛辣炙煿，脾胃积热上攻胞睑
C. 余邪未清，热毒蕴伏
D. 素体虚弱，复感外邪
E. 脾失健运，湿痰内聚

52. 圆翳内障共分为

A. 两期

B. 三期

C. 四期

D. 五期

E. 六期

53. 适用于活血化瘀法的眼部症状是

A. 白睛溢血

B. 白睛混赤

C. 白睛红赤

D. 白睛污浊

E. 白睛红赤隐隐

54. 下列不属于圆翳内障中医病名的是

A. 冰瑕翳

B. 浮翳

C. 枣花翳

D. 沉翳

E. 滑翳

二、A3/A4型题

以下提供若干个案例,每个案例下设若干考题。请根据各考题题干所提供的信息,在每题下面的A、B、C、D、E五个备选答案中选择一个最佳答案。

(55~56题共用题干)

患者,女,44岁。视物昏蒙,视物变形,黄斑区色素紊乱,散在玻璃膜疣,全身伴胸膈胀满,眩晕心悸,肢体乏力,舌苔白腻,脉沉滑。

55. 根据临床表现,诊断是

A. 暴风客热

B. 近视

C. 视瞻昏渺

D. 针眼

E. 白睛溢血

56. 中医治疗首选的方剂是

A. 龙胆泻肝丸

B. 丹栀逍遥散

C. 二陈汤

D. 涤痰汤

E. 柴胡疏肝散

(57~58题共用题干)

患者,女,右上睑痒痛2天。检查:右上睑轻度红肿,并可触及一硬结,伴有头痛,发热,脉浮数,苔薄白。

57. 最合适的诊断是

A. 急性结膜炎

B. 急性睑缘炎

C. 针眼初期

D. 针眼后期

E. 热性疱疹

58. 最可能的病因病机是

A. 外感风热

B. 素体虚弱,复感风邪

C. 过食辛辣之品

D. 余邪未清,热毒上攻

E. 脾失健运,痰湿上聚

(59~60题共用题干)

患者双眼白睛红赤,胞睑红肿,眼沙涩,灼痛,畏光流泪,怕热眵多。

59. 如果这个患者患的是暴风客热,最不可能出现的情况是

A. 传染快

B. 不易传染

C. 黑睛星翳

D. 恶寒发热

E. 头痛鼻塞

60. 若患的是天行赤眼,在眼部检查中,哪一项最支持其诊断

A. 白睛赤红

B. 结膜囊眼眵较多

C. 黑睛星翳

D. 白睛浮肿

E. 白睛见点状或片状出血

(61~62题共用题干)

患者双眼抱轮微红,羞明流泪,黑睛星翳,伴恶寒发热,舌苔薄白,脉浮紧,已确诊为"聚星障"。

61. 根据临床症状,其证型为

A. 风热上犯
B. 风寒上犯
C. 肝火炽盛
D. 湿热蕴蒸
E. 阴虚邪留

62. **首选方剂是**
A. 桑菊饮
B. 龙胆泻肝汤
C. 栀子胜奇散
D. 荆防败毒散
E. 黄连温胆汤

(63～64 题共用题干)

患者双眼痒涩不适,羞明流泪,睑内微红,有少量红赤颗粒。

63. **最合适的辨证是**
A. 血热瘀滞
B. 外感风寒
C. 脾胃热盛
D. 风热客睑
E. 恣食炙煿之品

64. **根据症状,应诊断为**
A. 针眼
B. 土疳
C. 胞生痰核
D. 脾生痰核
E. 椒疮

(65～66 题共用题干)

患者胞睑肿胀,白睛红赤,痛痒兼作,羞明泪多,伴头痛鼻塞,恶风发热,舌苔薄黄,脉浮数。

65. **根据临床表现,其诊断为**
A. 针眼
B. 椒疮
C. 胞肿如桃
D. 暴风客热
E. 天行赤眼

66. **根据临床症状,其证型为**
A. 外感风热
B. 外感风寒
C. 风重于热
D. 热重于风
E. 风热并重

三、B1 型题

以下提供若干组考题,每组考题共同在考题前列出 A、B、C、D、E 五个备选答案。请从中选择一个与问题关系最密切的答案。每个备选答案可能被选择一次、多次或不被选择。

(67～68 题共用备选答案)
A. 龙胆泻肝汤
B. 羌活胜风汤
C. 清胃汤
D. 泻肺饮
E. 防风通圣散

67. **暴风客热之风热并重,宜用**
68. **暴风客热之热重于风,宜用**

(69～70 题共用备选答案)
A. 黑睛
B. 黄仁
C. 白睛
D. 视衣
E. 神膏

69. **视网膜中医称为**
70. **巩膜中医称为**

(71～72 题共用备选答案)
A. 肉轮
B. 血轮
C. 气轮
D. 风轮
E. 水轮

71. **胞睑是指**
72. **瞳神是指**

(73～74 题共用备选答案)
A. 肺
B. 脾

C. 肾
D. 肝
E. 心

73. 血轮属于

74. 风轮属于

（75 ~ 76 题共用备选答案）

A. 皮肤层
B. 皮下组织
C. 肌层
D. 睑板
E. 睑结膜

75. 眼睑的支架组织是

76. 起闭睑作用的组织是

（77 ~ 78 题共用备选答案）

A. <1/3
B. <2/3
C. <3/4
D. >2/3
E. 1/3 ~ 2/3

77. 中度沙眼活动性病变占上睑结膜的

78. 重度沙眼活动性病变占上睑结膜的

（79 ~ 80 题共用备选答案）

A.《银海精微》
B.《原机启微》
C.《审视瑶函》
D.《目经大成》
E.《秘传眼科龙木论》

79. 暴风客热最早见于

80. 天行赤眼最早见于

参考答案

1. E	2. C	3. C	4. E	5. E	6. B	7. E	8. E	9. B	10. B
11. D	12. B	13. B	14. A	15. B	16. D	17. E	18. C	19. A	20. E
21. E	22. E	23. A	24. E	25. C	26. B	27. D	28. D	29. B	30. E
31. E	32. D	33. D	34. A	35. D	36. B	37. B	38. B	39. C	40. A
41. E	42. C	43. A	44. D	45. D	46. D	47. D	48. E	49. C	50. C
51. E	52. C	53. A	54. A	55. C	56. C	57. C	58. A	59. A	60. E
61. B	62. D	63. D	64. E	65. D	66. C	67. E	68. D	69. D	70. C
71. A	72. E	73. E	74. D	75. D	76. C	77. E	78. D	79. A	80. A

中医耳鼻喉科学

一、A1 型题

以下每一道题有 A、B、C、D、E 五个备选答案,请从中选择一个最佳答案。

1. 与耳关系密切的脏腑是
A. 心、肝、脾、肺、肾
B. 心、肝、肾、胆、脾
C. 心、肝、肺、脾、胆
D. 心、肝、肺、胆、肾
E. 心、肝、脾、肺、胃

2. 与咽喉关系最密切的脏腑是
A. 肺胃
B. 脾胃
C. 肝胆
D. 肺肾
E. 肝脾

3. 检查听觉功能的方法是
A. 冷热实验
B. 旋转实验
C. 瘘管实验
D. 音叉实验
E. 冰水实验

4. 纯音测听检查传导性耳聋表现为
A. 骨导正常,气导缩短
B. 气导正常,骨导缩短
C. 气导,骨导均正常
D. 气导延长,骨导缩短
E. 骨导延长,气导缩短

5. 鼻腔的检查方法主要有
A. 咽鼓管吹张法
B. 瓦尔萨尔法
C. 波利策法
D. 导管吹张法
E. 收缩鼻腔黏膜法

6. 治疗脓耳肝胆火盛证,应选用的方剂是
A. 仙方活命饮
B. 蔓荆子散
C. 龙胆泻肝汤
D. 肾气丸
E. 牵正散

7. 脓耳的临床特征是
A. 耳膜内陷,耳内流脓
B. 耳膜钙化,耳内流脓
C. 耳膜萎缩,耳内流脓
D. 耳膜混浊,耳内流脓
E. 耳膜穿孔,耳内流脓

8. 下列不是鼻鼽临床表现的是
A. 鼻塞
B. 鼻痒
C. 喷嚏
D. 鼻黏膜肿胀
E. 鼻黏膜充血

9. 急喉喑最佳的外治法是
A. 吹药
B. 含药
C. 含漱
D. 超声雾化
E. 针灸治疗

10. 下列哪项不是急喉风的表现
A. 三凹征
B. 吸气困难
C. 呼气困难
D. 吞咽困难
E. 咽喉肿痛剧烈

11. 鼻衄不止,可采用的外用止血措施不包括
A. 填塞鼻腔

B. 冷敷颈部或前额
C. 用麻黄素滴鼻
D. 热敷前额或颈部
E. 热水浸足

12. 属于鼻腔外侧壁的部分是
A. 鼻中隔
B. 后鼻孔
C. 嗅裂
D. 鼻甲
E. 鼻前庭

13. 前鼻镜检查的第一位置可见到
A. 中鼻甲、中鼻道
B. 下鼻甲、下鼻道
C. 上鼻甲、上鼻道
D. 鼻丘、嗅裂
E. 上鼻道、中鼻道

14. 鼓室的生理功能是
A. 传导空气中的声音
B. 保持中耳内外气压平衡
C. 引流作用
D. 感受声音的终端
E. 防御外界的感染源

15. 音叉检查的韦伯实验是将音叉放在颅骨的
A. 左侧
B. 右侧
C. 正中部
D. 左后侧
E. 右后侧

16. 咽鼓管位于人体的哪个部位
A. 口咽部
B. 喉咽部
C. 鼻咽部
D. 咽旁隙
E. 咽后隙

17. 人共有几对鼻窦
A. 1 对
B. 2 对
C. 3 对
D. 4 对
E. 5 对

18. 耳病的内治法不包括
A. 疏风清热
B. 泻火解毒
C. 利水渗湿
D. 宣肺通窍
E. 补肾填精

19. 脓耳口眼歪斜的病因是脓耳失治后哪个部位受损所致
A. 邪毒入于面部经络
B. 邪毒入于耳部脉络
C. 邪毒入于髓海
D. 邪毒入于肝胆经脉
E. 邪毒入于手足阳明经

20. 西医对慢性化脓性中耳炎的病理分类是
A. 急性、亚急性、慢性
B. 传导性、感音性、混合性
C. 粘连性、化脓性、渗出性
D. 边缘穿孔型、大穿孔型、小穿孔型
E. 单纯型、骨疡型、胆脂瘤型

21. 治疗肝胆火盛、邪热外侵型脓耳的首选方剂是
A. 龙胆泻肝汤
B. 柴胡清肝汤
C. 蔓荆子散
D. 疏风清热汤
E. 桑菊饮

22. 脓耳听力下降表现为
A. 患侧骨导延长
B. 患侧骨导缩短
C. 患侧气导延长
D. 患侧气导消失
E. 患侧气骨导均下降

二、A3/A4 型题

以下提供若干个案例,每个案例下设若干考题。请根据各考题题干所提供的信息,在每题下面的 A、B、C、D、E 五个备选答案中选择一个最佳答案。

(23～24 题共用题干)

患者,女,25 岁。阵发性鼻痒、流清涕、频发喷

嚏，晨起稍遇风冷便发作，全身见面色苍白，气短。查体：鼻黏膜苍白水肿，双下鼻甲尤甚，鼻腔内清稀分泌物，舌质淡，苔薄白，脉虚弱。

23. 此病的治法是

A. 清宣肺气，通利鼻窍

B. 补益肺脾，散邪通窍

C. 温肾壮阳，补肺止涕

D. 温肺散寒，益气固表

E. 健脾补气，升阳通窍

24. 治疗此病的首选方剂是

A. 金匮肾气丸

B. 当归芍药汤

C. 补中益气汤

D. 参苓白术散

E. 温肺止流丹

（25～26 题共用题干）

患者，女。阵发性鼻痒、喷嚏、流涕清稀，反复发作 2 年。伴头重头沉，嗅觉减退，神疲气短，恶寒，肢重腹胀，纳呆便溏。检查见鼻中隔左偏，鼻肌膜水肿明显，舌淡胖有齿痕，苔白腻，脉濡弱。

25. 患者的病因病机为

A. 肺气虚弱，感受风寒

B. 邪毒久留，气滞血瘀

C. 肺脾气虚，水湿泛鼻

D. 脾胃失调，湿热郁蒸

E. 肾元亏虚，肺失温煦

26. 患者可选择除哪一项外的手术疗法

A. 切断鼻腔交感神经供给

B. 鼻中隔黏膜下矫正术

C. 下鼻甲部分切除术

D. 中鼻甲部分切除术

E. 筛前神经切除术

（27～28 题共用题干）

患者，女。右鼻流浊涕 4 天。晨起多，下午少，伴鼻塞，嗅觉减退，头痛头胀，纳差，脘腹胀满，小便黄。检查见舌质红，苔黄腻，脉濡。右内眦根部有叩击痛，右嗅裂可见脓涕。

27. 此病的病因病机为

A. 肺经风热

B. 胆腑郁热

C. 脾经湿热

D. 肺气虚寒

E. 脾气虚寒

28. 下列哪一项治疗对此病是不适宜的

A. 1% 麻黄素滴鼻

B. 阿莫西林口服

C. 局部热敷

D. 上颌窦穿刺

E. 吉诺通口服

（29～32 题共用题干）

患者，女，咽痛 1 天，咽部干燥灼热，吞咽不利，咽部黏膜充血肿胀，咽后壁淋巴滤泡红肿。全身有发热恶寒，咳嗽，舌质略红，苔薄黄，脉浮数。

29. 本病西医诊断为

A. 急性咽炎

B. 急性扁桃体炎

C. 急性喉炎

D. 慢性咽炎

E. 慢性扁桃体炎

30. 中医诊断为

A. 风热乳蛾

B. 风热喉痹

C. 虚火乳蛾

D. 虚火喉痹

E. 急喉瘖

31. 中医辨证为

A. 肺胃热盛

B. 风寒外袭

C. 肺经风热

D. 肝火上逆

E. 脾胃湿热

32. 中医治则为

A. 清热利湿，利咽消肿

B. 泄热解毒，利咽消肿

C. 疏风散寒，消肿利咽

D. 清肝泻火，消肿利咽

E. 疏风清热，消肿利咽

（33～34 题共用题干）

患者,女。近日性情烦躁,昨晚突然头晕,视物旋转。伴左耳鸣如"潮水"声,头痛,胸胁苦满,少寐多梦。舌质红,苔黄,脉弦数。

33. 此患者的诊断为

A. 耳聋耳鸣

B. 突发性耳聋

C. 耳眩晕

D. Hunt 综合征

E. Cogan 综合征

34. 治疗此病的首选方为

A. 真武汤

B. 半夏白术天麻汤

C. 归脾汤

D. 杞菊地黄丸

E. 天麻钩藤饮

(35~39 题共用题干)

患者,男,声音嘶哑3天,咽喉不适,咳嗽,查双声带红肿,闭合不全,并有发热,恶寒,舌边微红,脉浮数。

35. 本病西医诊断为

A. 急性咽炎

B. 急性喉炎

C. 慢性喉炎

D. 喉部肿瘤

E. 喉部结核

36. 中医诊断为

A. 急喉瘖

B. 慢喉瘖

C. 风热喉痹

D. 喉菌

E. 阴虚喉癣

37. 中医辨证为

A. 肝火上炎

B. 胃火炽盛

C. 心火亢盛

D. 风热侵袭

E. 风寒外犯

38. 中医治则为

A. 清肝泻火,利喉开音

B. 清胃降火,利喉开音

C. 清心泻火,利喉开音

D. 疏风清热,利喉开音

E. 辛温解表,宣肺开音

39. 首选方剂为

A. 疏风清热汤

B. 六味汤

C. 龙胆泻肝汤

D. 清胃散

E. 导赤丹

三、B1 型题

以下提供若干组考题,每组考题共同在考题前列出 A、B、C、D、E 五个备选答案。请从中选择一个与问题关系最密切的答案。每个备选答案可能被选择一次、多次或不被选择。

(40~41 题共用备选答案)

A. 痰火郁结

B. 肝火上扰

C. 风热侵袭

D. 脾胃虚弱

E. 肾精亏损

40. 突发耳鸣高调且持续,听力下降,每于郁怒之后突发加重,口苦,面红急躁,辨证为

41. 耳鸣耳聋,耳中胀闷,头重头昏,痰盛呕恶,口苦,辨证为

(42~43 题共用备选答案)

A. 高血压患者

B. 鼻咽纤维血管瘤

C. 疑似鼻咽恶性肿瘤者

D. 严重鼻中隔偏曲者

E. 鼻腔有急性炎症时

42. 鼻腔活检的禁忌证是

43. 鼻咽部活检的禁忌证是

(44~45 题共用备选答案)

A. 上颌窦囊肿

B. 鼻息肉摘除、鼻甲切除术等鼻腔手术后

C. 颅底骨折,脑脊液鼻漏者

D. 急性上颌窦炎

E. 慢性上颌窦炎

44. 上颌窦穿刺术的适应证是

45. 鼻腔填塞法的应用范围是

(46～47 题共用备选答案)

A. 慢性卡他性中耳炎

B. 渗出性中耳炎

C. 急性化脓性中耳炎

D. 慢性化脓性中耳炎

E. 急性卡他性中耳炎

46. 鼓膜穿刺术的适应证是

47. 鼓膜切开术的适应证是

参考答案

1. B	2. A	3. D	4. E	5. E	6. C	7. E	8. E	9. D	10. C
11. D	12. D	13. B	14. A	15. C	16. C	17. D	18. D	19. B	20. E
21. C	22. A	23. D	24. E	25. C	26. A	27. C	28. D	29. A	30. B
31. C	32. E	33. C	34. E	35. B	36. A	37. D	38. D	39. A	40. B
41. A	42. E	43. B	44. E	45. B	46. B	47. C			

中医骨伤科学

一、A1 型题

以下每一道题有 A、B、C、D、E 五个备选答案，请从中选择一个最佳答案。

1. 属于骨折早期并发症的是
A. 创伤性关节炎
B. 缺血性骨坏死
C. 关节僵硬
D. 外伤性休克
E. 坠积性肺炎

2. 属于脱位早期并发症的是
A. 腱鞘炎
B. 骨化性肌炎
C. 缺血性骨坏死
D. 肌筋膜炎
E. 感染

3. 不属于肩关节脱位整复法的是
A. 牵引内旋法
B. 手牵足蹬法
C. 拔伸托入法
D. 椅背复位法
E. 膝顶推拉法

4. 肩关节脱位的主要体征是
A. "4"字试验阳性
B. 伸肌腱牵拉试验(Mills 征)阳性
C. 搭肩试验(Dugas 征)阳性
D. 直腿抬高试验(Lasegue 征)阳性
E. 压头试验阳性

5. 桡骨头半脱位多见于
A. 5 岁以下小儿
B. 8 ~ 10 岁儿童
C. 12 ~ 14 岁少年
D. 20 ~ 25 岁青年
E. 30 岁以上青壮年

6. 骨折的专有体征是
A. 骨磨擦音
B. 疼痛与压痛
C. 局部肿胀
D. 功能障碍
E. 血运不良

7. 骨折早期瘀血内蓄、便秘、舌黄脉数者，应用
A. 清热凉血法
B. 清热解毒法
C. 活血化瘀法
D. 攻下逐瘀法
E. 行气活血法

8. 关于伸直型桡骨下端骨折的叙述，正确的是
A. 腕掌屈位着地所致
B. 合并尺骨茎突骨折少见
C. 可出现餐叉状畸形
D. 也可出现锅铲状畸形
E. 掌倾角加大

9. 腰椎间盘突出症最常见的部位是
A. $T_{12} \sim L_1$
B. $L_{1 \sim 2}$
C. $L_{2 \sim 3}$
D. $L_{3 \sim 4}$
E. $L_{4 \sim 5}$

10. 属于肩周炎诊断依据的是
A. 男性多于女性
B. 右侧多于左侧
C. 肩部疼痛，与动作无关系
D. 肩关节外展、外旋、后伸受限
E. 肩部三角肌无萎缩

11. 骨折固定所使用的材料哪项是不正确的
A. 竹片
B. 石膏绷带
C. 纸板
D. 杉枝皮
E. 棉纱
12. 下列骨折类型中,易招致感染骨折的是
A. 病理性骨折
B. 复杂性骨折
C. 关节内骨折
D. 开放性骨折
E. 累积性力
13. 夹缚松紧度应以扎带在夹板上面上下活动的标准是
A. 0.5cm
B. 1cm
C. 1.5cm
D. 2cm
E. 3cm
14. 以下哪一项不属于骨折的外因
A. 病理因素
B. 直接暴力
C. 间接因素
D. 肌肉牵拉力
E. 持续劳损
15. 下列哪一项不是导致骨折延迟愈合或不愈合的原因
A. 感染
B. 骨折端夹有软组织
C. 骨缺损
D. 反复多次复位
E. 未解剖复位
16. 确立为骨折不愈合的主要依据为
A. 超过正常愈合期
B. 折端仍有肿痛
C. 折端仍有异常活动
D. 无连续性骨痂通过骨折线
E. 折端硬化,髓腔封闭
17. 以下骨折哪一项与骨的解剖结构无关
A. 裂纹骨折
B. 干骺端分离
C. 骨骺分离
D. 青枝骨折
E. 生理曲度交界处的骨折
18. 功能复位标准哪一项是错误的
A. 应恢复骨的力线
B. 应恢复肢体的长度
C. 长骨干骨折应对位1/3以上
D. 儿童下肢骨折允许短缩3cm以内
E. 成人成角移位不超过10°
19. 有关儿童孟氏骨折的内容不正确的说法是
A. 桡骨干轴线通过肱骨小头中心
B. 肱骨小头骨骺在1~2岁出现
C. 1岁以内患儿需摄健侧X片对照
D. 桡骨头脱位有自动还纳者
E. 还纳者按单纯骨折处理
20. 属于稳定性骨折的是
A. 嵌插骨折
B. 螺旋骨折
C. 多段骨折
D. 斜形骨折
E. 粉碎骨折
21. 关于屈曲型桡骨下端骨折的叙述不正确的是
A. 腕掌屈位着地所致
B. 掌倾角减小
C. 可出现锅铲状畸形
D. 骨折远端向掌侧移位
E. 折端向背侧成角
22. 以下各项哪一项不属于尺神经损伤的临床表现
A. 爪形手
B. 尺侧掌侧面一个半手指感觉障碍
C. 尺侧背侧面的三个手指感觉障碍
D. 拇指主动内收不能
E. 骨间肌萎缩
23. 桡骨下端的尺倾角正常应为
A. 5°~10°
B. 10°~15°
C. 15°~20°
D. 25°~30°
E. 30°~35°
24. 关于骨折旋转移位的叙述哪一项是不正确的
A. 与致伤暴力的作用方向有关

B. 与远折端肢体重力有关
C. 与附近肌肉的功能有关
D. 易整复但不易维持
E. 不纠正一般不会发生功能障碍

25. 脊髓损伤的病理改变与下列哪项无关
A. 致伤能量的大小
B. 受压时间的长短
C. 受压力的轻重
D. 缺血的程度
E. 脊髓损伤的节段

26. 关于X线检查不正确的是
A. 首次X线检查即可确定有无骨折
B. X线检查须与临床相结合
C. 某些部位需要特殊体位的投影
D. 四肢X线检查需要包括一个关节
E. 骨骺损伤X线检查不能确定

27. 不属于骨折迟延愈合原因的是
A. 不稳定性骨折
B. 多次整复
C. 断端血供不良
D. 断端有软组织嵌入
E. 伴有老年性疾病

28. 不属于畸形愈合后晚期并发症的是
A. 缺血性肌挛缩
B. 创伤性关节炎
C. 迟发性神经炎
D. 自发性肌腱断裂
E. 关节劳损

29. 孟氏骨折的诊断应注意的是
A. 肘部软组织损伤的程度
B. 骨折所处的位置
C. 是否属粉碎性骨折
D. 有无血管损伤
E. 是否合并上、下尺桡关节脱位

30. 不属于内固定治疗适应证的是
A. 病理性骨折
B. 开放性骨折
C. 骨感染、骨髓炎
D. 复杂性骨折
E. 骨折不愈合者

31. 影响骨折愈合的因素中最根本的是
A. 维生素D的缺乏
B. 断端血供不足
C. 对位不良
D. 固定不当
E. 合并感染

32. 桡骨下端的掌倾角正常应为
A. 5°～10°
B. 10°～15°
C. 15°～20°
D. 25°～30°
E. 30°～35°

33. 根据骨折线走行方向及形状，属于不稳定骨折的有
A. 嵌插型
B. 压缩型
C. 青枝型
D. 横型
E. 螺旋型

34. 骨折三期用药中期可选用
A. 复原活血汤
B. 桃红四物汤
C. 壮筋养血汤
D. 当归丸
E. 接骨续筋汤

35. 开放性骨折，相对不适用内固定方法的是
A. 伴血管神经损伤需手术吻合者
B. 骨折不稳定单纯外固定达不到治疗要求者
C. 多发性骨折，一骨多折者
D. 创口感染严重，清创不易彻底者
E. 愈合时间长，需长期卧床者

36. 手法复位中不正确的观点是
A. 不过度增加医源性损伤
B. 应尽早整复
C. 达到最好的复位标准
D. 应反复整复以达到解剖复位
E. 复杂性骨折应尽量避免手法整复

37. 以下哪个部位的骨折常为单纯性骨折
A. 骨盆骨折
B. 肋骨骨折
C. 肱骨髁上骨折
D. 脊柱骨折

E. 跖骨骨折

38. 不可能出现肢体短缩的骨折是

A. 骨折端重叠

B. 骨折端嵌插

C. 骨折端分离

D. 骨折端塌陷

E. 骨折端成角

39. 陈旧性骨折是指

A. 伤后 1 周内就诊者

B. 伤后 2～3 周后就诊者

C. 超过骨愈合时间者

D. 骨折不愈合者

E. 既往有骨折者

40. 易出现骨生长畸形的是

A. 肱骨髁上骨折

B. 肱骨外科颈骨折

C. 科雷骨折

D. 本奈骨折

E. 肘关节脱位

41. 以下哪型骨折应用夹板或石膏固定疗效不确切

A. 需纠正成角移位的横行骨折

B. 需纠正短缩移位的斜形骨折

C. 粉碎性骨折

D. 青枝骨折

E. 需纠正旋转移位的骨折

42. 骨折临床愈合的时间一般需

A. 2～3 周

B. 4～8 周

C. 9～10 周

D. 11～12 周

E. 3 个月以上

43. 肌肉牵拉力所致的骨折不易发生在

A. 髌骨

B. 胫骨结节

C. 肱骨大结节

D. 尺桡骨骨间嵴

E. 髂前上棘

44. 易造成肺脏损伤的肋骨骨折常因

A. 直接暴力所致

B. 间接暴力所致

C. 肌肉收缩造成

D. 体质虚弱

E. 骨质疏松

45. 常用以鉴别骨折与挫伤的检查法是

A. 挤压法

B. 旋转法

C. 屈伸法

D. 摇晃法

E. 触摸法

46. 不属于 C1～C4 脊髓损伤特点的是

A. 出现霍纳征

B. 膈肌麻痹

C. 肋间肌麻痹

D. 耳郭、枕部疼痛麻木

E. 四肢不全瘫痪

47. 骨折后出现的疼痛的特征是

A. 胀痛

B. 酸痛

C. 异常活动

D. 放射性疼痛

E. 间接压痛

48. 累积性外力造成骨折的特点为

A. 松质骨多见

B. 局部症状较重

C. 骨折愈合较慢

D. 容易移位

E. 常伴有低热

49. 关于桡骨下端骨折的叙述错误的是

A. 是指桡骨下端 3cm 范围内的骨折

B. 多见于老年人

C. 多为间接暴力所致

D. 常见有伸直型和屈曲型

E. 伸直型骨折又称 Smith 骨折

50. 骨折的治疗原则中哪一项不确切

A. 应充分的绝对固定

B. 应注意骨与软组织并重

C. 发挥中医整体观念的优势

D. 充分调动患者的主观能动性

E. 争取中西医结合的治疗方法

51. 小腿不稳定骨折非手术治疗可采用

A. 手法复位

B. 手法复位，小夹板固定

C. 手法复位,小夹板固定,跟骨牵引
D. 手法复位,石膏固定
E. 手法复位,踝套牵引

52. 间接暴力造成骨折的特点为
A. 骨折发生在暴力作用位置
B. 软组织损伤较轻
C. 易发生感染
D. 粉碎性骨折多见
E. 常有合并损伤

53. 骨折愈合过程中,原始骨痂形成期约需
A. 2~3周
B. 3~4周
C. 4~6周
D. 4~8周
E. 8~12周

54. 髋关节脱位判断复位满意的标准不确切的是
A. 双下肢等长
B. 臀部隆起畸形消失
C. 髂坐连线正常
D. 髋活动障碍消失
E. 蛙式试验阴性

55. 桡骨小头半脱位的诊断不正确的是
A. 损伤史
B. 耸肩
C. 不能抬举上肢
D. 桡骨头压痛
E. X线关节面对合不良

56. 脱位后进行固定的主要目的在于
A. 使损伤组织迅速修复
B. 可预防关节僵硬
C. 以避免骨缺血性坏死
D. 利于骨骼生长
E. 缓解疼痛

57. 关节脱位合并骨折者应具有
A. 异常活动
B. 关节畸形
C. 压痛剧烈
D. 弹性固定感
E. 严重肿胀、皮下瘀斑

58. 习惯性肩脱位的主要原因是
A. 外伤
B. 肱骨头发育不良
C. 关节盂前缘缺损
D. 关节囊松弛
E. 前次脱位组织未修复

59. 习惯性脱位发生的主要原因是
A. 先天性骨关节发育不全
B. 功能锻炼不足
C. 肌力不足
D. 职业因素
E. 未作固定,软组织未充分修复

60. 不属于肩关节容易脱位的原因是
A. 肩部常接触外力
B. 关节运动范围广
C. 肱骨头大
D. 关节盂小而浅
E. 关节囊韧带薄弱

61. 以下关于脱位的叙述哪一项是错误的
A. 应明确诊断脱位的方向和位置
B. 手法整复应尽早
C. 复位后应及时以手法按摩放松软组织
D. 复位后需固定2~3周
E. 固定期间应做一些功能锻炼

62. Galeazzi 骨折是指
A. 桡骨上1/3骨折合并上尺桡关节脱位
B. 桡骨中1/3骨折合并上尺桡关节脱位
C. 桡骨下1/3骨折合并下尺桡关节脱位
D. 桡骨干骨折合并尺骨茎突骨折
E. 桡骨干骨折合并尺骨小头骨折

63. 不属于关节脱位合并损伤的是
A. 关节囊破裂
B. 神经血管损伤
C. 合并骨折
D. 创伤性关节炎
E. 骨端缺血性坏死

64. 肩关节脱位不常见的并发症是
A. 肱骨大结节骨折
B. 冈上肌腱断裂
C. 肱二头肌腱滑脱
D. 肋骨骨折
E. 肱骨外科颈骨折

65. 不属于脱位切开复位适应证的是

A. 伴有撕脱骨折者
B. 骨折块挤夹于关节腔内者
C. 肌腱韧带撕裂者
D. 污染严重的开放性脱位
E. 手法复位失败者

66. 桡骨小头半脱位常见的致伤外力为
A. 直接打击
B. 牵拉力
C. 垂直外力
D. 扭转外力
E. 侧向外力

67. “粘膝征”阳性见于
A. 后脱位
B. 前脱位
C. 中心脱位
D. 陈旧性脱位
E. 习惯性脱位

68. 陈旧性脱位是指
A. 1 ~2 周内
B. 2 ~3 周内
C. 2 ~3 周以上
D. 3 ~4 周内
E. 3 ~4 周以上

69. 肩锁关节脱位时不会出现的症状是
A. 局部肿痛
B. 锁骨外侧端隆起
C. 患肢外展上举困难
D. 有弹跳征
E. 搭肩试验阳性

70. 以下各项,哪一项与脱位无关
A. 年龄
B. 职业
C. 体质
D. 饮食
E. 局部解剖结构

71. 陈旧性脱位不适合行闭合复位的是
A. 脱位 3 个月以内的青壮年者
B. 肘关节后脱位超过 3 个月者
C. 肩关节脱位 4 个月以内者
D. 单纯性、陈旧性脱位者
E. 关节尚有一定活动范围者

72. 脱位后出现的特征是
A. 骨擦音
B. 疼痛
C. 异常活动
D. 畸形
E. 弹性固定

73. 属于脱位晚期并发症的是
A. 感染
B. 血管神经损伤
C. 骨折
D. 关节僵硬
E. 肌筋膜炎

74. 脱位后期的治疗原则为
A. 活血祛瘀,行气止痛
B. 和营生新,接骨续筋
C. 补益肝肾,强筋壮骨
D. 祛邪活络,缓急止痛
E. 除湿止痛,祛风除痹

75. 不属于踝内翻损伤多见原因的是
A. 外踝较内踝长
B. 内侧副韧带较外侧副韧带坚厚
C. 外踝内面关节面比较倾斜
D. 胫前肌较第三腓骨肌坚强
E. 距骨前宽后窄的形态

76. 肩周炎与神经根型颈椎病的主要鉴别是
A. 年龄
B. 职业
C. 肩部疼痛
D. 肩关节活动度
E. 神经刺激征

77. 腰椎间盘髓核突出的病理形态分类不确切的是
A. 隆起型
B. 突出型
C. 脱出型
D. 游离型
E. 散落型

78. 关于直腿抬高加强试验的叙述不正确的是
A. 又称足背伸试验
B. 被动直腿抬高出现疼痛为阳性
C. 被动直腿抬高疼痛,放低患肢后无疼痛
D. 在直腿抬高的基础上,作足背伸运动时疼痛

E. 用于腰椎间盘突出症的检查

79. 小腿外侧、足背、踇趾麻木提示哪一神经根受压

A. L2

B. L3

C. L4

D. L5

E. S1

80. 手法治疗颈椎病作用不确切的是

A. 减轻椎间盘退变

B. 疏通经络,缓痉止痛

C. 加宽椎间隙,扩大椎间孔

D. 整复椎体移位

E. 松解肌肉紧张及痉挛

81. 牵引治疗颈椎病的作用不正确的是

A. 有利于水肿充血消退

B. 减轻椎间盘内的压力

C. 扩大椎间隙和椎间孔

D. 利于骨赘的吸收

E. 牵开被嵌顿的关节滑膜

82. 关于肩周炎的叙述哪一项是错误的

A. 又称肩凝症

B. 多为50岁左右

C. 肩关节某个方向活动受限

D. 疼痛以夜间为重

E. 可自然恢复

83. 不属于筋伤手法适应证的是

A. 急性期肿胀疼痛重者

B. 骨关节及筋脉有轻度解剖移位者

C. 筋伤后期关节僵直者

D. 风寒湿邪凝结筋骨活动不利者

E. 筋伤并发其他痛证者

84. 筋伤的病因主要是

A. 直接暴力、间接暴力

B. 年龄、体质

C. 局部解剖结构、职业

D. 外力伤害、慢性劳损

E. 风寒湿邪、职业因素

85. 中医学对肩周炎的认识不确切的是

A. 气血亏虚,筋失濡养

B. 风寒湿邪,筋脉涩滞

C. 气血凝滞,筋肉挛缩

D. 肝肾虚弱,筋骨痹阻

E. 痰湿交结,关节不利

86. 有关踝关节解剖的说法,错误的是

A. 内外后踝构成踝穴

B. 内外踝的骨骺在一个平面

C. 踝背伸时踝穴增宽1.5~2.0mm

D. 外侧韧带不如内侧韧带坚强

E. 踝关节有70°的伸屈活动范围

87. 拾物试验是检查

A. 脊柱前屈功能有无障碍

B. 脊柱后伸功能有无障碍

C. 有无髋关节脱位

D. 有无骶髂关节病变

E. 膝关节有无病变

88. 不属于腰椎间盘突出症的手术疗法适应证是

A. 诊断明确,初次发作

B. 经非手术治疗3个月无效

C. 反复发作者

D. 伴马尾神经功能障碍者

E. 合并椎管狭窄者

89. 髋膝屈伸试验的意义不确切的是

A. 腰椎间盘突出症者常为阳性

B. 腰部伤筋时出现阳性

C. 腰骶关节病变时为阳性

D. 腰椎结核时为阳性

E. 腰椎间关节病变时为阳性

90. 急性腰扭伤的不常见原因是

A. 动作失调

B. 姿势不良

C. 搬物过重

D. 重心失衡

E. 准备不足

91. 不属于神经根性颈椎病诊断的是

A. 步态不稳,动作笨拙

B. 上肢麻痛无力

C. 牵拉试验阳性

D. 压颈试验阳性

E. 腱反射改变

92. 损伤内因与下列因素关系十分密切

A. 年龄、体质、解剖结构

B. 直接暴力

C. 间接暴力
D. 肌肉收缩力
E. 外感六淫

93. 椎动脉型颈椎病的特点是
A. 头痛头晕,耳鸣眼花
B. 声音嘶哑,吞咽困难
C. 心率改变,听力下降
D. 头部旋转时眩晕,甚至猝倒
E. 上肢窜痛窜麻

94. 不属于脊髓型颈椎病诊断的是
A. 手部动作笨拙
B. 下肢步态不稳
C. 牵拉试验阳性
D. 出现病理反射
E. 脊髓病手

95. 不属于腰间盘突出症特殊检查的是
A. 仰卧挺腹试验
B. 屈颈试验
C. 直腿抬高试验
D. Lasegue 征
E. Bragard 征

96. 以下哪一病变不属于筋位异常
A. 筋歪
B. 错缝
C. 筋走
D. 筋正
E. 筋翻

97. 枕颌牵引法治疗颈椎病,每次牵引时间约
A. 15 分钟
B. 30 分钟
C. 45 分钟
D. 60 分钟
E. 90 分钟

98. 下列哪项不是落枕发病原因的是
A. 睡觉时枕头过高
B. 睡觉时枕头过低
C. 睡觉时头颈过度偏转
D. 睡觉时颈部遭受暴力打击
E. 睡觉时枕头过硬

99. 踝关节扭挫伤常见类型是
A. 内翻扭伤
B. 外翻扭伤
C. 背伸扭伤
D. 纵向挤压伤
E. 跖屈扭伤

100. 关于骨关节病的叙述不正确的是
A. 特点是软骨变性,软骨下骨质硬化
B. 可形成骨赘
C. 表现为有菌性炎性反应
D. 可继发滑膜炎
E. 可出现关节间隙狭窄,功能障碍

101. 哪一项不属于继发性骨关节病的病因
A. 年龄
B. 发育不良
C. 内分泌病
D. 感染
E. 代谢病

102. 下列哪一项不属于原发性骨关节病的病因
A. 年龄
B. 外伤
C. 代谢病
D. 感染
E. 内分泌病

103. 腰背肌功能锻炼复位法的作用不确切的是
A. 促进血肿吸收
B. 防止肌肉萎缩
C. 减轻骨质疏松
D. 减轻脊柱僵硬
E. 补益肝肾

104. 以下哪项不属于功能锻炼的作用
A. 活血化瘀
B. 消肿止痛
C. 补益肝肾
D. 滑利关节
E. 扶正祛邪

105. 相对不适合行全髋关节置换术的是
A. 股骨颈骨折体质较好者
B. 股骨头坏死而髋臼骨质良好者
C. 髋关节强直
D. 慢性髋脱位
E. 髋关节骨肿瘤

二、A3/A4 型题

以下提供若干个案例,每个案例下设若干考题。请根据各考题题干所提供的信息,在每题下面的A、B、C、D、E 五个备选答案中选择一个最佳答案。

(106~107 题共用题干)

患儿,男,3 岁。母亲穿衣衣时牵拉左腕,患儿突然大哭,左肘不能活动,特来我院。

106. 作为接诊医生首先应该做的是

A. 安排拍片

B. 安排化验

C. 安排入院

D. 手法复位

E. 急诊手术

107. 拟诊为

A. 左肘关节脱位

B. 左腕关节脱位

C. 左桡骨小头半脱位

D. 左肱骨髁上骨折

E. 左肱骨外髁撕脱性骨折

(108~110 题共用题干)

患者,男,35 岁。腰痛伴右侧下肢放射性疼痛 6 个月,无明显发热、盗汗。查体:右下肢直腿抬高试验阳性,小腿外侧和足内侧感觉减退,踇背伸肌力减退。

108. 最可能的诊断是

A. 腰椎间盘突出症

B. 腰肌劳损

C. 腰椎肿瘤

D. 腰椎结核

E. 强直性脊柱炎

109. 最可能的病变部位是

A. $L_{2\sim3}$

B. $L_{3\sim4}$

C. $L_{1\sim2}$

D. $L_{4\sim5}$

E. $L_5 \sim S_1$

110. 最适合的治疗方法是

A. 联合应用抗生素

B. 卧床休息,牵引理疗

C. 抗结核药物治疗

D. 单纯椎板减压手术

E. 髓核摘除术

三、B1 型题

以下提供若干组考题,每组考题共同在考题前列出 A、B、C、D、E 五个备选答案。请从中选择一个与问题关系最密切的答案。每个备选答案可能被选择一次、多次或不被选择。

(111~112 题共用备选答案)

A. 掌屈、桡偏位

B. 掌屈、尺偏位

C. 背伸、桡偏位

D. 背伸、尺偏位

E. 背伸位

111. 屈曲型桡骨下端骨折整复后,应将腕关节固定于

112. 伸直型桡骨下端骨折整复后,应将腕关节固定于

(113~114 题共用备选答案)

A. 消瘀止痛药膏外敷

B. 接骨续筋药膏外敷

C. 温经通络药膏外敷

D. 生肌象皮膏外敷

E. 金黄膏外敷

113. 骨折整复后,位置良好,肿痛消退之中期患者可用

114. 伤后感染邪毒,局部红、肿、热、痛者可用

(115~116 题共用备选答案)

A. 螺旋反折包扎

B. 环形包扎

C. 螺旋形包扎

D. “8”字绷带包扎

E. 以上方法均可

115. 膝关节伤口用绷带进行包扎应采用

116. 上臂伤口用绷带进行包扎应采用

(117～118 题共用备选答案)

A. 九一丹

B. 桃花散

C. 丁桂散

D. 通关散

E. 桂麝散

117. 一般创伤出血宜用

118. 坠堕,不省人事,气塞不通者宜用

(119～120 题共用备选答案)

A. 膈下逐瘀汤

B. 五味消毒饮

C. 桃核承气汤

D. 复元通气散

E. 复元活血汤

119. 攻下逐瘀法的代表方剂为

120. 清热凉血法的代表方剂为

(121～122 题共用备选答案)

A. 肝脾的变化

B. 营卫的变化

C. 气血的变化

D. 脾胃的变化

E. 津液的变化

121. 伤科临诊通过观察舌质,大体上可以反映

122. 伤科临诊通过观察苔色,大体上可以反映

(123～124 题共用备选答案)

A. 骨折

B. 伤筋

C. 脱位

D. 炎症

E. 肿瘤

123. 通过摸异常活动可以检查

124. 通过摸弹性固定可以检查

(125～126 题共用备选答案)

A. 皮肉筋骨

B. 气血

C. 津液

D. 脏腑

E. 经络

125. 在伤科疾患中最为多见的损伤是

126. 损伤病机的核心内容是损伤与什么的关系

(127～128 题共用备选答案)

A. 独参汤

B. 当归补血汤

C. 生脉散

D. 增液汤

E. 参附汤

127. 创伤性休克早期,辨证为血脱证宜口服

128. 创伤性休克早期,辨证为亡阳证宜口服

(129～130 题共用备选答案)

A. 意识朦胧,心跳加快

B. 呼吸变浅,节律变慢

C. 意识障碍,紫绀,心跳突然变慢,血压下降

D. 心跳和动脉搏动消失

E. 瞳孔缩小,呼吸停止

129. 严重创伤心跳呼吸骤停的先兆征象为

130. 严重创伤心跳呼吸骤停的临床征象为

(131～132 题共用备选答案)

A. 理筋手法

B. 切开减压

C. 中药内服

D. 针灸疗法

E. 透析疗法

下列创伤急重症,一旦确诊后最有效的治疗方法是

131. 筋膜间隔区综合征,一旦确诊后最有效的治疗方法是

132. 挤压综合征出现肾功能衰竭,一旦确诊后最有效的治疗方法是

(133～134 题共用备选答案)

A. 苏气汤

B. 复苏汤

C. 镇肝熄风汤合吴茱萸汤
D. 紫雪丹
E. 苏合香丸

头部损伤或跌打重症神志昏迷者

133. 头部损伤或跌打重症神志昏迷者,于复苏期表现为眩晕嗜睡,胸闷恶心,方用

134. 头部损伤或跌打重症神志昏迷者,于恢复期表现为心神不宁,眩晕头痛,方用

(135~136题共用备选答案)

A. 绷带加压包扎
B. 在上臂下段内侧将肱动脉压于肱骨上
C. 在上臂中段上止血带
D. 在锁骨上窝将颈动脉压于第1肋骨上
E. 前臂上止血带

135. 前臂动脉喷血,紧急情况下最佳处理方法是

136. 肩和腋窝部动脉喷血,紧急情况下最佳处理方法是

(137~138题共用备选答案)

A. 伸肘、前臂旋前位
B. 屈肘、前臂旋前位
C. 屈肘、前臂旋后位
D. 屈肘、前臂中立位
E. 伸肘、前臂中立位

137. 桡骨干上1/3骨折,固定体位为

138. 桡骨干中下1/3骨折,固定体位是

(139~140题共用备选答案)

A. 2~3周
B. 4~8周
C. 8~12周
D. 2年
E. 2~3年

139. 骨折愈合至骨痂改造完成,骨髓腔沟通,恢复骨的原形,成人一般需要约

140. 骨折愈合至骨痂改造完成,骨髓腔沟通,恢复骨的原形,儿童一般需要约

(141~142题共用备选答案)

A. 清热解毒,利水消肿
B. 活血化瘀,消肿止痛
C. 壮筋骨、养气血、补肝肾
D. 行气止痛,补益肝肾
E. 接骨续筋

141. 骨折的药物治疗早期宜

142. 骨折的药物治疗中期宜

(143~144题共用备选答案)

A. 斜形骨折
B. 疲劳骨折
C. 粉碎骨折
D. 横形骨折
E. 嵌插骨折

143. 间接暴力致伤的骨折形态多为

144. 持续劳损致伤的骨折形态多为

(145~146题共用备选答案)

A. 骨折远端向掌侧移位
B. 骨折远端向背侧移位
C. 骨折近端向桡侧移位
D. 骨折远端向尺侧移位
E. 骨折断端嵌插

145. 伸直型桡骨远端骨折的移位方向为

146. 屈曲型桡骨远端骨折的移位方向为

(147~148题共用备选答案)

A. 骨折断端不与外界交通
B. 骨皮质完整,仅有骨小梁断裂
C. 骨折处与外界相通
D. 骨折同时临近皮肤有伤口
E. 骨骺骨折

147. 开放性骨折是指

148. 闭合性骨折是指

(149~150题共用备选答案)

A. 手指疼痛麻木,苍白或紫绀,冰冷
B. 手指麻木,上肢肌力减退,Hoffmann征(+)
C. 第4、5指屈曲不全,夹纸试验(+),小指及环指尺侧感觉减退
D. 第1、2指屈曲困难,拇指不能对掌
E. 腕下垂,拇指不能外展和背伸

149. 桡神经损伤主要表现为
150. 正中神经损伤主要表现为

(151～152 题共用备选答案)
A. 5°
B. 10°
C. 15°
D. 20°
E. 25°
151. 骨折的功能复位,成角移位成人不宜超过
152. 骨折的功能复位,成角移位儿童不宜超过

(153～154 题共用备选答案)
A. 0.5cm
B. 1cm
C. 1.5cm
D. 2cm
E. 2.5cm
153. 骨折的功能复位,下肢缩短成人不得超过
154. 骨折的功能复位,下肢缩短儿童不得超过

(155～156 题共用备选答案)
A. 股骨粗隆间骨折
B. 股骨颈基底部骨折
C. 腕舟骨结节部骨折
D. 股骨颈头下型骨折
E. 胫骨上 1/3 骨折
155. 易发生骨折延迟愈合的骨折是
156. 易发生骨折不愈合的骨折是

(157～158 题共用备选答案)
A. 方肩畸形
B. 靴状畸形
C. 平肩畸形
D. 下肢外旋短缩畸形
E. “餐叉”状畸形
157. 肘关节后脱位及肱骨髁上骨折的特征畸形是
158. 桡骨远端骨折伸直型的特征性畸形是

(159～160 题共用备选答案)
A.《备急千金方》
B.《正体类要》
C.《伤科补要》
D.《伤科大成》
E.《伤科汇纂》
159. 记载拔伸托入法整复肩关节脱位的医籍是
160. 记载膝顶推拉法整复肩关节脱位的医籍是

(161～162 题共用备选答案)
A. 外伤性脱位
B. 病理性脱位
C. 先天性脱位
D. 开放性脱位
E. 习惯性脱位
161. 年老体弱或关节局部结构变异者易出现
162. 关节本身病变后出现的脱位属于

(163～164 题共用备选答案)
A. 肌腱弹跳声
B. 关节弹响声
C. 入臼声
D. 骨擦音
E. 摩擦声
163. 关节脱位在整复成功时发出的响声是
164. 骨折两断端相互摩擦时发出的响声是

(165～166 题共用备选答案)
A. 旋颈诱发试验
B. 压头试验
C. 屈腕试验
D. 叩击实验
E. 搭肩试验
165. 用于诊断神经根型颈椎病的体格检查方法是
166. 用于诊断椎动脉型颈椎病的体格检查方法是

(167～168 题共用备选答案)
A. 环枢椎之间
B. 枢椎与第 3 颈椎间
C. 第 3～7 颈椎
D. 上颈段椎体
E. 下颈段椎体
167. 颈椎的旋转活动主要发生在

168. 颈椎的屈伸活动主要发生在

(169～170题共用备选答案)

A. 肩臂麻痛

B. 眩晕

C. 猝倒

D. 行走不稳

E. 颈部疼痛

169. 痹痛型颈椎病的典型临床症状是

170. 眩晕型颈椎病的典型临床症状是

(171～172题共用备选答案)

A. $C_{3\sim4}$

B. $C_{4\sim5}$

C. $C_{5\sim6}$

D. $C_{6\sim7}$

E. $C_7\sim T_1$

171. 痹痛型颈椎病体检时发现患侧拇指、示指感觉减退时,常提示何部位有病变

172. 痹痛型颈椎病体检时发现患侧示、中指感觉减退时常提示何部位有病变

(173～174题共用备选答案)

A. 身体向患侧佝偻畸形

B. 患肢缩短畸形

C. 脊柱外旋畸形

D. 患肢增粗畸形

E. 患肢外旋畸形

173. 急性腰扭伤患者常见的形态是

174. 腰椎间盘突出患者常见的形态是

(175～176题共用备选答案)

A. 椎动脉型

B. 脊髓型

C. 神经根型

D. 食管压迫型

E. 交感神经型

175. 比较少见的颈椎病类型是

176. 比较多见的颈椎病类型是

(177～178题共用备选答案)

A. 距骨向前脱位

B. 内踝斜形骨折

C. 胫骨前唇骨折

D. 腓侧副韧带断裂

E. 后踝骨折

177. 当内、外翻暴力作用造成踝关节损伤时,若踝关节处于跖屈位,则会造成

178. 当内、外翻暴力作用造成踝关节损伤时,若踝关节处于背伸位,则会造成

(179～180题共用备选答案)

A. 外展受限

B. 内收、内旋受限

C. 前屈、外旋受限

D. 后伸、内旋受限

E. 被动活动受限

179. 肩关节周围炎出现肩关节活动受限,最先出现受限的活动是

180. 肩关节周围炎和冈上肌腱炎均可出现的活动受限情况为

(181～182题共用备选答案)

A. 局部型

B. 痹痛型

C. 瘫痪型

D. 眩晕型

E. 混合型

181. 可发展成为不可逆性神经损害的颈椎病类型是

182. 不属于理筋手法适应证的颈椎病类型是

(183～184题共用备选答案)

A. 扭伤

B. 挫伤

C. 碾伤

D. 筋撕裂

E. 筋断裂

183. 间接暴力使肢体和关节突然发生超出正常生理范围的活动,外力远离损伤部位,发病却在关节周围的是指

184. 直接暴力打击或跌仆撞击、重物挤压等作用于人体,引起该处皮下、筋膜、肌肉、肌腱等组织损

伤的是指

（185～186 题共用备选答案）

A. 筋断

B. 筋柔

C. 筋寒

D. 筋翻

E. 筋强

185. 无筋膜、肌肉、韧带断裂的络脉受伤所致瘀血凝滞的伤筋，古籍称为

186. 损伤后肌腱、韧带位置有所改变的伤筋，古籍称为

（187～188 题共用备选答案）

A. 桃红四物汤

B. 和营止痛汤

C. 小活络丸

D. 大活络丸

E. 麻桂温经汤

187. 筋伤初期适宜应用的方剂是

188. 筋伤中期适宜应用的方剂是

（189～190 题共用备选答案）

A. 内翻位

B. 外翻位

C. 背伸位

D. 跖屈位

E. 中立位

189. 内翻型踝关节扭挫伤早期可用绷带固定踝关节于

190. 外翻型踝关节扭挫伤早期可用绷带固定踝关节于

（191～192 题共用备选答案）

A. 向前方突出

B. 向后方突出

C. 向上方突出

D. 向侧方突出

E. 向侧前方突出

191. 引起临床症状的腰椎间盘突出方向是

192. 腰椎影像学检查发现许茂结节，提示腰椎间盘突出方向是

（193～194 题共用备选答案）

A. 腰 5～骶 1

B. 腰 4～腰 5

C. 腰 3～腰 4

D. 腰 2～腰 3

E. 腰 1～腰 2

193. 踇背伸肌力减弱或消失，提示腰椎间盘突出的间隙最可能是

194. 踇趾跖屈肌力减弱或消失，提示腰椎间盘突出的间隙最可能是

（195～196 题共用备选答案）

A. 腓距前韧带

B. 腓距后韧带

C. 腓跟韧带

D. 下胫腓韧带

E. 三角韧带

195. 踝关节跖屈内翻损伤容易伤及

196. 有保持踝穴间距，稳定踝关节作用的韧带是

参考答案

1. D	2. E	3. A	4. C	5. A	6. A	7. D	8. C	9. E	10. D
11. E	12. D	13. B	14. A	15. E	16. E	17. A	18. D	19. E	20. A
21. B	22. C	23. D	24. E	25. E	26. A	27. A	28. A	29. E	30. C
31. B	32. B	33. E	34. E	35. D	36. D	37. E	38. C	39. B	40. A

41. B	42. B	43. D	44. A	45. A	46. A	47. E	48. C	49. E	50. A
51. C	52. B	53. D	54. E	55. E	56. A	57. E	58. A	59. E	60. A
61. C	62. C	63. A	64. D	65. A	66. B	67. A	68. C	69. E	70. D
71. B	72. E	73. D	74. C	75. E	76. D	77. E	78. B	79. D	80. A
81. D	82. C	83. A	84. D	85. E	86. B	87. A	88. A	89. A	90. C
91. A	92. A	93. D	94. C	95. C	96. D	97. B	98. D	99. A	100. C
101. B	102. D	103. E	104. C	105. B	106. D	107. C	108. A	109. D	110. B
111. D	112. B	113. B	114. E	115. D	116. A	117. B	118. D	119. C	120. B
121. C	122. D	123. A	124. C	125. A	126. B	127. B	128. E	129. B	130. C
131. B	132. E	133. B	134. C	135. E	136. A	137. C	138. D	139. E	140. D
141. B	142. E	143. D	144. A	145. B	146. A	147. C	148. A	149. E	150. D
151. B	152. C	153. B	154. D	155. D	156. D	157. B	158. E	159. E	160. E
161. E	162. B	163. C	164. D	165. B	166. A	167. A	168. C	169. A	170. B
171. C	172. D	173. A	174. E	175. D	176. C	177. E	178. C	179. A	180. A
181. C	182. C	183. A	184. B	185. E	186. D	187. A	188. B	189. B	190. A
191. B	192. C	193. B	194. A	195. A	196. D